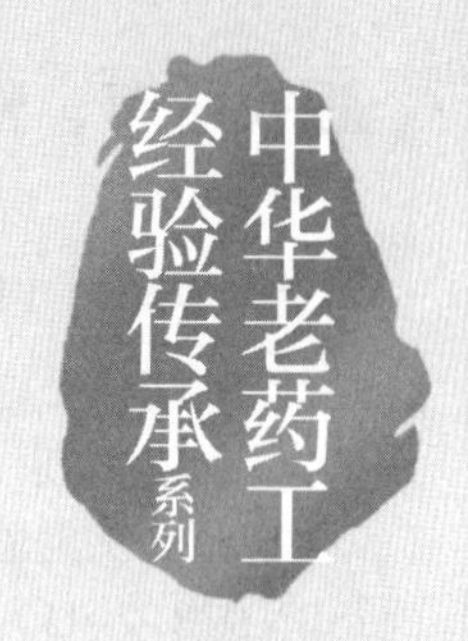

姚廷芝

传统中药鉴别经验辑要

主　审　孙立立

主　编　姚廷芝　姜承刚　周　倩

副主编　张乐林　戴衍朋　石典花　姚总胜　郝荣祝

编　委　韩延生　张　昆　陈方伟　韩　淼　姜承水　姚艳云　黄建农　刘　娜

人民卫生出版社
·北　京·

图书在版编目（CIP）数据

姚廷芝传统中药鉴别经验辑要 / 姚廷芝，姜承刚，周倩主编．—北京：人民卫生出版社，2022.12
（中华老药工经验传承系列）
ISBN 978-7-117-34282-7

Ⅰ. ①姚… Ⅱ. ①姚…②姜…③周… Ⅲ. ①中药鉴定学 Ⅳ. ①R282.5

中国版本图书馆 CIP 数据核字（2022）第 252117 号

中华老药工经验传承系列
姚廷芝传统中药鉴别经验辑要
Zhonghua Laoyaogong Jingyan Chuancheng Xilie
Yao Tingzhi Chuantong Zhongyao Jianbie Jingyan Jiyao

主　　编：姚廷芝　姜承刚　周　倩
出版发行：人民卫生出版社（中继线 010-59780011）
地　　址：北京市朝阳区潘家园南里 19 号
邮　　编：100021
E - mail：pmph @ pmph.com
购书热线：010-59787592　010-59787584　010-65264830
印　　刷：北京华联印刷有限公司
经　　销：新华书店
开　　本：710 × 1000　1/16　　印张：20
字　　数：348 千字
版　　次：2022 年 12 月第 1 版
印　　次：2023 年 2 月第 1 次印刷
标准书号：ISBN 978-7-117-34282-7
定　　价：68.00 元
打击盗版举报电话：010-59787491　E-mail：WQ @ pmph.com
质量问题联系电话：010-59787234　E-mail：zhiliang @ pmph.com
数字融合服务电话：4001118166　E-mail：zengzhi @ pmph.com

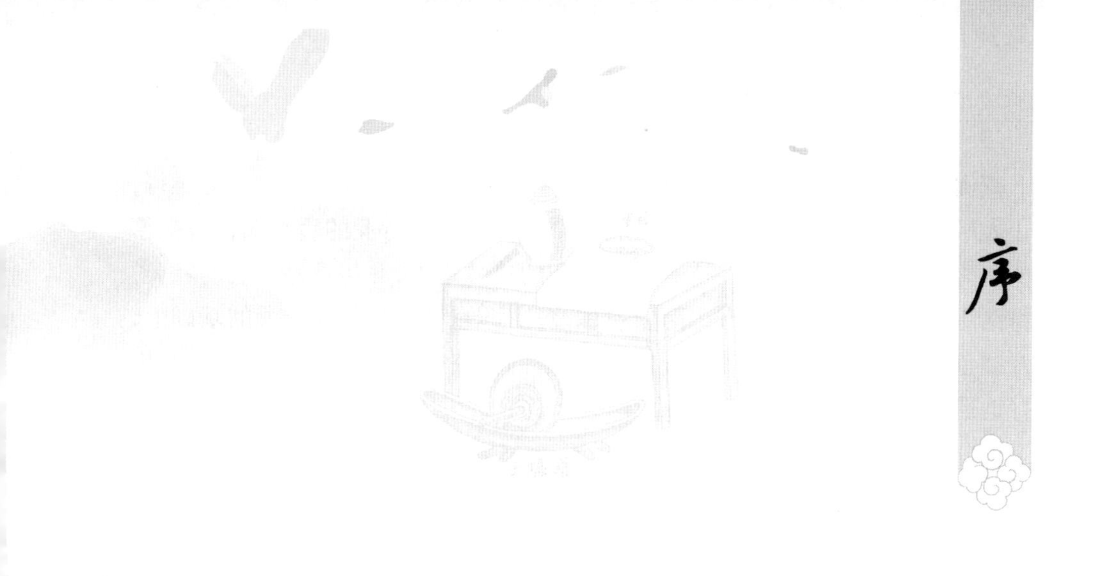

序

中药传统经验鉴别技术是历代中医评价和保证中药材品质最重要的手段之一，也是祖国中医药发展的经验结晶和中医药学宝库的重要组成部分。中药传统经验鉴别仅通过眼看、手摸、口尝、鼻闻、水试、火试等简便的方法即可快速准确判定药材和饮片的真伪优劣，几千年来在促进中医药健康发展中发挥了重要作用。传承和发扬名老中药专家的中药传统经验鉴定技术、方法和经验，对促进传统中医药文化的认可和传播具有重要意义。

姚廷芝老先生，1930 年出生于中医药世家，自年少起在济南德记药庄学徒。1962 年，姚老又师从宏济堂知名老药工李岐山先生，学习继承了李老在中药道地产区、真伪优劣判定方面的鉴定经验。姚老在学习过程中虚心求学、刻苦认真、吃苦耐劳、善于总结，迅速形成了自己的鉴别体系，尤其在名贵中药的鉴定方面有极为独到之处。1964 年，姚老进入济南市药材站从事药材质检工作，1973 年因为能力优秀被推荐进入济南市药品检验所工作。退休后，姚老继续发挥余热，自济南建联中药店 1984 年创立至今，一直作为专家指导中药质量鉴定和验收工作，几十年来济南建联中药店在济南地区的良好口碑与姚老丰富的中药鉴定经验和始终亲力亲为紧抓中药质量的执着精神密不可分。

本书整理总结了姚老从业 70 多年积累的中药鉴定经验，具有极强的实用性和指导性，可作为学习传统中药鉴定经验的重要参考资料，指导饮片企业、医疗机构以及药店等从事中药采购、验收的工作人员开展相关工作。同时本书也可为探索传统中药鉴定经验客观性、数据化和科学性以及开展创新性研究提供基础资料。

作为一名德高望重的老中药师，现已 92 岁高龄的姚老能够把许多在书本上查阅不到的中药传统鉴别经验整理成书，毫无保留地出版、分享，十分难得，让人敬重和钦佩。基于本书出版，殷切希望从事中药行业的后来人积极向德艺双馨的姚老学习，始终保持着对中医药的热忱之情，并传承好姚老的经验，付诸工作实践，保障和提升中药质量和临床疗效。同时，要在传承的基础上，开展创新研究，推动中药鉴定现代化发展，确保临床用药的安全有效，使其更好地造福民众。故为之序。

2022 年 7 月于北京

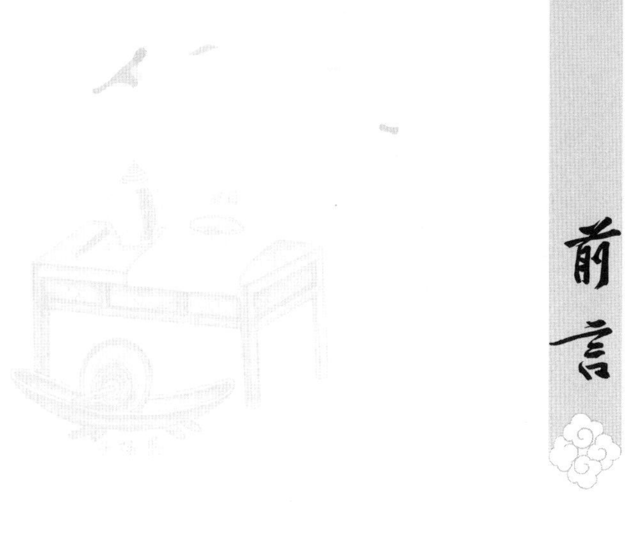

前言

“中医药学包含着中华民族几千年的健康养生理念及其实践经验，是中华文明的瑰宝，凝聚了中国人民和中华民族的博大智慧”，而中药正是在中医学理论指导下用于防治疾病的重要物质基础。中药的价值在于疗效，疗效的保证在于其质量。为了提高从业人员识别真伪的能力，确保人民用药有效和安全，我们根据姚廷芝老先生从事工作多年的经验，编写了《姚廷芝传统中药鉴别经验辑要》一书。

本书对常用中药的鉴别知识进行了系统的介绍，并收载常用中药材485种，按其来源分为六大类，其中植物药349种（包括根与根茎类145种、果实种子类71种，全草53种，花类26种，皮类7种，叶类23种，藤木类24种），动物类55种，矿物类43种，树脂类10种，菌藻类10种，加工类14种。每种药材项下简述其来源、别名、采收加工、主产地、功能主治、商品规格、鉴别经验，并详细介绍了常见的混淆品、伪品的来源和性状特点。本书以介绍传统的中药经验鉴别为主，突出真伪药材的鉴别要点和简单易行的鉴别方法，这些方法容易掌握，便于操作，实用性强。本书可供从事中药检验、经营、生产、使用和科研等方面的人员参考学习，也可作为中药鉴定培训教材使用。

姚廷芝先生从事中药鉴别等工作70余年，积累了丰富的经验，希望通过本书的编纂，让更多的从业人员学习姚廷芝先生的经验并进行传承。

编者

2022年11月于济南

目录

上篇　常用经验鉴别方法概述

下篇　常用中药材鉴别

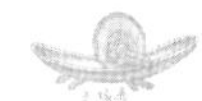

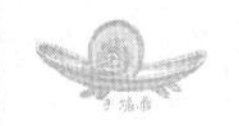

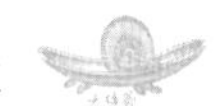

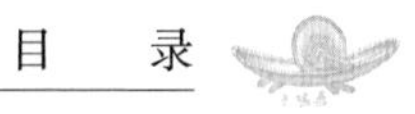

上篇

常用经验鉴别方法概述

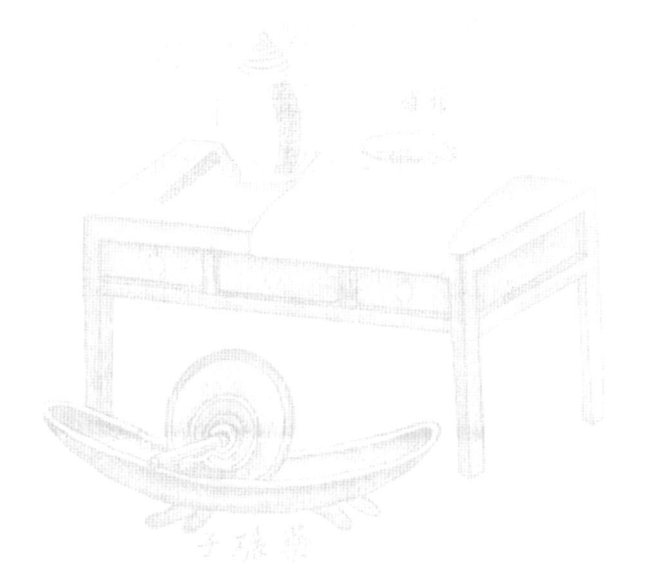

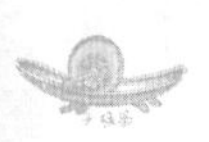

经验鉴别就是用眼看、手摸、鼻闻、口尝、水试、火试等十分简便的方法来鉴别药材的外观性状,确定其真伪优劣、产地、规格等,这些方法是几千年来中医药工作者鉴别药材经验精华的总结,它具有简单、易行、迅速的特点,是从事中药经营、采购、验收、保管、鉴定、教学工作者必须掌握的技术知识。

一、眼看

眼看,就是凭借人体的光学感受器——眼,看药材的形状、大小、表面、颜色、断面,从而判定药材真伪优劣的方法。

1. **形状**　一种药材的外形性状一般是固定的,如圆柱形、方锥形等。如炉贝母呈圆锥形,平贝母扁球形;天麻呈长椭圆形,假天麻紫茉莉根呈圆锥形。有些品种鉴别时描述的语言很形象,如防风的根茎部分称为“蚯蚓头”,海马的外形为“马头、蛇尾、瓦楞身”。这些形容既简单又生动,易懂易记。在观察外形时,有些叶、草、花类药材很皱缩,可用温水浸泡一下,然后摊平观察。如人参叶、金钱草、凌霄花等。

2. **大小**　药材的大小(指长短、粗细、厚薄)一般有一定的幅度,如测量的大小与规定有差异时,应测量较多的样品,允许有少量高于或低于规定值。例如黄芪、党参有长有短,有粗有细,枸杞有大有小,乌药片有厚有薄等。

3. **表面**　药材的表面特征各异,即使是同一品种也常因产地不同、采收季节等因素,表面特征也不尽相同,如光滑、根痕、粗糙、皮孔、皱纹等。单子叶植物根茎及球茎节上的膜质鳞叶、根痕,蕨类植物的鳞片、毛等,这些特征的有无和程度常是鉴别药材的重要依据之一,如天麻与假天麻紫茉莉根,天麻表面有潜伏芽排列而成的多轮横环纹,紫茉莉根则无。

4. **颜色**　药材的色泽一般是较固定的,色泽的变化与药材的质量有关,如玄参色要黑,红花要红,山药要白,青黛要深蓝,紫草要紫,蒲黄、黄连、松花粉要黄。如果加工不好、贮藏不当,就会改变药材的固有颜色,降低药材的质量。如黄芩变绿不能药用,枸杞因保管不善由红变黑,牛膝变黑等。

在观察颜色时,药材应干燥,不应在有色光下进行。在描述药材颜色时,如用两种色调复合描述,还应注意以哪一种色调为主。例如黄棕色,即以棕色为主。

5. **断面**　自然折断面:观察皮、木、藤、枝及条状的根及根茎时常用此法,如厚朴、秦皮、沉香、苏木、青风藤、海风藤等。折断时要观察折断时的现象,如有无粉性、响声,折断时的难易,断面的情况(颜色、质地、纤维)等。

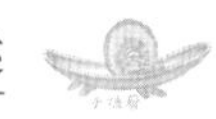

用刀横切成平面：要观察皮、木两部的比例，射线与维管束的排列形状，如菊花心（黄芪）、车轮纹（大血藤和防己）、星点（大黄），以及有无棕色油点或油室等特征，在鉴别上都很重要。

二、手摸

手摸即用手的感觉去感受药材的软硬、坚韧、疏松、黏性或粉性等质地特征。常用术语很多，如松泡，表示质轻而松，如通草；粉性，表示含有一定量的淀粉，如广西粉葛根；角质，表示含有多量已加热糊化的淀粉；柴性，表示纤维较多，如柴胡采收季节不当即显柴性。

三、鼻闻

鼻闻法又叫嗅气法。某些药材有特殊的香气和臭气，这是因为药材中含有挥发性物质的缘故。闻气味时有的药材可揉碎再闻，或用开水烫一下再闻，有的则需点燃一下闻烟的香气，有些药材的气味很特殊，常成为鉴别的主要依据之一，如檀香、沉香、降香、麝香、樟木、乳香、没药、白胶香都有香气，但又各异；土大黄有浊气；由松香制造的假血竭有松香气。

四、口尝

口尝即通过味觉感受到酸、甜、苦、辣、咸等各种味道，来判别中药材的真伪优劣，是鉴别药材的重要方法之一。由于舌尖部只对甜味敏感，对苦味敏感的是接近舌根部，所以在口尝药材时，在口里需咀嚼片刻，使舌的各部分都接触到药液，方能准确尝到药味，然后再吐出来。尝味可以判断药材的真伪优劣。如乌梅、木瓜、山楂以味酸为好；黄连、黄柏等越苦越好；党参、甘草、枸杞以味甜为好；肉桂以味甜、辣，无渣为好。山大黄片炒后气微，口尝可以鉴别；真假厚朴片掺在一起也需口尝来鉴别；松贝、青贝、炉贝与奉节贝母、伊贝母、平贝母颗粒和形状相似者的鉴别也主要靠口尝来鉴别。药材的味是区别品种和质量的重要标准，绝不能轻视。

在口尝药材时，要注意具有强烈刺激性和毒性的药材尽量不用此法，必须口尝时取样要少，尝后立即吐出漱口，并嚼点甘草，以免中毒。以口尝法鉴别药材真伪的方法见表1。

表1　口尝法鉴别药材的真伪优劣

品名	试验方法及结果	伪品试验方法及结果
红茜草	将较粗的茜草根折断,对口吸之有明显的透气感	将其根折断对口吸无透气感,系伪品篷子菜根
人参	口尝有人参香气,味微苦而回甜,系正品	口尝无人参味而有麻舌感,系伪品商陆;口尝有明显的豆腥气,系伪品野豇豆根;无人参气味,而且麻舌,系伪品紫茉莉根;口尝有胡萝卜气味,为伪品胡萝卜;无人参气味,嚼之有黏滑感,系伪品栌兰根;口尝麻舌,不具人参气味,系伪品华山参
川贝母	松贝、青贝、炉贝用牙咬试质较疏松、味微苦	咬之较硬,其味较川贝为苦,系混淆品奉节贝母;口尝苦味浓,有的微咸,系混淆品伊贝母;有浙贝母之气味,系混淆品东贝母;口咬之质坚硬,味淡,系伪品一轮贝母;牙咬质硬,口尝味苦而麻,有毒,系伪品丽江山慈菇
当归	气清香浓郁,味甜微带苦辛	有当归之香气,但较淡弱,味微甜而麻舌,系伪品欧当归;气味极淡弱的系伪品
射干	口尝味苦辛,具有射干之特有气味;栽培品苦辛味较淡弱	口尝气微弱,味甘微苦,系伪品白射干、蝴蝶花的根茎
党参	口尝味甜,有党参香气,嚼之无渣者为佳	嚼之松泡甜味淡,嚼之质硬味微甜,系混淆品甘孜党参或柴党参;嚼之味甜,具胡萝卜气味,不能药用,系伪品迷果芹
紫菀	口尝气微味甜	有特殊香气味辛辣,系混淆品马蹄紫菀
防风	口尝有甘味,嗅之有败油气味	无防风之败油气味,微甘,系伪品鸦葱
天麻	嚼之有特异的香气久留于口内,味甘,无任何药材与其气味相似	气微,味淡,有麻舌刺激感,系伪品紫茉莉根;气微,味淡,系伪品大丽菊根或马铃薯;味淡,口尝有黏性感,系伪品蕉芋;气微,有麻舌感,系伪品商陆
银柴胡	气微,口尝味甜	气微,口尝味麻舌,唾液起泡沫,系混淆品丝石竹
山柰	香气特异,味辛辣	气香,味辛辣而苦,系有毒的伪品云南山柰
桔梗	口尝味微甜而后微苦	口尝麻舌,唾液起泡沫,系伪品丝石竹
黄芪	嚼之味甜,有豆腥气,纤维少者为佳	有特异的香气,系伪品苦马豆根;有香加皮香气感,系伪品草木樨根;味淡,无豆腥气,系伪品圆叶锦葵根;嚼之纤维性强,无黄芪之甜味,系伪品锦鸡儿根;嚼之柴感,无味,为棉花根
大黄	口尝气清香,味苦而微涩	气浊,口尝有恶心不适感,为山大黄

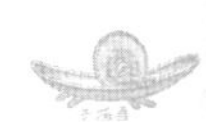

续表

品名	试验方法及结果	伪品试验方法及结果
山豆根	气微,口尝味极苦	有特异的香气,系伪品寻骨风根
川牛膝	气微,口尝味甜	气微,味苦而麻,为苦麻牛膝
巴戟天	气微,口尝味甜微涩	嚼之松泡,味淡,系伪品羊角藤;嚼之坚硬,味淡,系伪品虎刺
麦冬	气清香,嚼之发黏,味甜微苦有木心,肥大者质佳;湖北麦冬多无心,无浙麦冬之香气	嚼之质硬,味淡,不黏,无麦冬之香气,系伪品淡竹叶根
三七	气微,味微苦而后甜	有明显的姜香气,味微苦而辛,系用莪术伪制
高丽参	有较浓的特异香气,味甜微苦	不具高丽参的特有香气,且参味比高丽参淡,系用红参仿制;不具高丽参的气味,口尝有麻舌感,系商陆根蒸后压制而成
砂仁	气芳香而浓烈,有樟脑气,味辛凉,微苦	有不同于砂仁的芳香气,无樟脑气,辛凉感淡弱且涩,系伪品建砂仁;口尝味淡,不具砂仁之芳香气,系伪品海南土砂仁;不具砂仁气味,系伪品牛牯缩砂仁或贵州土砂仁
乌梅	口尝皮肉较软,味极酸,有特异的烟熏味	咬之皮薄而硬,味酸涩,不具乌梅之气味,系伪品山李子,咬之皮薄而硬,酸味极淡,无烟熏气,系伪品山桃;咬之皮薄而硬,酸味较淡,无烟熏气,系伪品山杏
石莲子	口尝子叶味甜	子叶极苦,系苦石莲子
小茴香	香气浓,味甜	微香,味淡,系混淆品莳萝子
大茴香	香气浓郁,味甜	具特异芳香气,久尝麻舌,系伪品莽草
枸杞	气微,味甜微酸,肉厚种子少者为佳	气微,甜味淡而苦涩,系束鹿大枸杞
西洋参	具有参特有芳香气,味微甘、苦,西洋参味浓	微有白芷香气,味微辛,系用小白芷伪制
国产西洋参	香气微,口尝西洋参味淡弱	气香,但与西洋参不同,口尝味苦,白参味明显与西洋参不同,系用白人参仿制

续表

品名	试验方法及结果	伪品试验方法及结果
肉桂	气香,味甜辣无渣者佳	有樟脑气,嚼之渣多,味不甜而微辛,系香料桂皮,不可药用
沉香	气芳香,味苦,木纤维少,树脂多者为佳	气微,味淡,嚼之均为木纤维,系沉香白木
厚朴	气芳香,味辛、苦,三特点同时具备	不具厚朴的芳香气,有的气腥,有的具姜香气,有的只苦不辛,均系伪品
檀香	气清香,微有辛辣感	不具清香气,味淡,系伪品或边材
牛黄	嚼之不粘牙,可慢慢溶化,有芳香清凉感,味苦而后甜	取一小块置舌尖上,溶化后有黏糊感,无牛黄之清香气,味苦而不甜,系伪造牛黄
麝香	牙咬尝之香气浓烈且迅速窜入牙缝,将香仁舐至舌尖即慢慢溶化,无残渣,无臊味,微苦、微辣	香气淡,香仁在舌尖部分不溶化并有黏糊感,即说明掺伪多
熊胆	取熊胆少许置舌尖上,味极苦而有窜喉感,味虽苦而回甜,具有溶化快、嚼之不粘牙的特点	气味腥,无清凉窜喉感,味苦,系伪品
燕窝	嚼时感爽口,且有鲷鱼味	嚼时口感有皮肚味,系伪品
茯苓	气微,咬之较硬,有粘牙感	微有面粉气,咬之即松碎,无粘牙感,系用淀粉伪制
佛手片	气香,味微甜而后苦	气微,味甜,系伪佛手片
厚朴花	气香,微有厚朴之气味	气微,不具有厚朴之气味,嚼之有木渣感,系伪厚朴花

五、水试

水试就是利用某些药材在水中的各种特殊变化作为鉴别依据。例如:红花用水泡后,水变金黄色而花不退色;苏木投入热水中水呈淡红棕色,加碱溶液则变为红色;秦皮投热水中,溶液在日光下可见碧蓝色荧光;哈蟆油水泡后呈絮状,伪品呈鸡肠状(中华大蟾蜍的输卵管);西红花水泡呈喇叭状。这些现象都是因为药材的性状或含有某些化学成分所致的固有特征。以水试法鉴别药材真伪的方法见表2。

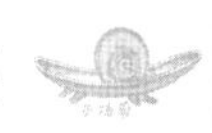

表2　水试法鉴别药材的真伪优劣

品名	试验方法及结果	伪品试验方法及结果
天仙子	水湿不变形	遇水迅速膨胀,黏性大似蛙卵,干后黏连成块状,坚硬
沉香	置水中沉水者佳,半沉者尚好,漂浮者质次或不堪入药	水洗颜色即无,为白木染色,不可药用
麝香	取“当门子”放水中长时间不溶	放水中短时间即溶且浑浊,为掺伪麝香
哈蟆油	水浸膨胀呈絮状,30℃常温存放48小时即腐败变味	水浸膨胀呈螺旋形鸡肠状,30℃常温下存放72小时不腐败变质,系伪品,是中华大蟾蜍的输卵管
青黛	将青黛少许放入水中,浮水者为优,下沉者为杂质	放入水中多下沉,系掺伪青黛,不堪入药
熊胆	取熊胆一小粒,放入盛满清水的烧杯内,可见杯中熊胆盘旋下沉,并溶成一条黄线;静置24小时观察,如全部溶解放出黄色色素分布在杯底为真品	静置24小时,水全部被染成黄色或有不溶絮状物即为伪品
牛黄	取牛黄一小块置烧杯清水内不溶解、不脱色、不染水、不浑浊,系真品	置水中迅速溶解、破碎、染水、浑浊,系伪牛黄
犀角	开水浸烫有角质清香气	开水浸烫有角质臭气,系为水牛角
广角	开水浸烫有角质腥气	开水浸烫臭气尤甚,系黄牛角
高丽参	浸泡不碎	浸泡参体即松散成块及成碎渣为压制的伪品
西红花	水浸后观察呈喇叭状	水浸后手搓成糊状为淀粉伪造品;水浸不呈喇叭状而呈条状或丝状,为金针菜伪制品
蒲黄	置水中浮于水面	将蒲黄置于水面,可见掺伪物迅速下沉;下沉者为滑石粉、玉米面、泥沙等杂质
秦皮	将秦皮少许置烧杯内,用开水浸烫后,取液体对光观察,可见碧蓝色荧光	置开水中浸烫,对光观察无碧蓝色荧光,为其他植物树皮
金钱蛇	用水浸软观察蛇头蛇尾齐全,并连为一体	浸软观察蛇头是插入的水蛇头,可以拔出,蛇尾短粗,为用大蛇剥条而制成的伪品
菟丝子	开水浸泡有黏性	水洗即为泥汤,系用沙砾滚黏细土而成,多掺入菟丝子内

六、火试

有些含有树脂类的药材和动物药材,用火烧之能产生特殊的气味、颜色、烟雾、响声等现象,以此来鉴别真伪优劣。如麝香火试有蹦跳而起泡;沉香燃试边缘起油泡而香气浓烈,伪品和白木则无;青黛燃试有紫红色的烟雾等。以火试法鉴别药材真伪的方法见表3。

表3　火试法鉴别药材的真伪优劣

品名	试验方法及结果	伪品试验方法及结果
海金沙	点燃即发出轻微爆鸣声及明亮的火焰	点燃后残留物多,为掺入的细沙土
血竭	燃烧时有呛鼻感(苯甲酸气味),取粉末少许置白纸上用火由底部烤之,即熔化成血红色透明体	烤后淡红色或砖红色,即掺伪品;烤后对光照视边沿有油痕,燃试冒黑烟有松香气,为用松香和染料等伪制而成
沉香	点燃时边沿处有多量的油质渗出,呈泡状,香气浓郁	燃时无油渗出,朽木气呛鼻为劣品,不可药用;燃时有污油气,为污油浸过的白木;燃时冒黑烟有油渗出,微有香气,但与沉香之香气完全不同,即是由越南进口的伪沉香;燃时冒黑烟有油性,有香气略似降香,实为降香的边材
麝香	将麝香少许置锡箔纸上用火由底部烤之,即有崩裂蹦跳现象;后起泡熔化膨胀似珠,香气浓郁,无火焰或火星出现,为纯品	置锡箔纸上烤时,有火星或火焰出现,蹦跳起泡愈少者即掺伪愈多
珍珠	将珍珠置炽热的坩埚中,少时即发爆裂声响,破碎后同心性层纹明显	烧时不发爆裂声,即便破碎亦无层纹;烧时有烧焦的塑料气味,系塑料制的伪珍珠
青黛	将青黛置炽热的坩埚中,即有紫红色的烟雾,燃尽残渣少,为较纯青黛	燃时烟雾甚少,燃尽残渣多属掺伪品;燃试无紫红色烟雾,为青砖粉掺燃料的伪制品
王不留行	置锅内炒之爆白花	炒后不爆白花,为伪品四籽豌豆
檀香	燃试有芳香气,香气留存室内较久	燃试无芳香气,烟呛鼻,系边材与伪品

下篇

常用中药材鉴别

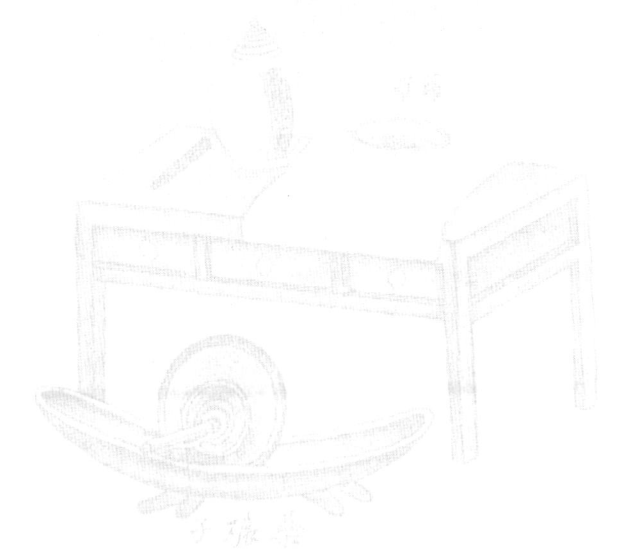

一、根与根茎类

人　参

本品为五加科植物人参 *Panax ginseng* C.A.Mey. 的干燥根和根茎。别名圆参、黄参、棒槌、人衔、鬼盖、神草、土精、地精等。多于秋季采挖，洗净经晒干或烘干。主产于吉林、辽宁、黑龙江等地。具有大补元气，复脉固脱，补脾益肺，生津安神功效。用于体虚欲脱，肢冷脉微，脾虚食少，肺虚喘咳，津伤口渴，内热消渴，气血亏虚，久病虚羸，惊悸失眠，阳痿宫冷。

【商品规格】

以芦长条粗、体丰坚实，支大、腿长者为佳。

历史上人参规格繁多。目前仍有 70 多个。如野山参一 ~ 八等，16 支边条一 ~ 三等，25 支边条一 ~ 三等，普通红参 20 支边条一 ~ 三等，32 支一 ~ 三等，全须生晒一 ~ 四等，白干参一 ~ 四等，直须、弯须、糖参等。

【鉴别经验】

正品　红参　主根呈圆柱形或纺锤形，顶端有较短的根茎，通称“芦头”。下部有分枝，细支根及细须根均已除去，全长 5~20cm。表面红棕色或黄棕色，角质状，半透明，有纵皱，主根的上部有稀疏的横环纹，根茎上有半圆形的茎痕，通称“芦碗”。参体质地坚实，断面平坦角质，有特殊的香气，味微苦而回甜。

白参　形状与红参相似，唯表面呈黄白色，断面白色，形成层附近的颜色较深，气香味苦。

生晒参　根呈圆柱形，表面黄白色，有明显的纵皱，体轻，丁须均已除去，断面黄白色，有放射状裂隙，形成层环呈黄色，气香味苦。

野山人参　野山参多加工成全须生晒参，形状不甚规则，根茎部较长而细，略呈圆柱形，俗称“雁脖芦”。有的根茎上生有纺锤形的不定根，俗称“枣核丁”。主根的顶端较宽而圆满，俗称“宽肩膀”。表面横环纹明显而紧密，俗称“铁线纹”。支根 2~3 根，多呈“八”字形分开，支根上的须根细长，为参体部分的 2~3 倍，并生有疣状突起，习称“珍珠疙瘩”。主根坚实，须根坚韧，表面牙白色或黄白色，断面白色，味甜微苦。

伪品　历史上伪造人参者屡见不鲜，20 世纪 50 年代有人大量种植野豇豆，用其根充人参。以商陆、紫茉莉、南沙参冒充人参者也为数不少，应注意区别。

野豇豆根　由豆科植物野豇豆 *Vigna vexillata*（Linn.）Rich. 的根加工而

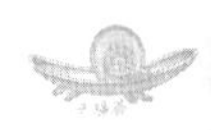

成。产于山东临沂、江苏等地。根呈圆柱形或长纺锤形，不分枝或少分枝，长10~20cm，直径0.5~1.5cm。顶端为除去草质茎的断痕，而不具人参样的根茎部分。表面常未除去栓皮，呈黄棕色，有纵皱纹及横向皮孔，除去栓皮并经加工蒸煮的则呈灰棕色，微透明，质坚实，较难折断，未经蒸煮的显纤维性并含淀粉，经蒸煮的则显角质状，中央有裂隙或成为空腔。味淡，有时有豆腥气。

栌兰　马齿苋科植物栌兰 *Talinum paniculatum*（Jacq.）Gaertn. 的根加工而成。根呈圆柱形或长纺锤形，分枝或不分枝。长7~15cm，直径0.5~1.7cm。顶端残留木质茎基。表面未除去栓皮为黑色，有纵皱纹及点状突起的须根痕。除去栓皮蒸煮的表面黄色半透明状。质坚硬，难折断，未加工者断面平坦，已加工的呈角质状，中央具有大空腔，口尝味淡而微有黏滑感。

商陆　由商陆科植物商陆 *Phytolacca acinosa* Roxb 的根加工而成。呈圆柱形或长圆锥形，长10~15cm，直径1~1.5cm，表面红棕色或紫褐色，久贮色深，有明显的纵皱纹及横皮孔，顶端有地上茎残基，断面可见数个同心环，棕褐色，微呈角质，气微，微有麻舌感。

九节菖蒲

本品为毛茛科植物阿尔泰银莲花 *Anemone altaica* Fisch. ex C.A.Mey. 的干燥根茎。别名小菖蒲、菖蒲、节菖蒲。主产于陕西、山西、河南等地。功用同石菖蒲。具有化湿开胃，开窍宁神功效。用于神昏癫痫，健忘失眠，耳鸣耳聋，脘痞不饥，噤口下痢。

【商品规格】

本品不分等级，均为统货。

【鉴别经验】

正品　根茎略呈纺锤形，稍弯曲，有时具短分枝，长1~6cm，直径0.3~0.7cm，表面淡棕色至暗棕色，具多数半环状突起的节，其上有鳞叶痕，斜向交互排列，节上可见点状突起的小根痕。质坚脆，折断面显颗粒状，类白色有粉性。气微，味微酸而稍麻舌。

其他说明　天南星科的石菖蒲和水菖蒲在某些地区常统称水菖蒲，多在九节菖蒲紧缺时以此代用。

三　七

本品为五加科植物三七 *Panax notoginseng*（Burk.）F.H.Chen 的干燥根和根茎。别名田七、参三七、山漆、金不换。秋季花开前采挖，洗净，分开主根、支根及根茎，干燥。支根习称"筋条"，根茎习称"剪口"。主产于云南、广西、四川、湖北等地。具有散瘀止血，消肿定痛功效。用于咯血，吐血，衄血，便血，崩漏，外伤出血，胸腹刺痛，跌仆肿痛。

【商品规格】

以个大、坚实、体重皮细、断面灰黑色无裂隙，俗称铜皮铁骨者为佳。

目前分春三七、冬三七两类，春三七分13个等级，与冬三七同，只是价格有别。

一等　每0.5kg 20头。

二等　每0.5kg 30头。

三等　每0.5kg 40头。

四等　每0.5kg 60头。

五等　每0.5kg 80头。

六等　每0.5kg 120头。

七等　每0.5kg 160头。

八等　每0.5kg 200头。

九等　大二外，每0.5kg 250头。

十等　小二外，每0.5kg 300头。

十一等　无数头，每0.5kg 450头。

十二等　筋条，每0.5kg 600头以内。

十三等　剪口。

【鉴别经验】

正品　根呈圆锥形或圆柱形，长1~6cm，直径1~4cm，表面灰黄或灰棕色，顶部有根茎痕，周围有瘤状突起，侧面有断续的纵皱纹及支根痕。体重，质坚实，碎后皮部与木部分离，横断面灰绿、黄绿或灰白色，气微，味苦，微凉而后微甜。

伪品　由于货源紧缺和价格昂贵，历史上有以莪术造假伪充者，目前仍有所见，其造技十分高明，真假难辨。莪术为姜科植物莪术 *Cureuma phaeoeaulis* Valeton. 的干燥根茎，根茎呈长圆形或圆锥形与正品相似，长3~6cm，直径1.5~3cm，表面黄棕色至灰绿色，有撞磨光泽，亦有瘤状突起，质坚实，体重，不能折断。击破后皮层与中柱易分离。有明显的姜香气，味苦辛。

其他说明　亦有将铁珠趁鲜塞入三七内者，干后不易发现，应注意区别和检查。

三　　棱

本品为黑三棱科植物黑三棱 *Sparganium stoloniferum* Buch.-Ham. 的干燥块茎。别名京三棱。冬季至次年春采挖，洗净，削去外皮，晒干。主产于江苏、

河南、江西、安徽等地。具有破血行气，消积止痛功效。用于癥瘕痞块，痛经，瘀血经闭，胸痹心痛，食积胀痛。

【商品规格】

以体重质坚实、色黄白者为佳。

商品不分等级。

【鉴别经验】

正品　呈圆锥形，略扁，长 2~6cm，直径 2~4cm。表面黄白色或灰黄色，有刀削痕，小点状须根痕略呈横向排列。体重质坚实，难折断，入水下沉。气微，嚼之略苦涩，微麻辣。

干　姜

本品为姜科植物姜 *Zingibe rofficinale* Rosc. 的干燥根茎。别名白姜、均姜、干生姜。冬季采挖，除去须根和泥沙，晒干或低温干燥。全国大部分地区有产，主产于四川、贵州等地。具有温中散寒，回阳通脉，温肺化饮功效。用于脘腹冷痛，呕吐泄泻，肢冷脉微，寒饮喘咳。

【商品规格】

以质坚实，断面色黄白、粉性足、气味浓者为佳。

一等　每 1kg 药材个数 200 个以内，干姜单重 4~8g 的药材 ≥ 60%。

二等　每 1kg 药材个数在 200 个以上，干姜单重 4~8g 的药材 <60%。

统货　药材个体不均匀，不分大小。

【鉴别经验】

正品　干姜片呈不规则纵切片或斜切片，具指状分枝。长 1~6cm，宽 1~2cm，厚 0.2~0.4cm。外皮灰黄色或浅黄棕色，粗糙，具纵皱纹及明显的环节。切面黄白色或白色，略显粉性，可见较多的纵向纤维，有的呈毛状。质坚实，断面纤维性。气香、特异，味辛辣。

土　贝　母

本品为葫芦科植物土贝母 *Bolbostemma paniculatum*（Maxim.）Franquet 的干燥块茎。别名土贝、大贝母、地苦胆、草贝。秋季采挖，洗净，掰开，煮至无白心，取出，晒干。主产于河北等地。具有解毒，散结，消肿功效。用于乳痈，瘰疬，痰核。

【商品规格】

以个大、质坚实、半透明、色棕红者为佳。

本品不分等级，均为统货。

【鉴别经验】

正品　多为不规则的块状，大小不等，表面淡红棕色或较暗，凹凸不平，质坚硬，不易折断，断面角质，光亮而平滑。气微，微苦。

其他说明　市场上常以土贝母鲜品假冒川贝母。

土　茯　苓

本品为百合科植物光叶菝葜 *Smilax glabra* Roxb. 的干燥根茎。别名土萆薢、仙遗粮、饭团根（广西）、土苓（四川）。夏、秋二季采挖，除去须根，洗净，干燥；或趁鲜切成薄片，干燥。主产于浙江、江苏、安徽、广东、广西、江西、湖南等地。具有除湿解毒，通利关节功效。用于梅毒及汞中毒所致的肢体拘挛，筋骨疼痛；湿热淋浊，带下，痈肿，瘰疬，疥癣。

【商品规格】

以粉性足、筋脉少、断面色淡棕者为佳。

选货　根据要求大小分档，或筛去小于1cm的药屑、小片。

统货　大小不等，未去除药屑、碎片。

【鉴别经验】

正品　呈长圆形或不规则形，厚0.1~0.5cm，边缘不整齐，切面类白色至淡红棕色，粉性，中间微见维管束点，阳光下观察可见沙砾样的小亮点（经水煮后仍然存在）。质略韧，折断时有粉尘散出，以水湿润有黏滑感。气微，味淡、涩。

其他说明　山东省曾误调入白土茯苓作土茯苓药用，亦常与粉萆薢相混淆，应注意区别。现多已改用正品。

土　元　胡

本品为罂粟科植物土元胡 *Corydalis humosa* Migo. 的干燥块茎。夏初茎叶枯萎时采挖，洗净，置沸水中煮至无白心时，取出，晒干。主产于浙江、江西、山东等地。具有活血散瘀，理气止痛功效。用于主治胃痛，胸腹痛，疝痛，跌打损伤。

【商品规格】

本品不分等级，均为统货。

【鉴别经验】

正品　呈不规则球形、扁球形或长球形。单一或分瓣状，直径0.8~1.5cm。表面黄棕色至棕褐色，有不规则的网状皱纹。质坚硬，断面黄色至黄棕色，有蜡样光泽。气微，味苦。

土　木　香

本品为菊科植物土木香 *Inula helenium* L. 的干燥根。别名青木香、祁木

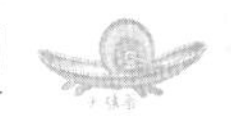

香、藏木香。秋季采挖，除去泥沙，晒干。主产于河北、浙江、四川、河南、山西、陕西、甘肃、新疆等地。具有健脾和胃，行气止痛，安胎功效。用于胸胁、脘腹胀痛，呕吐泻痢，胸胁挫伤，岔气作痛，胎动不安。

【商品规格】

本品不分等级，均为统货。

【鉴别经验】

正品 本品呈圆锥形，略弯曲，长5~20cm，表面黄棕色或暗棕色，有纵皱纹及须根痕。根头粗大，顶端有凹陷的茎痕及叶鞘残基，周围有圆柱形支根。质坚硬，不易折断，断面略平坦，黄白色至浅灰黄色，有凹点状油室。气微香，味苦、辛。

大 黄

本品为蓼科植物掌叶大黄 *Rheum palmatum* L.、唐古特大黄 *Rheum tanguticum* Maxim. ex Balf. 或药用大黄 *Rheum officinale* Baill. 的干燥根和根茎。别名锦纹、川军、将军。秋末茎叶枯萎或次春发芽前采挖，除去细根，刮去外皮，切瓣或段，绳穿成串干燥或直接干燥。主产于青海、甘肃、四川等地。南大黄产于四川东部及湖北、贵州、陕西毗邻地区。南大黄多为栽培品。具有泻热通肠，凉血解毒，逐瘀通经功效。用于实热积滞便秘，血热吐衄，目赤咽肿，痈肿疔疮，疮痈腹痛，瘀血经闭，产后瘀阻，跌打损伤，湿热痢疾，黄疸尿赤，淋证，水肿；外治烧烫伤。

【商品规格】

以质坚实，断面锦纹明显、红棕色、有油性、气清香味苦而微涩、尝之发黏者为佳。

大黄按传统规格，原定为西大黄、雅黄、南大黄三类。前一类的原植物为掌叶大黄及唐古特大黄。后两类的原植物均为药用大黄。

现西大黄多已变为家种，各地家种大黄品种优良者均应参照所定规格标准加工，分为蛋片吉、苏吉、水根三个规格。不善于加工者，可皆按原大黄标准，统货购销。

雅黄系指四川甘孜、阿坝、凉山，青海（德格）及云南等地的产品。

南大黄系指四川东部与湖北、贵州及陕西毗邻地区的栽培品。

1. 西大黄

蛋片吉 一等 干货。每1kg 8个以内，糠心不超过15%。无杂质、虫蛀、霉变。

二等 干货。每1kg 12个以内，糠心不超过15%，无杂质、虫蛀、霉变。

三等　干货。每1kg 18个以内,糠心不超过15%,无杂质、虫蛀、霉变。

苏吉　一等　干货。每1kg 20个以内,糠心不超过15%,无杂质、虫蛀、霉变。

二等　干货。每1kg 30个以内,糠心不超过15%,无杂质、虫蛀、霉变。

三等　干货。每1kg 40个以内,糠心不超过15%,无杂质、虫蛀、霉变。

水根　统货　干货。小头直径不小于1.3cm,无杂质、虫蛀、霉变。

原大黄　统货　干货。中部直径在2cm以上,糠心不超过15%。无杂质、虫蛀、霉变。

2. 雅黄

一等　干货。每个150至250g,无枯糠、焦糊、水根、杂质、虫蛀、霉变。

二等　干货。每个100至200g。无枯糠、焦糊、水根、虫蛀、杂质、霉变。

三等　干货。间有直径3.5cm以上的根黄。无枯糠、焦糊、杂质、虫蛀、霉变。

3. 南大黄

一等　干货。长7cm以上,直径5cm以上。无枯糠、糊黑、水根、杂质、虫蛀、霉变。

二等　干货。最小头直径不低于1.2cm,无枯糠、糊黑、杂质、虫蛀、霉变。

【鉴别经验】

正品　西宁大黄　呈卵圆形(蛋吉),现多为纵切瓣,称蛋片吉,粗皮已去净,表面黄棕色,体重质坚。断面淡红棕色或黄棕色,具放射状纹理及明显环纹,红肉白筋。髓部有星点环列或散在颗粒。气清香,味苦微涩。

大黄苏吉　呈不规则圆柱形,腰鼓形,为横切段,粗皮已除去。表面黄棕色,体重质坚,断面淡红棕色或黄棕色,具放射状纹理及明显环纹,红肉白筋。髓部有星点环列或散在颗粒,气清香,味苦微涩。

原装大黄　除去粗皮不规则的纵切瓣或横切块、片。表面黄褐色,断面具放射状纹理及明显环纹,髓部有星点或散在颗粒。气清香,味苦微涩。

水根大黄　为大黄主根的尾部和支根的加工品。带皮者较多。呈长条状,表面棕色或黄褐色,质坚体重,断面淡红色或黄褐色,具放射状纹理。气清香,味苦微涩。

雅黄　呈圆柱形,纵切或横切面瓣、段、块、片,以横切为多,似马蹄形。表面黄色或黄褐色,质较松,断面黄色或棕褐色,少有糠心和闷茬。质次。

南大黄　横切成段,粗皮多已除去。表面黄褐色,体结实,断面黄色或黄绿色。气微香,味苦而涩。

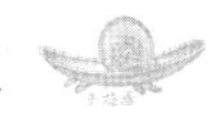

混淆品　河套大黄　产于陕西、甘肃。根及根茎呈类圆柱形及圆锥形，多纵切成条状或片块状，长 5~15cm，直径 2~8cm，表面黄褐色，断面淡红黄色，无星点。气浊而特异。味苦、涩重，嚼之有恶心感。

藏边大黄　产于西藏日喀则、拉萨，四川，云南等地。根茎类圆锥形，根类圆柱形，长 4~20cm，直径 1~5cm，表面多红棕色，也有灰褐色者，多纵皱纹，横断面、新折者多蓝灰色至灰蓝带紫色。香气弱，有别于正品。味苦微涩。

此外尚有华北大黄、天山大黄、羊蹄、酸模等均充正品大黄。

大　蒜

本品为百合科植物大蒜 *Allium sativum* L 的鳞茎。别名蒜、蒜头、胡蒜、独蒜。夏季叶枯时采挖，除去须根和泥沙，通风晾晒至外皮干燥。全国各地均有栽培。具有解毒消肿，杀虫，止痢功效。用于痈肿疮疡，疥癣，肺痨，顿咳，泄泻，痢疾。

【商品规格】

本品不分等级，均为统货。

【鉴别经验】

正品　本品呈类球形，直径 3~6cm。表面被白色、淡紫色或紫红色的膜质鳞皮。顶端略尖，中间有残留花葶，基部有多数须根痕。剥去外皮，可见独头或 6~16 个瓣状小鳞茎，着生于残留花茎基周围。鳞茎瓣略呈卵圆形，外皮膜质，先端略尖，一面弓状隆起，剥去皮膜，白色，肉质。气特异，味辛辣，具刺激性。

山　药

本品为薯蓣科植物薯蓣 *Dioscorea opposita* Thunb. 的干燥根茎。别名家山药、白皮山药、菜山药。冬季茎叶枯萎后采挖，切去根头，洗净，除去外皮和须根，干燥，习称“毛山药”；或除去外皮，趁鲜切厚片，干燥，称为“山药片”；也有选择肥大顺直的干燥山药，置清水中，浸至无干心，闷透，切齐两端，用木板搓成圆柱状，晒干，打光，习称“光山药”。主产于河南、山西、广西、山东等地。具有补脾养胃，生津益肺，补肾益精功效。用于脾虚食少，久泻不止，肺虚喘咳，肾虚遗精，带下，尿频，虚热消渴。

【商品规格】

以条粗、质坚实、粉性足、色白者为佳。

历史上规格较多，先分正超、副超、大超、小超等，后分 4、6、8、12、14、16、24、32 支，均为光山药。

现规格简化分光山药一～四等，毛山药一～三等，一般毛山药多为统货。

光山药

一等　长15cm以上,直径2.3cm以上。

二等　长13cm以上,直径1.7cm以上。

三等　长10cm以上,直径1cm以上。

四等　直径0.8cm以上,长短不分。

毛山药

一等　长15cm以上,中部围粗10cm以上。

二等　长10cm以上,中部围粗6cm以上。

三等　长10cm以上,中部围粗3cm以上。

【鉴别经验】

正品　毛山药　略呈圆柱形,弯曲而稍扁,长15~30cm。直径1.5~6cm。表面黄白色或淡黄色,有纵沟、纵皱纹及须根痕,偶有浅棕色外皮残留。体重质坚实,较易折断,断面白色,粉性。无臭,味淡,微酸,嚼之发黏。

光山药　呈圆柱形,条匀挺直,表面光滑圆润,白色,两头平齐,长9~18cm,直径1.5~3cm,质坚实,粉性足。

混淆品　参薯(地区用药)　为薯蓣科植物参薯 *Dioscorea alata* L. 的干燥根茎。别名方山、大薯。主产于四川、浙江、广东等地。呈不规则的块状、棒状、掌状、圆锥形和圆柱形,大小粗细不等,偶有未去的淡黄色内皮。四川加工成纵四开的方条块状或略现方形,有时两面具有棱角,质坚硬,可掰断,断面白色,气微、味淡。

伪品　番薯　为旋花科植物番薯 *Ipomoea batatas*(L.)Lam. 的块根加工而成的干燥切片。多为纵切长形片,长2.5~6cm,直径1.2~2.5cm,表面白色,颗粒性,边缘有较厚的皮部,易剥离,质脆,易折断。味微甜,嚼之有番薯(地瓜)味。

木薯　多为斜切片,长4~7cm,宽2~4cm,表面白色,具粉性,片中心常有空心和木纤维,质脆,易碎,气无,味淡。

其他说明　20世纪50年代后方山(参薯)即有较大数量调入山东省,沿用至1989年被纠正为止,在山东省有较长的使用历史。

山　柰

本品为姜科植物山柰 *Kaempferia galanga* L. 的干燥根茎。别名三奈、沙羌、沙姜、三赖。主产于广东、广西、四川、福建等地。具有行气温中,消食止痛功效。用于胸腹冷痛,寒湿吐泻,骨鲠喉,牙痛,跌打肿痛等。

【商品规格】

以色白、粉性足、饱满、气浓厚而辣味强者为佳。

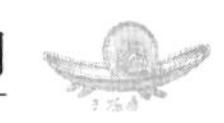

商品不分等级。以片大肥壮、色白、香气浓者为优。

【鉴别经验】

正品　呈圆形或近圆形的横切片，直径1~2cm，厚0.3~0.5cm。外皮浅褐色或黄褐色，皱缩，有的有根痕或残存须根。切面类白色，粉性，常鼓凸。质脆，易折断，断面白色。气香特异，味辛辣。

伪品　20世纪60年代初，云南调往各地的山柰曾发生中毒事故，经检验伪品毒性较大，后原卫生部通知停止收购和使用。

云南有毒山柰　呈圆形或近圆形的横切片，片较正品小而稍薄。外皮多浅黄褐色，切面类白色，粉性稍差，断面色白而微显淡绿色。气香，味辛辣微苦。断面淡绿，味苦，是与正品的区别要点。

山　豆　根

本品为豆科植物越南槐 *Sophora tonkinensis* Gagnep. 的干燥根和根茎。别名广豆根、岩黄连。秋季采挖，除去杂质，洗净，干燥。主产于广西、贵州等地。具有清热解毒，消肿利咽的功效。用于火毒蕴结，乳蛾喉痹，咽喉肿痛，齿龈肿痛，口舌生疮等症。

【商品规格】

以条粗壮、质坚硬、色棕褐，味苦者为佳。

选货　直径1.0~1.5cm，长38~50cm。

统货　直径0.7~1.5cm，长20~50cm。

【鉴别经验】

正品　根茎呈不规则的块状，横向延长具结节，上方有茎痕，下方着生数条细根。根呈长圆柱形，有的有分枝，略弯曲，长短不等，直径0.4~1cm，表面棕色或棕黑色，有纵皱纹及横向的突起，质地坚硬，难折断，断面木部浅棕色，中心无髓，味极苦。

混淆品　山豆根的混淆品种较多，豆科木蓝属的多种植物的根茎作山豆根应用，应注意区别。我国北方不少地区和山东省多数地区使用的为北豆根。

山　慈　菇

本品为兰科植物杜鹃兰 *Cremastra appendiculata*（D.Don）Makino、独蒜兰 *Pleione bulbocodioides*（Franch.）Rolfe 或云南独蒜兰 *Pleione yunnanensis* Rolfe 的干燥假鳞茎。前者习称“毛慈菇”，后两者习称“冰球子”。别名毛慈菇、茅慈菇、冰球子、泥宾子。夏、秋二季采挖，除去地上部分及泥沙，大小分开置沸水锅中蒸煮至透心，干燥。主产于四川、贵州等地。具有清热解毒，化痰散结功效。用于痈肿疔毒，瘰疬痰核，蛇虫咬伤，癥瘕痞块。

【商品规格】

以个大、有明显横纹、质坚、半透明者为佳。

本品不分等级，均为统货。

【鉴别经验】

正品　假鳞茎呈不规则扁球形，顶端渐突起，有叶柄痕，其旁或有花葶痕；茎部呈脐状，有须根痕，长1.8~3cm，膨大部直径1~2cm。表面黄棕色或棕褐色，凹凸不平，有皱纹或纵沟，膨大部有2~3条微凸起的环节。节上有的有鳞片叶干枯腐烂后留下的丝状维管束。质坚硬，难折断，断面灰白色，略呈粉质。但商品多为加工品，表面及断面均呈黄白色，角质，微有光泽。气微，味淡，带黏性。

其他说明　历史上有误称光慈菇为山慈菇者，现已纠正。

千　年　健

本品为天南星科植物千年健 *Homalomena occulta*（Lour.）Schott 的干燥根茎。别名一包针、千年见、千颗针。春秋采挖，洗净，除去外皮，晒干。主产于广西、云南等地。具有祛风湿，壮筋骨功效。用于风寒湿痹，腰膝冷痛，拘挛麻木，筋骨痿软。

【商品规格】

以条大、红棕色、体坚实、香气浓烈者为佳。

本品不分等级，均为统货。

【鉴别经验】

正品　呈长圆柱形，稍弯曲，有的稍扁，长15~40cm，直径0.8~1.5cm，表面灰棕色至红棕色，粗糙，可见多数扭曲的纵沟纹，圆形根痕及浅黄棕色针状纤维束。质硬而脆，断面黄棕色或红褐色，一侧断面具多而明显的浅黄棕色或红褐色的针状纤维束，另一侧断面具针眼状小孔及少量棕色针状纤维束和深褐色具光泽的油点。气香，味辛、微苦。

川　　乌

本品为毛茛科植物乌头 *Aconitum carmichaelii* Debx. 的干燥母根。别名鹅儿花、铁花、五毒。6月下旬至8月上旬采挖，除去干根、须根、泥沙、晒干。主产于四川、陕西等地。具有祛风除湿，温经止痛功效。用于风寒湿痹，关节疼痛，心腹冷痛，寒疝作痛及麻醉止痛。

【商品规格】

以个匀，肥满，坚实、无空心，断面色白者为佳。

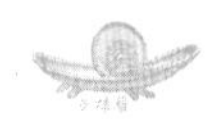

一等　每 1kg 120 个以内，饱满，质坚实，无空心、破碎。

二等　每 1kg 121~200 个，含空心和破碎的总量 ≤ 10%。

统货　大小不等。

【鉴别经验】

正品　根茎呈不规则的圆锥形，稍弯曲，顶端常有残茎，中部多向一侧膨大，长 2~7cm，直径 1.2~2.5cm。表面棕褐色或灰棕色，皱缩有小瘤状侧根及子根脱离后的痕迹。质坚硬，断面类白色或淡灰黄色，可见多角形环纹。气微，味辛辣、麻舌。

制川乌为川乌的炮制加工品，呈不规则的圆片状，表面黑褐色或黄褐色，有灰棕色形成环纹。体轻，质脆，断面有光泽。气微，微有麻舌感。

其他说明　市场上常见的制川乌片较厚，体重，质硬，多有掺伪，应注意鉴别。

川　芎

本品为伞形科植物川芎 *Ligusticum chuanxiong* Hort. 的干燥根茎。别名山鞠穷、芎䓖、香果、胡䓖、雀脑芎、京芎、贯芎、生川芎。夏季当茎上的节盘显著突出并略带紫色时采挖，除去泥沙，晒后烘干，再去须根。主产于四川。具有活血行气，祛风止痛功效。用于胸痹心痛，胸胁刺痛，跌仆肿痛，月经不调，经闭痛经，头痛，风湿痹痛。

【商品规格】

以个大、断面黄白色、质坚实、香气浓、油性大者为最佳。

一等　每 1kg 40 个以内，单个重量不低于 20g。

二等　每 1kg 70 个以内，单个重量不低于 12g。

三等　每 1kg 70 个以外。

统货　不分大小。

【鉴别经验】

正品　为不规则结节状拳形团块，直径 2~7cm。表面黄褐色，粗糙皱缩，有多数平行隆起的轮节，顶端有凹陷的类圆形茎痕，下侧及轮节上有多数小瘤状根痕。质坚实，不易折断，断面黄白色或灰黄色，散有黄棕色的油室，形成层环呈波状。气浓香，味苦、辛，稍有麻舌感，微回甜。

川 木 香

本品为菊科植物川木香 *Vladimiria souliei*（Franch.）Ling 或灰毛川木香 *Vladimiria souliei*（Franch.）Ling var. *cinerea* Ling 的干燥根。别名木香。秋季采收，除去泥土及头部的胶状物，干燥。主产于四川等地。具有行气止痛功效。用于胸胁、脘腹胀痛，肠鸣腹泻，里急后重。

【商品规格】

以条粗壮结实、体重、油多、气香、裂沟少者为佳。

本品不分等级，均为统货。有的中心空，呈槽状，称槽子木香。

【鉴别经验】

正品　呈圆柱形或有纵横的平圆柱形，稍弯曲，长10~30cm，直径1~3cm。表面黄褐色或棕褐色，具纵皱纹，外皮脱落处可见网状筋脉，根头部有黑色的黏胶状物，习称油头。体轻，质硬脆，易折断，断面黄白色或黄色，有深黄色油点及裂腺，木部宽广，有放射状纹理，有的中心呈枯朽状。气微香，味苦，嚼之粘牙。

川　贝　母

本品为百合科植物川贝母 *Fritillaria cirrhosa* D.Don、暗紫贝母 *Fritillaria unibracteata* Hsiao et K.C.Hsia、甘肃贝母 *Fritillaria przewalskii* Maxim.、梭砂贝母 *Fritillaria delavayi* Franch.、太白贝母 *Fritilaria taipaiensis* P.Y.Li 或瓦布贝母 *Fritilaria unibracteata* Hsiao et K.C.Hsia var. *wabuensis*（S.Y.Tang et S.C.Yue）Z.D.Liu，S.Wang et S.C.Chen 的干燥鳞茎。别名贝母、川贝。夏、秋二季或积雪融化后采挖，除去须根、粗皮及泥沙，晒干或低温干燥。川贝母主产于西藏南部至东部和四川西部、青海等地。暗紫贝母别名松贝，主产于四川等地，多为野生，若尔盖和小金有少量栽培。甘肃贝母别名岷贝，青海东部和南部以及四川西部皆产，但产量少。梭砂贝母别名炉贝，主产于青海、四川等地，白色者称白炉贝，产于西藏昌都；黄色粒大者称黄炉贝或虎皮贝，产于四川巴塘和云南西部。具有清热润肺，化痰止咳，散结消痈功效。用于肺热燥咳，干咳少痰，阴虚劳嗽，痰中带血，瘰疬，乳痈，肺痈。

【商品规格】

以整齐、粉性足、色洁白者为佳。

历史上习惯使用的川贝母，按规格分为松贝母一～五等，青贝母一～四等，炉贝母一、二等。

松贝母　一等　直径0.3~0.45cm，油粒＋碎瓣≤5%。

二等　直径0.45~0.65cm，油粒＋开花粒＋碎瓣≤5%。

三等　直径0.65~0.9cm，油粒＋开花粒＋碎瓣≤10%。

四等　直径0.45~0.65cm，开花粒≤20%，油粒＋碎瓣≤10%。

五等　直径0.65~0.9cm，开花粒≤20%，油粒＋碎瓣≤10%。

统货　大小不分，开花粒≤20%，油粒＋碎瓣≤10%。

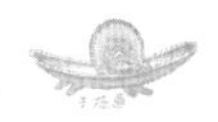

青贝母　一等　油粒＋碎瓣≤20%，直径≤1.0cm，芯籽重量占比≤2%。

二等　油粒＋碎瓣≤20%，直径>1.0cm，芯籽重量占比≤2%。

统货　大小不分，油粒＋碎瓣≤20%，芯籽重量占比≤5%。

炉贝母　一等　表面类白色，油粒＋碎瓣≤20%。

二等　表面浅棕黄色，有的具棕色斑点，油粒＋碎瓣≤20%。

统货　表面类白色或浅棕黄色，有的具棕色斑点，油粒＋碎瓣≤20%。

【鉴别经验】

正品　松贝母　呈类圆锥形或近球形，高0.3~0.8cm，直径0.3~0.9cm。表面类白色。外层两鳞片大小悬殊，大鳞片紧抱小鳞片，未抱部分呈新月形，故称“怀中抱月”；剥去大鳞片后，可见中央有类圆柱形顶端稍尖的顶芽。底部平、微凹入，偶有残存须根带泥土者。质硬而脆，断面色白，富粉性。气微，味微苦。

青贝母　圆锥形略似桃，高约0.4~1.4cm，直径0.4~1.5cm。表面灰白色，外层两鳞片大小相近（偶有悬殊），相对抱合，顶端开裂，平或微尖，茎基部有的有残留须根，断面粉白色，颗粒状，富粉质，味微苦。

炉贝母　呈长圆锥形，高0.8~2.5cm，直径0.6~2.5cm。表面白色或黄褐色，顶端尖，基部稍尖，多不能直立。外层两鳞片大小相近似，顶端开裂，其中包有1~3枚小鳞片及1枚细小圆柱形残茎。质硬而脆，断面黄白色，粉质，味微苦。

混淆品　平贝母　为百合科植物平贝母 *Fritillaria ussuriensis* Maxim. 的干燥鳞茎。主产于吉林桦甸、双阳、抚松、敦化和辽宁、黑龙江等地。鳞茎呈扁球形，高0.5~1cm，直径0.6~2.5cm。表面白色或黄白色，常带有黄色斑痕，顶端平或微尖，基部中央凹入，有须根痕。外层由大小相等肥厚的两鳞片相对抱合，顶端常开裂，其中包有小鳞片及1枚细圆柱形残茎。质硬而脆，断面白色，粉性，味淡。小平贝有的亦具松贝母怀中抱月之特征，故将其掺入松贝之中，且不易挑拣。

伊贝母　为百合科植物伊犁贝母 *Fritillaria pallidiflora* Schrenk 或新疆贝母 *Fritillaria wanljewii* Regel 的干燥鳞茎。呈卵圆形，扁球形或卵状圆锥形，长0.8~1.6cm，直径1~2cm。表面淡黄白色，有时可见黄棕色斑纹或斑块，外层两枚鳞片心形或新月形，肥大，大小悬殊而紧密抱合。顶端稍尖，少有开裂，基部微凹陷。质稍松而脆，断面白色，粉性。气微，味微苦，但较川贝母苦。

湖北贝母　别名板贝、窑贝，为百合科植物湖北贝母 *Fritillaria hupehensis* Hsiao et K.C.Hsia 的干燥鳞茎。产于湖北西部、四川东部。呈扁圆形或圆锥形,高 1~2cm,直径 1~3.5cm,表面淡黄色或淡黄棕色,稍粗糙,有时可见黄棕色斑点或斑块,外层两枚鳞片,通常 1 片较小,在大的鳞叶之中,少数 2 片大小相等。顶平,中央有 2~3 个小鳞叶及干缩的残茎,基部凹入。味苦微咸。

奉节贝母　属湖北贝母类。产于湖北西部、四川东部的奉节等地。呈圆锥形或长圆锥形,高约 0.5~1cm,直径 0.4~1cm。外层 2 个鳞片大小悬殊,小鳞片紧裹于大鳞片之中,大鳞片顶端稍尖,小鳞片外露部分较松贝多。有的两鳞片大小相近,略似青贝,表面色白(硫黄熏)。质较硬,气微而特异。味苦,牙咬较硬。

东贝母　为百合科植物东贝母 *Fritillaria thunbergii* Miq. var. *chekiangensis* Hsiao et K.C.Hsia 的干燥鳞茎。产于浙江东阳等地。呈卵圆形至长圆形,高 1~1.2cm,直径 0.7~4cm。表面灰白色至淡黄白色,由 1 枚较大的鳞叶和 1 枚较小的鳞叶抱合而成,小鳞叶多外露,常成瓣状。顶端钝圆,不裂或微裂。质坚实,气微,同浙贝母,味苦。

以上五种贝母常与川贝母混淆,应注意区别。

伪品　一轮贝母　为百合科植物一轮贝母 *Fritillaria maximowiczii* Freyn 的干燥鳞茎。主产于东北、内蒙古等地。鳞茎呈圆锥形或卵圆形,高约 0.4~1.2cm,直径 0.4~0.8cm。表面浅黄色或浅黄棕色,顶端渐尖,基部突出多数疣状鳞芽而呈盘状,如同观音座,一侧有浅纵沟。质坚硬,难折断,断面角质样。气味微弱。

土贝母　为葫芦科植物土贝母 *Bolbostemma paniulatum*(Maxim.)Franquet 的块茎。多以鲜品充川贝母。产于山东、河北等地。呈不规则的块状三角形或三棱形,大小不等。鲜品表面白绿色,干品浅红棕色或暗棕色,凸凹不平。质坚硬,不易折断,断面角质样,光亮而平滑。气微,味微苦。

光慈菇　为百合科植物老鸦瓣 *Tulipa edulis*(Miq.)Baker 的干燥鳞茎。呈卵状圆锥形,顶端渐尖,基部平圆,中央微凹入,高 1~1.3cm,直径 0.8~1cm。表面黄白色,熏后白色,光滑。质硬而脆,断面白色,粉质,内有一圆锥形心芽。气微弱,味淡。

丽江山慈菇　别名草贝母,为百合科植物丽江山慈菇 *lphigenia indica* Kunth et Benth 的干燥球茎。产于云南、四川、贵州等地。呈不规则短圆锥形,高 1~1.5cm,直径 0.7~2cm。顶端渐突,基部常成脐状凹入或平截。表面黄白色,光滑,一侧有自基部伸向顶端的纵沟。质坚硬,碎断面角质状或略带粉质,类白色或黄白色,味苦而麻。

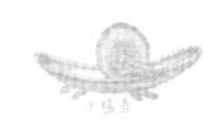

川　牛　膝

本品为苋科植物川牛膝 *Cyathula officinalis* Kuan 的干燥根。别名甜牛膝、拐牛膝。秋、冬二季采挖，除去芦头、须根及泥沙，烘干或晒至半干，堆放回润，再烘干或晒干。主产于四川雅安、洪雅等地。具有祛风利湿，逐瘀通经，利尿通淋，通利关节功效。用于经闭癥瘕，胞衣不下，跌仆损伤，风湿痹痛，足痿筋挛，尿血血淋。

【商品规格】

以条粗壮、分支少、质柔软、断面色棕黄者为佳。

历史上川牛膝根据粗细分为特拐、头拐、二拐、独膝、尾头等。现分一、二、三等。

一等　中上部直径 1.8cm 以上。

二等　中上部直径 1cm 以上。

三等　中上部直径 1cm 以下，但不小于 0.4cm。

【鉴别经验】

正品　根呈长圆柱形略扭曲，根头部多膨大，长 30~60cm，直径 1~2cm。表面黄棕色或暗棕色，具纵皱纹及侧根痕，质韧，不易折断。断面白点状维管束排列成环，味甜。

混淆品　麻牛膝　为苋科植物头花杯苋 *Cyathula capitata* Moq. 的干燥根。与川牛膝相似，唯条较短，呈长圆锥形或圆柱状锥形，一般在 15~30cm，两端粗细相差较大，表面灰褐色，质较硬，易折断，断面灰棕色，可见白色点状纤维，味苦而麻。

川　射　干

本品为鸢尾科植物鸢尾 *Iris tectorum* Maxim. 的干燥根茎。别名蓝蝴蝶、土知母、鸢尾。全年均可采挖，除去须根及泥沙，干燥。主产于四川。具有清热解毒，祛痰，利咽功效。用于热毒痰火郁结，咽喉肿痛，痰涎壅盛，咳嗽气喘。

【商品规格】

选货　杂质≤1%。

统货　杂质不得超过 3%。

【鉴别经验】

正品　本品呈不规则条状或圆锥形，略扁，有分枝，长 3~10cm，直径 1~2.5cm。表面灰黄褐色或棕色，有环纹和纵沟。常有残存的须根及凹陷或圆点状突起的须根痕。质松脆，易折断，断面黄白色或黄棕色。气微，味甘、苦。

广 防 己

本品为马兜铃科植物广防己 *Aristolochia fangchi* Y.C.Mu ex L.D.Chou et S.M.Hwang 的干燥根。别名防己、木防己、水防己(天津)。秋、冬季采挖。主产于广东肇庆,以及广西等地。具有祛风止痛,清热利水功效。用于湿热身痛,下肢水肿,小便不利,风湿痹痛。

【商品规格】

以色白、粉性足者为佳。

本品不分等级,均为统货。

【鉴别经验】

正品　根呈圆柱形或半圆柱形,略弯曲,弯曲处有深横沟,长 6~20cm,直径 1.5~3cm。栓皮较厚,表面棕色,粗糙,有凹陷的轮线痕及横缺裂。有时栓皮部分或全部剥去,表面灰黄色,较光滑。纵剖面灰白色或浅棕色。

混淆品　秤钩风　又名湘防己、花防己(广西)。本品为防己科植物秤钩风属植物苍白秤钩风的根及老茎。主产于湖南、浙江、江西等地。根呈不规则的圆柱形,茎为平直的圆柱形,长 10~30cm,直径 1~6cm。表面灰棕色至暗棕色,粗糙,有不规则的沟纹、横向裂缝和皮孔。质坚硬,不易折断。切断面有无数小孔及 2~7 轮偏心性环纹。气微,味微苦。

其他说明　山东省历史上与粉防己同用。

太 子 参

本品为石竹科植物孩儿参 *Pseudostellaria heterophylla*(Miq.)Pax ex Pax et Hoffm. 的干燥块根。别名异叶假繁缕、孩儿参、毕其乐 - 奥日好代、鹁鸽腿幌子、米参、双批七、四叶菜、四叶参、童参、小孩参。夏季茎叶大部分枯萎时采挖,洗净,除去须根,置沸水中略烫后晒干或直接晒干。主产于江苏、山东。此外,安徽等地亦产。具有益气健脾,生津润肺功效。用于脾虚体倦,食欲不振,病后虚弱,气阴不足,自汗口渴,肺燥干咳。

【商品规格】

以肥润、黄白色、无须根者为佳。

一等　中上部直径 ≥ 0.4cm,每 50g 块根数 ≤ 130 个,个头均匀。

二等　上中部直径 ≥ 0.3cm,每 50g 块根数 ≤ 250 个,个头均匀。

【鉴别经验】

正品　本品呈细长纺锤形或细长条形稍弯曲,长 3~10cm,直径 0.2~0.6cm。表面黄白色,较光滑,微有纵皱纹,凹陷处有须根痕。顶端有茎痕。质硬而脆,断面平坦,淡黄白色,角质样,或类白色,有粉性。气微,味微甘。

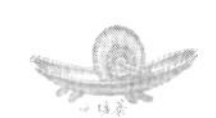

天　冬

本品为百合科植物天冬 *Asparagus cochinchinensis*（Lour.）Merr. 的干燥块根。别名天门冬。秋、冬二季采挖，洗净，除去茎基和须根，置沸水中煮或蒸至透心，趁热除去外皮，洗净，干燥。主产于贵州、云南、四川、湖北、浙江、江苏、安徽、广西等地。历史上产于云南、贵州、四川的为川天冬，产于浙江者称温天冬，产于湖北者称湖天冬。具有养阴清热，润肺滋肾功效。用于肺燥干咳，顿咳痰黏，腰膝酸痛，骨蒸潮热，内热消渴，热病津伤，咽干口渴，肠燥便秘。

【商品规格】

以肥满、致密、黄白色、半透明者为佳。

一等　长≥10cm，直径≥1.1cm。

二等　长≥5cm，直径≥0.9cm。

统货　长度5~18cm，直径0.9~2.0cm。

【鉴别经验】

正品　呈长纺锤形，略弯曲，长5~18cm，直径0.5~2cm。表面黄白色至淡黄棕色，半透明，光滑或具纵皱纹，偶有残存的灰棕色外皮，质柔润，干者硬，有黏性。断面角质样，中柱黄白色。气微，味甜，微苦。

混淆品　近来出现混淆品羊齿天冬，应注意区别。羊齿天冬为百合科植物羊齿天冬 *Asparagus filicinus* Ham.ex D.Don 的干燥块根。呈纺锤形，长3~7cm，直径0.7~1.8cm，黄棕色或褐色，皱缩，内部干瘪呈空壳状。质坚脆，易折断，断面白色。味苦，微麻舌，有黏性。

天　麻

本品为兰科植物天麻 *Gastrodia elata* Bl. 的干燥块茎。别名赤箭、明天麻、川天麻、定风草根、白龙皮。立冬后至次年清明前采挖，立即洗净，蒸透，敞开低温干燥。主产于云南、贵州、四川、陕西、湖北以及东北等地。具有息风止痉，平抑肝阳，祛风通络功效。用于小儿惊风，癫痫抽搐，破伤风，头痛眩晕，手足不遂，肢体麻木，风湿痹痛。

【商品规格】

以体大、肥厚，色黄白，质坚实，断面明亮、无空心者为佳。

一等　干货。每1kg 26支以内，无空心、枯炕、杂质、虫蛀、霉变。

二等　干货。每1kg 46支以内，无空心、枯炕、杂质、虫蛀、霉变。

三等　干货。每1kg 90支以内，大小均匀。无枯炕、杂质、虫蛀、霉变。

四等　干货。每1kg 90支以外。凡不合一、二、三等的碎块、空心及未去皮者均属此等。无芦茎、杂质、虫蛀、霉变。

备注　家种或野生天麻，均按此分等。

【鉴别经验】

正品　块茎呈长椭圆形，常扁缩，略弯，稍扭曲，长4~13cm，直径1~6cm。表面黄白色或浅棕色半透明，有不规则的皱纹，质优去皮者不明显，带皮者明显可见点状多轮环纹。顶端有的有残留中空的茎痕，有的具有1cm以上的红色的干瘪幼芽，形似小辫，习称红小辫，1cm大小的幼芽习称鹦鹉嘴。另一端有脐状的疤痕。质坚硬，不易折断，断面平滑光亮、角质样，黄白色或淡棕色，嚼之具有特异香气久留于口内，味甘。

伪品　紫茉莉根　系紫茉莉科植物紫茉莉 *Mirabilis jalapa* L. 的根蒸煮加工而成。根呈长圆锥形，稍弯曲，有的压为扁形。长5~12cm，直径1.5~3.5cm，表面淡黄白色或灰白色，有纵沟纹，有时弯曲。顶端有的残留长短不等的茎基，质坚硬，不易折断，断面不平坦，黄白色、灰白色或淡黄棕色，角质状，无光泽，味淡，有麻舌刺激感。根据报道和服药者反映，服后有恶心头痛感。该品曾在山东、山西、河南、河北、江苏、江西、湖南、湖北、广东、广西、安徽、福建、浙江、贵州、北京、天津被发现作为天麻伪品，曾有一次被没收销毁上吨多的记录。

大理菊根　别名中央菊、地瓜花根，为菊科植物大理菊 *Dahlia Pinnata* Cav. 的块根加工而成。块根呈纺锤形，稍弯，有的压扁，有的切成两瓣，长6~10cm，直径3~4cm。表面灰白色或类白色，未去皮的为黄棕色，有明显的纵皱纹，有的有硬而尖的根刺。顶端及尾部略尖均呈纤维状，质硬，不易折断，断面类白色，角质样，无光泽，味淡，无黏性。该品曾在湖南、山东、四川被发现作为天麻伪品。

马铃薯　为茄科植物马铃薯 *Solanum tuberosum* L. 的块茎加工而成。呈类圆形，多已压扁，表面黄白色或淡黄棕色，较光滑，有纵皱纹，有不规则的凹陷（芽眼）。质坚硬，难折断，断面不平坦，角质化，有的有光泽。味淡，嚼之不脆，无黏性。山东省早有以此充天麻的历史，一般称洋芋天麻、洋芋子。此外，该品还曾在河北、江西、四川、云南、贵州被发现作为天麻伪品。

商陆　系商陆科植物商陆 *Phytolacca acinosa* Roxb. 的根加工而成。多为横切片，大小厚薄不一，表面的栓皮已除去，呈黄白色或淡黄棕色，半透明，横切面可见点状的维管束排列成数层同心性的环。味淡而稍有麻舌感。该品曾在江苏、福建、湖南被发现作为天麻伪品。

芭蕉芋　系美人蕉科美人蕉属植物芭蕉芋 *Canna edulis* Ker.Gawl. 的根茎加工而成。根茎呈圆锥形，稍弯曲，多已压扁，长4~10cm，直径3~5cm，表面灰

色或灰白色，有丝样纵纹，也具多层点状环纹，质柔韧，不易折断，断面不平坦，灰棕色，无光泽。味淡，嚼之有黏感。

天　花　粉

本品为葫芦科植物栝楼 *Trichosanthes kirilowii* Maxim. 或双边栝楼 *Trichosanthes rosthornii* Harms 的干燥根。别名栝楼根、花粉、楼根。秋、冬二季采挖，洗净，除去外皮，切段或纵剖成瓣，干燥。主产于山东、河北。具有清热泻火，生津止渴，消肿功效。用于热病烦渴，肺热燥咳，内热消渴，疮疡肿毒。

【商品规格】

药材以色白，粉性足，质坚，细腻者为佳。

一等　长 15cm 以上，中部直径 3.5cm 以上。

二等　长 15cm 以上，中部直径 2.5cm 以上。

三等　中部直径不小于 1cm。

【经验鉴别】

正品　呈不规则圆柱形、纺锤形或瓣块状，长 8~16cm，直径 1.5~5.5cm。表面黄白色或淡棕黄色，有纵皱纹、细根痕及略凹陷的横长皮孔，有的有黄棕色外皮残留。质坚实，断面白色或淡黄色，富粉性，横切面可见黄色木质部，略呈放射状排列，纵切面可见黄色条纹状木质部。气微，味微苦。

天　南　星

本品为天南星科植物天南星 *Arisaema erubescens*（Wall.）Schott、异叶天南星 *Arisaema heterophyllum* Bl. 或东北天南星 *Arisaema amurense* Maxim. 的干燥块茎。别名南星、白南星、山苞米、蛇包谷、山棒子。秋、冬二季茎叶枯萎时采挖，除去须根及外皮，干燥。主产于河南、山东、四川、安徽。具有散结消肿功效。外用治痈肿，蛇虫咬伤。

【商品规格】

以体大、色白、粉性足者为佳。

一等　直径大于等于 4.5cm。

二等　直径小于 4.5cm。

统货　大小不等。

【鉴别经验】

正品　呈扁球形，高 1~2cm，直径 1.5~6.5cm。表面类白色或淡棕色，较光滑，顶端有凹陷的茎痕，周围有麻点状根痕，有的块茎周边有小扁球状侧芽。质坚硬，不易破碎，断面不平坦，白色，粉性。气微辛，味麻辣。

天葵子

本品为毛茛科植物天葵 *Semiaquilegia adoxoides*（DC.）Makino 的干燥块根。别名紫背天葵子、千年老鼠屎、金耗子屎、千年耗子屎、地丁子、天去子、野乌头子、鸡腿、散血珠、天葵根。5—6 月挖取块根，除去须根，晒干。主产于湖南、湖北、江苏、云南、贵州、广西等地。具有清热解毒，消肿散结功效。用于痈肿疔疮，乳痈，瘰疬，蛇虫咬伤。

【商品规格】

以个大、断面皮部色白者为佳。

本品不分等级，均为统货。

【鉴别经验】

正品　呈不规则的短柱状、纺锤状或块状，略弯曲，长 1~3cm，直径 0.5~1cm。表面暗褐色至灰黑色，具不规则的皱纹及须根。顶端常有茎叶残基，外被数层黄褐色鞘状鳞片。质较软，易折断，断面皮部类白色，木部黄白色或黄棕色，可见不明显的放射状纹理。气微，味甘。

木香

本品为菊科植物木香 *Aucklandia lappa* Decne. 的干燥根。别名蜜香、青木香、五木香、南木香、广木香、五香、铁杆木香、槽子木香、越木香、越隽木香、矩琵陀香。秋、冬二季采挖，除去泥沙和须根。切断较粗者，再剖成瓣，干燥后，撞去粗皮。原产印度(20 世纪 50 年代以进口为主)，1962 年以后不再进口。云南引种成功，称云木香，调拨全国，现四川等省亦多。具有行气止痛，健脾消食功效。用于胸胁、胸腹胀痛，泻痢后重，食积不消，不思饮食。煨木香实肠止泻，用于泄泻腹痛。

【商品规格】

以质坚实、香气浓、油性足者为佳。

历史上分老木香和新木香，由印度进口，现无货源。

一等　长 8~12cm，最细的一端直径在 2cm 以上。

二等　长 3~10cm，最细的一端直径在 0.8cm 以上。

【鉴别经验】

正品　国产木香呈圆柱形，纵剖片状或板片状的块根。表面黄棕色至灰褐色，长约 5~11cm，直径 0.5~5cm，有明显的扭曲抽皱和侧根痕。质坚，不易折断。断面不整齐，呈灰褐色或暗褐色，周边灰黄色或浅棕黄色，有放射状纹理。气清香，浓厚，味辛、苦，嚼之不粘牙。

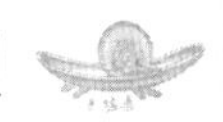

牛　膝

本品为苋科植物牛膝 *Achyrantes bidentata* Bl. 的干燥根。别名怀牛膝、牛髁膝、山苋菜。冬季茎叶枯萎时采挖,除去须根和泥沙,捆成小把,晒至干皱后,将顶端切齐,晒干。主产于河南、山西、山东、安徽、江苏、浙江、江西、湖南、湖北、四川、云南、贵州等地。具有逐瘀通经,补肝肾,强筋骨,利尿通淋,引血下行功效。用于经闭,痛经,腰膝酸痛,筋骨无力,淋证,水肿,头痛,眩晕,牙痛,口疮,吐血,衄血。

【商品规格】

以身长、肉肥、皮细、色灰黄者为佳。

一等　中部直径 0.6cm 以上,长 50cm 以上。

二等　中部直径 0.4cm 以上,长 35cm 以上。

三等　中部直径 0.4cm 以上,但不小于 0.2cm。

【鉴别经验】

正品　本品呈细长圆柱形,挺直或稍弯曲,长 15~70cm,直径 0.4~1cm,表面灰黄色或淡棕色,有微扭曲的细纵皱纹、排列稀疏的侧根痕和横长皮孔样的突起。质硬脆,易折断,受潮后变软,断面平坦,淡棕色,略呈角质样而油润,中心维管束木质部较大,黄白色,其外周散有多数黄白色点状维管束,断续排列成 2~4 轮。气微,味微甜而稍苦涩。

升　麻

本品为毛茛科植物大三叶升麻 *Cimicifuga heracleifolia* Kom.、兴安升麻 *Cimicifuga dahurica*(Turcz.)Maxim. 或升麻 *Cimicifuga foetida* L. 的干燥根茎。别名黑升麻、周麻。秋季采挖,除去泥沙,晒至须根干时,燎去或除去须根,晒干。主产于东北,以及内蒙古、四川、陕西等地。具有发表透疹,清热解毒,升举阳气功效。用于风热头痛,齿痛,口疮,咽喉肿痛,麻疹不透,阳毒发斑,脱肛,子宫脱垂。

【商品规格】

以体大、质坚、外皮黑褐色,断面黄绿色,无须根者为佳。

历史上分西升麻、关升麻。西升麻产自陕西,质量好,关升麻产自东北。

关升麻　选货　直径 ≥ 4.8cm。

统货　直径 2.0~4.8cm。

西升麻　统货　不分等级。

【鉴别经验】

正品　根茎呈不规则长形块状,多分枝,呈结节状。长 10~18cm,直径

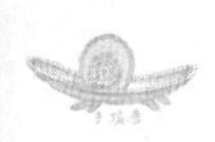

2~4cm。表面黑褐色,粗糙不平,有坚硬的须根残留,上边有数个空的圆形茎基痕,洞内壁显网状沟纹,下面凹凸不平,具须根痕。体轻,质坚硬,不易折断,断面不平有裂隙,纤维性,黄绿色或淡黄白色。气微,味微苦而涩。

混淆品　在关升麻中有时混有虎耳草科植物落新妇的根茎,应注意区别。落新妇为虎耳草科植物落新妇 *Astilbe chinensis*(Maxim.) Franch. et Savat. 的干燥根茎。根茎为不规则的块状,个较小,表面棕色或褐色,具有分枝的地上茎,无圆形空洞状茎基,有多数圆点状地上茎及须根痕。全体有环状节痕,有的节上可见黄色的绒毛状鳞叶。质坚实,断面红棕色,充实无空洞,饮片切面周围显红棕色,无洞或透明,味微涩。

乌　药

本品为樟科植物乌药 *Lindera aggregata*(Sims) Kos-term. 的干燥块根。别名天台乌、台乌、矮樟、香桂樟、铜钱柴、班皮柴。全年均可采挖,除去细根,洗净,趁鲜切片,晒干,或直接晒干。主产于安徽、江苏、浙江、福建、台湾、广东、广西、江西、湖北、湖南、陕西等地。具有行气止痛,温肾散寒功效。用于寒凝气滞,胸腹胀痛,气逆喘急,膀胱虚冷,遗尿尿频,疝气疼痛,经寒腹痛。

【商品规格】

以连珠状、质嫩、粉性大、横断面浅棕色者为佳;乌药片以平整不卷、色淡、无黑斑、不破碎者为佳。

本品不分等级,均为统货。

【鉴别经验】

正品　本品多呈纺锤状,略弯曲,有的中部收缩成连珠状,长 6~15cm,直径 1~3cm,表面黄棕色或黄褐色,有纵皱纹及稀疏的细根痕。质坚硬。切片厚 0.2~2mm,切面黄白色或淡黄棕色,射线放射状,可见年轮环纹,中心颜色较深。气香,味微苦、辛,有清凉感。

其他说明　质老、不呈纺锤状的直根,不可供药用。

丹　参

本品为唇形科植物丹参 *Salvia miltiorrhiza* Bge. 的干燥根和根茎。别名红根、大红袍、血参根。春、秋二季采挖,除去泥沙,干燥。主产于辽宁、河北、河南、山东、安徽、江苏、浙江、江西、湖北、四川、贵州、山西、陕西、甘肃、广西等地。具有活血祛瘀,通经止痛,清心除烦,凉血消痈功效。用于胸痹心痛,脘腹胁痛,癥瘕积聚,热痹疼痛,心烦不眠,月经不调,痛经经闭,疮疡肿痛。

【商品规格】

以条粗、色紫红、无碎断者为佳。

丹参(野生)　统货　干货。呈圆柱形,条短粗,有分枝,多扭曲。表面红棕色或深浅不一的红黄色,皮粗糙,多鳞片状,易剥落。体轻而脆。断面红黄色或棕色,疏松有裂隙,显筋脉白点。气微,味甘微苦。无芦头、毛须、杂质、霉变。

川丹参(家种)　一等　主根上中部直径在1cm以上。

二等　主根上中部直径1cm以下,但不得低于0.4cm。

【鉴别经验】

正品　本品根茎短粗,顶端有时残留茎基。根数条,长圆柱形,略弯曲,有的分枝并具须状细根,长10~20cm,直径0.3~1cm,表面棕红色或暗棕红色,粗糙,具纵皱纹,老根外皮疏松,多显紫棕色,常呈鳞片状剥落。质硬而脆,断面疏松,有裂隙或略平整而致密,皮部棕红色,木部灰黄色或紫褐色,导管束黄白色,呈放射状排列。气微,味微苦涩。

栽培品较粗壮,直径0.5~1.5cm,表面红棕色,具纵皱纹,外皮紧贴不易剥落。质坚实,断面较平整,略呈角质样。

巴　戟　天

本品为茜草科植物巴戟天 *Morinda officinalis* How 的干燥根。别名巴吉天、戟天、巴戟肉、连珠巴戟、巴戟、鸡肠风根。全年均可采挖,洗净,除去须根,晒至六七成干,轻轻捶扁,晒干。主产于广东、广西、福建等地。具有补肾阳,强筋骨,祛风湿功效。用于阳痿遗精,宫冷不孕,月经不调,少腹冷痛,风湿痹痛,筋骨痿软。

【商品规格】

以条大、肥壮、连珠状、肉厚、色紫者为佳。

历史上根据粗细分等级。

长条　一等　直径1.6~2.3cm,长度20~30cm。

二等　直径1.0~1.5cm,长度15~25cm。

统货　直径0.5~2.0cm,长度10~20cm。

剪片　一等　直径1.6~2.0cm,长度6~10cm。

二等　直径1.1~1.5cm,长度5~9cm。

三等　直径0.7~1.0cm,长度4~8cm。

四等　直径0.5~0.6cm,长度3~6cm。

统货　直径0.5~2.0cm,长度3~8cm。

【鉴别经验】

正品　呈扁圆柱形略弯曲,长短不等,直径1~2cm。表面浅灰黄色或浅灰棕色,有的微带紫色,具纵皱纹及深陷的横纹,有的皮部横向断裂而露出木心,皮肉收缩形似连珠,质坚而易吸潮变柔软,肉厚,易剥离,断面的皮部内侧显浅紫黑色或蓝紫色,木心细,质硬,黄棕色。味甜微涩。

伪品 20世纪60年代福建等地曾大量误收羊角藤为巴戟天外调各地,当时全国曾允许应用,后进行了纠正。但目前仍时有所见,应注意区别。

羊角藤 茜草科植物羊角藤 *Morinda umbellata* L. 的根及根皮。主产于福建、浙江等地。多呈圆柱形,略弯曲,长短不等,直径1~3cm。表面颜色似巴戟天,具纵皱纹及横纹,有的皮部断裂而露出木心,木部较粗,似扭曲形麻绳。皮部较薄,颜色略同巴戟天而较浅。味淡微涩。

虎刺 本品为茜草科植物虎刺 *Damnacanthus indicus* Gaertn. 的干燥根。别名恩施巴戟,因产湖北恩施而得名。根呈圆柱形,中间常分数节,有的加工压扁,长短不等,较巴戟天短。表面棕褐色或黑褐色。主要区别点:虎刺从节痕处横裂露出木心,形成长短不等的节状如连珠,是自然形成的,与巴戟天人工捶扁的不同,质坚硬,味苦微甜。

水 菖 蒲

本品为天南星科植物水菖蒲 *Acorus calamus* L. 的干燥根茎。别名白蒲、臭蒲子。主产于东北以及山东等地。功用同石菖蒲。具有化湿开胃,开窍宁神功效。用于神昏癫痫,健忘失眠,耳鸣耳聋,脘痞不饥,噤口下痢。

【商品规格】

本品不分等级,均为统货。

【鉴别经验】

正品 根茎略呈扁圆柱形,体肥,偶有分枝,长5~20cm,直径0.8~2cm。表面黄棕色或棕色,具疏密不等的环节。根茎的一面,有略呈三角形的叶痕,左右交互排列,另一面分布较密的多数圆点形根痕,根痕中心常呈凹洞。断面较平坦,似有海绵弹性,类白色或淡棕色,具不适感的特异香气,味微辛。

水 半 夏

本品为天南星科植物鞭檐犁头尖 *Typhonium flagelliforme*(Lodd.)Blume 的干燥块茎。别名土半夏、半夏、田三七、疯狗薯(广西)。主产于广西贵港、横州。具有燥湿化痰,解毒消肿,止血功效。可用于咳嗽痰多,痈疮疖肿,无名肿毒,毒虫螫伤,外伤出血。

【商品规格】

一等 每500g块茎数小于500粒。

二等 每500g块茎数500~1 000粒。

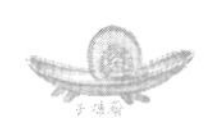

统货　不分大小。

【鉴别经验】

正品　块茎呈椭圆形、圆锥形或半圆形，直径 0.5~1.5cm，高 0.8~0.3cm。表面类白色或淡黄色，不平滑，有多数隐约可见的点状根痕。上端类圆形，常有呈偏斜而凸起的叶痕或芽痕，呈黄棕色。有的下端略尖。质坚实，断面白色，粉性。气微，味辛辣麻舌而刺喉。

片姜黄

本品为姜科植物温郁金 *Curcuma wenyujin* Y.H.Chen et C.Ling 的干燥根茎。冬季茎叶枯萎后采挖，洗净，除去须根，趁鲜纵切厚片，晒干。主产于浙江瑞安。具有破血行气，通经止痛功效。用于胸胁刺痛，胸痹心痛，痛经经闭，癥瘕，风湿肩臂疼痛，跌仆肿痛。

【商品规格】

本品不分等级，均为统货。

【鉴别经验】

正品　呈不规则的纵切条片状，长 3~7cm，厚 2~4cm。切面不平整，外皮灰黄色至土黄色，边缘皱缩，有时附有须根残茎。质脆，断面灰白色至淡棕黄色。气香，味辛凉、苦。

其他说明　历史上山东省在姜黄紧缺时常用本品代替。

玉竹

本品为百合科植物玉竹 *Polygonatum odoratum*（Mill.）Druce 的干燥根茎。别名萎蕤（《神农本草经》）、地管子（河北）、尾参（湖北）、铃铛菜、葳蕤。秋季采挖，除去须根，洗净，晒至柔软后，反复揉搓、晾晒至无硬心，晒干；或蒸透后，揉至半透明，晒干。主产于内蒙古、山东、江西、湖南以及东北。具有养阴润燥，生津止渴功效。用于肺胃阴伤，燥热咳嗽，咽干口渴，内热消渴。

【商品规格】

以条长、肉肥、黄白色、光泽柔润者为佳。

本品不分等级，均为统货。

【鉴别经验】

正品　本品呈长圆柱形，略扁，少有分枝，长 4~18cm，直径 0.3~1.6cm。表面黄白色或淡黄棕色，半透明，具纵皱纹和微隆起的环节，有白色圆点状的须根痕和圆盘状茎痕。质硬而脆或稍软，易折断，断面角质样或显颗粒性。气微，味甘，嚼之发黏。

甘　松

本品为败酱科植物甘松 *Nardostachys jatamansi* DC. 的干燥根及根茎。别名甘松香、香松、甘香松。春、秋二季采挖，除去泥沙和杂质，晒干或阴干。主产于四川。具有理气止痛，开郁醒脾功效；外用祛湿消肿。用于脘腹胀满，食欲不振，呕吐；外用治牙痛，脚气肿毒。

【商品规格】

以主根肥壮、条长、芳香气浓者为佳。

一等　主根肥壮，直径≥0.7cm，条长≥9.5cm。

二等　主根肥壮，直径 0.3~0.7cm，条长 5~9.5cm。

统货　主根直径 0.3~1cm，长 5~18cm。

【鉴别经验】

正品　本品略呈圆锥形，多弯曲，长 5~18cm。根茎短小，上端有茎、叶残基，呈狭长的膜质片状或纤维状。外层黑棕色，内层棕色或黄色。根单一或数条交结、分枝或并列，直径 0.3~1cm。表面棕褐色，皱缩，有细根和须根。质松脆，易折断，断面粗糙，皮部深棕色，常成裂片状，木部黄白色。气特异，味苦而辛，有清凉感。

甘　草

本品为豆科植物甘草 *Glycyrrhiza uralensis* Fisch.、胀果甘草 *Glycyrrhiza inflata* Bat. 或光果甘草 *Glycyrrhiza glabra* L. 的干燥根和根茎。别名甜草根、红甘草、粉甘草、乌拉尔甘草。春、秋二季采挖，除去须根，晒干。主产于内蒙古、山西、甘肃、陕西、新疆。具有补脾益气，清热解毒，祛痰止咳，缓急止痛，调和诸药功效。用于脾胃虚弱，倦怠乏力，心悸气短，咳嗽痰多，脘腹、四肢挛急疼痛，痈肿疮毒，缓解药物毒性、烈性。

【商品规格】

药材分皮草、粉草两种。皮草以外皮细紧、色红棕、质坚实、粉性足、断面黄白色者为佳；粉草以外表平坦淡黄色、粉性大、断面菊花纹、质坚实者为佳。

1. 西草

条草　一等　顶端直径 1.5cm 以上。

二等　顶端直径 1cm 以上。

三等　顶端直径 0.7cm 以上。

毛草　统货　顶端直径 0.5cm 以上。

草节　一等　顶端直径 1.5cm 以上。

二等　顶端直径 1cm 以上。

三等　顶端直径 0.7cm 以上。

2. 东草

条草　一等　芦下 3cm 处直径 1.5cm 以上。

二等　芦下 3cm 处直径 1cm 以上。

三等　芦下 3cm 处直径 0.5cm 以上。

毛草　统货　芦下直径 0.5cm 以上。

【鉴别经验】

正品　甘草根呈圆柱形，长 25~100cm，直径 0.6~3.5cm，外皮松紧不一。表面红棕色或灰棕色，具显著的纵皱纹、沟纹、皮孔及稀疏的细根痕。质坚实，断面略显纤维性，黄白色，粉性，形成层环明显，射线放射状，有的有裂隙。根茎呈圆柱形，表面有芽痕，断面中部有髓。气微，味甜而特殊。

胀果甘草根和根茎木质粗壮，有的有分枝，外皮粗糙，多灰棕色或灰褐色。质坚硬，木质纤维多，粉性小。根茎不定芽多而粗大。

光果甘草根和根茎质地较坚实，有的分枝，外皮不粗糙，多灰棕色，皮孔细而不明显。

甘　遂

本品为大戟科植物甘遂 *Euphorbia kansui* T.N.Liou ex T.P.Wang 的干燥块根。别名主田、重泽、甘藁、陵藁、甘泽、苦泽、白泽、鬼丑、陵泽。春季开花前或秋末茎叶枯萎后采挖，撞去外皮，晒干。主产于陕西、河南等地。具有泻水逐饮，消肿散结功效。用于水肿胀满，胸腹积水，痰饮积聚，气逆咳喘，二便不利，风痰癫痫，痈肿疮毒。

【商品规格】

以肥大、质坚、色洁白、连珠形、质细腻、粉性足者为佳。

本品不分等级，均为统货。

【鉴别经验】

正品　本品呈椭圆形、长圆柱形或连珠形，长 1~5cm，直径 0.5~2.5cm。表面类白色或黄白色，凹陷处有棕色外皮残留。质脆，易折断，断面粉性，白色，木部微显放射状纹理；长圆柱状者纤维性较强。气微，味微甘而辣。

石 菖 蒲

本品为天南星科植物石菖蒲 *Acorus tatarinowii* Schott 的干燥根茎。别名山菖蒲、剑菖、溪菖、水剑草。秋、冬二季采挖，除去须根和泥沙，晒干。主产于江苏、浙江、安徽、江西、湖南、湖北等地。具有化湿开胃，开窍宁神功效。用于神昏癫痫，健忘失眠，耳鸣耳聋，脘痞不饥，噤口下痢。

【商品规格】

以条粗、断面色类白、香气浓者为佳。

选货　直径≥0.7cm。

统货　直径≥0.3cm。

【鉴别经验】

正品　本品呈扁圆柱形，多弯曲，常有分枝，长3~20cm，直径0.3~1cm。表面棕褐色或灰棕色，粗糙有疏密不匀的环节，节间长0.2~0.8cm，具细纵纹，一面残留须根或圆点状根痕，叶痕呈三角形，左右交互排列，有的有毛鳞状的叶基残余。质硬，断面纤维性，类白色或微红色。气芳香，味苦，微辛。

伪品　个别省使用毛茛科植物阿尔泰银莲花的根茎代替石菖蒲使用，且已有很久的历史，但起于何时尚难考证。

其他说明　有些地区平时配方时处方写菖蒲、石菖蒲、九节菖蒲均付九节菖蒲已成习惯，虽经多次纠正，但目前仍以使用九节菖蒲为主。

龙　胆

本品为龙胆科植物条叶龙胆 *Gentiana manshurica* Kitag.、龙胆 *Gentiana scabra* Bge.、三花龙胆 *Gentiana triflora* Pall. 或坚龙胆 *Gentiana rigescens* Franch. 的干燥根和根茎。前三种习称“龙胆”，后一种习称“坚龙胆”。春、秋二季采挖，洗净，干燥。主产于东北三省，以及云南、贵州等。具有清热燥湿，泻肝胆火功效。用于湿热黄疸，阴肿阴痒，带下，湿疹瘙痒，肝火目赤，耳鸣耳聋，胁痛口苦，强中，惊风抽搐。

【商品规格】

以根条粗长、色黄或黄棕色者为佳。

山龙胆　统货。

坚龙胆　统货。

【鉴别经验】

正品　**山龙胆**　根茎呈不规则的块状，长1~3cm，直径0.3~1cm，表面暗灰棕色或深棕色，上端有茎痕或残留茎基，周围和下端着生多数细长的根。根圆柱形，略扭曲，长10~20cm，直径0.2~0.5cm，表面淡黄色或黄棕色，上部多有显著的横皱纹，下部较细，有纵皱纹及支根痕。质脆，易折断，断面略平坦，皮部黄白色或淡黄棕色，木部色较浅，呈点状环列，气微，味甚苦。

坚龙胆　表面无横皱纹，外皮膜质，易脱落，木部黄白色，易与皮部分离。

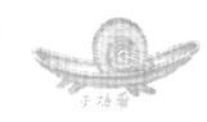

生 姜

本品为姜科植物姜 *Zingiber officinale* Rosc. 的新鲜根茎。别名姜皮、姜、姜根、百辣云。秋、冬二季采挖，除去须根和泥沙。生产于四川、山东等地。具有解表散寒，温中止呕，化痰止咳，解鱼蟹毒功效。用于风寒感冒，胃寒呕吐，寒痰咳嗽，鱼蟹中毒。

【商品规格】

以块大、粗壮、味浓者为佳。

统货，不分等级。

【鉴别经验】

正品 本品呈不规则块状，略扁，具指状分枝，长 4~18cm，厚 1~3cm。表面黄褐色或灰棕色，有环节，分枝顶端有茎痕或芽。质脆，易折断，断面浅黄色，内皮层环纹明显，维管束散在。气香特异，味辛辣。

仙 茅

本品为石蒜科植物仙茅 *Curculigo orchioides* Gaertn. 的干燥根茎。别名地棕、独芋、仙茅参、独茅根、仙棕。2—4 月发芽前或 7—9 月苗枯萎时挖取根茎，洗净，除去须根，晒干或蒸后晒干。主产于四川、云南、贵州。此外，广东、广西亦产。具有补肾阳，强筋骨，祛寒湿功效。用于阳痿精冷，筋骨痿软，腰膝冷痛，阳虚冷泻。

【商品规格】

以条粗、质坚、外表黑褐色者为佳。

选货 长 7.5~10cm，中部直径 0.7~1.2cm，大小长短均匀，杂质（须根，芦头）≤2%。

统货 长 3~10cm，中部直径 0.4~1.2cm，大小长短不一，杂质（须根、芦头）<4%。

【鉴别经验】

正品 本品呈圆柱形，略弯曲，长 3~10cm，直径 0.4~0.8cm。表面呈褐色或棕褐色，粗糙有细孔状的须根痕及横皱纹。质硬而脆，易折断，断面平坦，淡褐色或棕褐色，近中心较深。气微香，味微苦。

伪品 以前，市场上曾有以雪上一枝蒿充仙茅，近几年市场上常有以小白芍煮熟不去皮，加工成近似仙茅大小假冒，应注意鉴别。

白 及

本品为兰科植物白及 *Bletilla striata*（Thunb.）Reichb.f. 的干燥块茎。别名白芨、白及子等。夏、秋二季采挖，除去须根，洗净，置沸水中煮或蒸至无白心，晒至半干，除去外皮，晒干。主产于云南、贵州、广西。具有收敛止血，消肿生肌功效。用于咯血，吐血，外伤出血，疮疡肿毒，皮肤皲裂。

【商品规格】

以个大肥厚、色白、半透明、质坚实者为佳。

一等　每 1kg≤200 个。

二等　每 1kg>200 个。

【鉴别经验】

正品　本品呈不规则扁圆形，多有 2~3 个爪状分枝，长 1.5~5cm，厚 0.5~1.5cm。表面灰白色或黄白色，有数圈同心环节和棕色点状须根痕，上面有突起的茎痕，下面有连接另一块茎的痕迹。质坚硬，不易折断，断面类白色，角质样。气微，味苦，嚼之有黏性。

白　术

本品为菊科植物白术 *Atractylodes macrocephala* Koidz. 的干燥根茎。别名桴蓟、于术、冬白术、浙术、杨桴、吴术、山蓟、杨枹蓟、山芥。冬季下部叶枯黄、上部叶变脆时采挖，除去泥沙，烘干或晒干，再除去须根。主产于浙江、安徽、湖南、河北。具有健脾益气，燥湿利水，止汗，安胎功效。用于脾虚食少，腹胀泄泻，痰饮眩悸，水肿，自汗，胎动不安。

【商品规格】

以个大、质坚实、表面灰黄色、断面黄白色、香气浓者为佳。

一等　每 1kg 40 支以内。

二等　每 1kg 100 支以内。

三等　每 1kg 200 支以内。

四等　每 1kg 200 支以外。

【鉴别经验】

正品　为不规则的肥厚团块，长 3~13cm，直径 1.5~7cm。表面灰黄色或灰棕色，有瘤状突起及断续的纵皱和沟纹，并有须根痕，顶端有残留茎基和芽痕。质坚硬，不易折断，断面不平坦，黄白色至淡棕色，有棕黄色的点状油室散在；烘干者断面角质样，色较深或有裂隙。气清香，味甘、微辛，嚼之略带黏性。

白　芍

本品为毛茛科植物芍药 *Paeonia lactiflora* Pall. 的干燥根。别名金芍药、白芍药。夏、秋二季采挖，洗净，除去头尾和细根，置沸水中煮后除去外皮或去皮后再煮，晒干。主产于浙江、安徽、四川、山东。具有养血调经，敛阴止汗，柔肝止痛，平抑肝阳功效。用于血虚萎黄，月经不调，自汗，盗汗，胁痛，腹痛，四肢挛痛，头痛眩晕。

【商品规格】

以根粗长、匀直、质坚实、粉性足、表面洁净者为佳。

一等　长8cm以上，中部直径1.7cm以上。

二等　长6cm以上，中部直径1.3cm以上。

三等　长4cm以上，中部直径0.8cm以上。

四等　长短粗不分。

杭白芍　一等　长8cm以上，中部直径2.2cm以上。

二等　长8cm以上，中部直径1.8cm以上。

三等　长8cm以上，中部直径1.5cm以上。

四等　长7cm以上，中部直径1.2cm以上。

五等　长7cm以上，中部直径0.9cm以上。

六等　长短不分，中部直径0.8cm以上。

七等　长短不分，中部直径0.5cm以上。

【鉴别经验】

正品　本品呈圆柱形，平直或稍弯曲，两端平截，长5~18cm，直径1~2.5cm。表面类白色或淡棕红色，光洁或有纵皱纹及细根痕，偶有残存的棕褐色外皮。质坚实，不易折断，断面较平坦，类白色或微带棕红色，形成层环明显，射线放射状。气微，味微苦、酸。

白　芷

本品为伞形科植物白芷 *Angelica dahurica*（Fisch. ex Hoffm.）Benth. et Hook.f. 或杭白芷 *Angelica dahurica*（Fisch. ex Hoffm.）Benth. et Hook.f. var. *formosana*（Boiss.）Shan et Yuan 的干燥根。别名芷、芳香、苻蓠、泽芬、白臣、番白芷、兴安白芷、库页白芷、杭白芷、杜白芷、云南牛防风、川白芷、香棒、茝。夏、秋叶黄时采挖，除去须根、泥土，晒干或低温干燥。主产于浙江杭州、四川、河南、河北、安徽等地。具有解表散寒，祛风止痛，宣通鼻窍，燥湿止带，消肿排脓功效。用于感冒头痛，眉棱骨痛，鼻塞流涕，鼻鼽，鼻渊，牙痛，带下，疮疡肿痛。

【商品规格】

以条粗壮、皮细、体重、粉性足、香气浓郁者为佳。

一等　每1kg 36支以内。

二等　每1kg 60支以内。

三等　每1kg 60支以外，顶端直径不得小于0.7cm。

【鉴别经验】

正品　白芷　呈圆锥形，长10~24cm，直径1.5~2cm。表面灰黄色至黄棕色，光滑有支根痕及横向针孔样突起，顶端有凹陷的茎痕。质硬，断面灰白色，呈粉性，皮部散有多数棕色油点，形成层环类圆形，棕色。气芳香，味辛、微苦。

杭白芷　呈圆柱形，长 10~20cm，直径 2~2.5cm。上部近方形或类方形，表面灰褐色，有多数较大的皮孔样横向凸起，长 0.5~1cm，排列成近四纵行，顶端有凹陷的茎痕；质硬较重，断面白色，粉性，顶上部的木部近方形，皮部密布棕色油点。气芳香，味辛、微苦。

白　前

本品为萝藦科植物柳叶白前 *Cynanchum stauntonii*（Decne.）Schltr. ex Levl. 或芫花叶白前 *Cynanchum glaucescens*（Decne.）Hand.-Mazz. 的干燥根茎和根。别名鹅管白前、竹叶白前。秋季采挖，洗净，晒干。主产于安徽、浙江、福建、江西、湖北、湖南等地。具有降气消痰，止咳功效。用于肺气壅实，咳嗽痰多，胸满喘急。

【商品规格】

以根粗、须根长者为佳。

本品不分等级，均为统货。

【鉴别经验】

正品　根茎呈细圆柱形，有分枝，少弯曲。长 4~8cm，直径 0.2~0.4cm。表面淡黄棕色至深棕色，少数呈黄白色，平滑或有细纵皱纹，节明显，质脆，易折断，断面中空，节处丛生须状根，纤细弯曲，长大于 10cm，直径小于 0.1cm。颜色与根茎相同，有多数分枝，常相互交织成乱丝团状。气微，味微甜。

白　薇

本品为萝藦科植物白薇 *Cynanchum atratum* Bge. 或蔓生白薇 *Cynanchum versicolor* Bge. 的干燥根和根茎。别名薇草、知微老、老瓜瓢根、山烟根子、百荡草、白马薇、白前、老君须。春、秋二季采挖，洗净，干燥。主产于河北、山东。具有清热凉血，利尿通淋，解毒疗疮功效。用于温邪伤营发热，阴虚发热，骨蒸劳热，产后血虚发热，热淋，血淋，痈疽肿毒。

【商品规格】

以根粗长、色淡黄者为佳。

本品不分等级，均为统货。

【鉴别经验】

本品　根茎粗短，有结节，多弯曲。上面有圆形的茎痕，下面及两侧簇生多数细长的根，根长 10~25cm，直径 0.1~0.2cm。表面棕黄色。质脆，易折断，

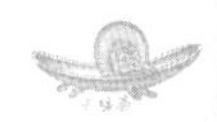

断面皮部黄白色，木部黄色。气微，味微苦。

白　头　翁

本品为毛茛科植物白头翁 *Pulsatilla chinensis*（Bge.）Regel 的干燥根。别名菊菊苗、老翁花、老冠花、猫爪子花。春、秋二季采挖，除去泥沙，干燥。主产于山东、河北等地。具有清热解毒，凉血止痢功效。用于热毒血痢，阴痒带下。

【商品规格】

以条粗长、整齐、外表为黄色、根头有白色毛茸者为佳。

选货　大小均匀，根头部直径≥0.7cm。

统货　大小不等。

【鉴别经验】

正品　本品呈类圆柱形或圆锥形，稍扭曲，长 6~20cm，直径 0.5~2cm。表面黄棕色或棕褐色，具不规则纵皱纹或纵沟，皮部易脱落，露出黄色的木部，有的有网状裂纹或裂隙，近根头处常有朽状凹洞。根头部稍膨大，有白色绒毛，有的可见鞘状叶柄残基。质硬而脆，断面皮部黄白色或淡黄棕色，木部淡黄色。气微，味微苦涩。

白　茅　根

本品为禾本科植物白茅 *Imperata cylindrica* Beauv. var. *major*（Nees）C.E.Hubb. 的干燥根茎。别名丝茅草、茅草、白茅草。春、秋二季采挖，洗净，晒干，除去须根和膜质叶鞘，捆成小把。主产于山东、河北、河南等地。具有凉血止血，清热利尿功效。用于血热吐血，衄血，尿血，热病烦渴，湿热黄疸，水肿尿少，热淋涩痛。

【商品规格】

以条粗、色白、无须根、味甜者为佳。

选货　长短均匀，直径大于等于 0.3cm，杂质不得过 1%。

统货　长短不均匀，杂质不得过 1%。

【鉴别经验】

正品　本品呈长圆柱形，长 30~60cm，直径 0.2~0.4cm。表面黄白色或淡黄色，微有光泽，具纵皱纹，节明显，稍突起，节间长短不等，通常长 1.5~3cm。体轻，质略脆，断面皮部白色，多有裂隙放射状排列，中柱淡黄色，易与皮部剥离。气微，味微甜。

白　附　子

本品为天南星科植物独角莲 *Typhonium giganteum* Engl. 的干燥块茎。别名禹白附、牛奶白附、野半夏、野慈菇、鸡心白附、麻芋子。秋季采挖，除去须根和外皮，晒干。主产于河南、陕西等地。具有祛风痰，定惊搐，解毒散结，止痛功效。用于中风痰壅，口眼㖞斜，语言謇涩，惊风癫痫，破伤风，痰厥头痛，偏正头痛，瘰疬痰核，毒蛇咬伤。

【商品规格】

以个大、肥壮，色白、粉性足者为佳。

一等　每 1kg 个数≤ 60 个，破损率 <5%。

二等　60 个 < 每 1kg 个数 ≤ 140 个，破损率 <5%。

三等　每 1kg 个数 > 140 个，破损率 < 3%。

统货　每 1kg 破损率 < 5%。

【鉴别经验】

正品　本品呈椭圆形或卵圆形，长 2~5cm，直径 1~3cm。表面白色至黄白色，略粗糙，有环纹及须根痕，顶端有茎痕或芽痕。质坚硬，断面白色，粉性。气微，味淡、麻辣刺舌。

白药子

本品为防己科植物头花千金藤 *Stephania cepharantha* Hayata 的干燥块根。别名白药、金钱吊乌龟、盘花地不容。主产于湖南、浙江、安徽、江苏、福建等地。具有散瘀消肿，止痛，清热解毒功效。用于急性肝炎，细菌性痢疾，急性阑尾炎，胃痛，内出血，跌打损伤，毒蛇咬伤；外用治流行性腮腺炎，淋巴结炎，神经性皮炎。

【商品规格】

本品不分等级，均为统货。

【鉴别经验】

正品　块根呈不规则团块或短圆柱形，直径 2~9cm，其下常分出若干短圆柱状根，多弯曲并有缢缩的横沟，根远端有的纤细，其后膨大呈椭圆形，有时数个相连成念珠状，顶端有茎痕残基。商品多为不规则的横、纵切片，直径 2~7cm，厚 0.2~1.2cm，外皮棕色或暗褐色，有皱纹及须根痕，切片类白色或灰白色，质硬脆，断面粉性。气微，味苦。

白土茯苓

本品为百合科植物肖菝葜 *Heterosmilax gaudichaudiana*（Kunth）A.DC. 的干燥根茎。主产于湖南、江西、浙江、广东等地。

【商品规格】

统货。

【鉴别经验】

正品　商品多为饮片，厚 0.2~0.4cm，切面粗糙，亦有小亮点，质软，味淡，

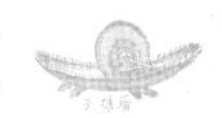

多为白色、灰白色。

玄　参

本品为玄参科植物玄参 *Scrophularia ningpoensis* Hemsl. 的干燥根。别名元参、浙玄参、黑参、重台等。冬季茎叶枯萎时采挖，除去根茎、幼芽、须根及泥沙，晒或烘至半干，堆放 3~6 天，反复数次至干燥。主产于浙江、河北、山东等省。具有清热凉血，滋阴降火，解毒散结功效。用于热入营血，温毒发斑，热病伤阴，舌绛烦渴，津伤便秘，骨蒸劳嗽，目赤，咽痛，白喉，瘰疬，痈肿疮毒。

【商品规格】

以条肥大、皮细、质坚实、断面乌黑者为佳。

一等　每 1kg 36 支以内。

二等　每 1kg 72 支以内。

三等　每 1kg 72 支以外。

【鉴别经验】

正品　本品呈类圆柱形，中间略粗或上粗下细，有的微弯曲，长 6~20cm，直径 1~3cm。表面灰黄色或灰褐色，有不规则的纵沟、横长皮孔样突起和稀疏的横裂纹和须根痕。质坚实，不易折断，断面黑色，微有光泽。气特异似焦糖，味甘、微苦。

半　夏

本品为天南星科植物半夏 *Pinellia ternata*（Thunb.）Breit. 的干燥块茎。别名三叶半夏、旱半夏。夏、秋二季采挖，洗净，除去外皮和须根，晒干。主产于四川、湖北、河南、云南、安徽、江苏、浙江、山东等地。具有燥湿化痰，降逆止呕，消痞散结功效。用于湿痰寒痰，咳喘痰多，痰饮眩悸，风痰眩晕，痰厥头痛，呕吐反胃，胸脘痞闷，梅核气；外用治痈肿痰核。

【商品规格】

以个大、皮净、色白、质坚实、粉性足者为佳。

历史上按颗粒大小色泽分 4 等。

一等　每 1kg 800 粒以内。

二等　每 1kg 1 200 粒以内。

三等　每 1kg 3 000 粒以内。

统货　大小不分。

【鉴别经验】

正品　干燥块茎。呈圆球形、半圆球形或偏斜状，直径 0.8~2cm。表面白色或浅黄色，未去净的外皮有黄色斑点。上端多圆平，中心有凹陷的黄棕色的茎痕，周围密布棕色凹点状须根痕，下面钝圆而光滑。质坚实。纵切面呈肾脏形，洁白，粉性足。粉末嗅之呛鼻，味辛辣，嚼之发黏，麻舌而刺喉。

其他说明　20世纪40年代后，由广西调入少量水半夏，后逐年增多，半夏几乎被取代。两者疗效有别，应区别使用。

北豆根

本品为防己科植物蝙蝠葛 *Menispermum dauricum* DC. 的干燥根茎。别名黄条香、黄根、汉防己、防己藤、山地瓜秧。春、秋二季采挖，除去须根和泥沙，干燥。主产于东北、华北以及陕西、山东等地。具有清热解毒，祛风止痛功效。用于咽喉肿痛，热毒泻痢，风湿痹痛。

【商品规格】

以条粗长、外皮色黄棕、断面色淡黄者为佳。

本品不分等级，均为统货。

【鉴别经验】

正品　根茎呈细长圆柱形，常弯曲或有分枝，长短不一，长者可达1m，直径0.3~0.8cm，表面棕黄至暗棕色，有弯曲的细根，并可见突起的根痕及纵皱纹。质韧难折断，断面不整齐，纤维性，木部淡黄色，呈放射状排列，中心有髓。气微，味苦。

混淆品　寻骨风　为马兜铃科植物绵毛马兜铃 *Aristolochia mollissima* Hance 的干燥根茎。根呈圆柱形。表面淡红黄色，折断时有粉性颗粒脱落，断面类白色，有特异的香气，略似青木香之香气。

北沙参

本品为伞形科植物珊瑚菜 *Glehnia littoralis* Fr.Schmidt ex Miq. 的干燥根。别名莱阳参、海沙参、银沙参、辽沙参、苏条参、条参、北条参。夏、秋二季采挖，除去须根，洗净，稍晾，置沸水中烫后，除去外皮，干燥。或洗净直接干燥。主产于山东、河北等地。具有养阴清肺，益胃生津功效。用于肺热燥咳，劳嗽痰血，胃阴不足，热病津伤，咽干口渴。

【商品规格】

以质紧密、色白者为佳。

一等　条长34cm以上，上中部直径0.3~0.6cm。

二等　条长23cm以上，上中部直径0.3~0.6cm。

三等　条长22cm以上，粗细不分。

【鉴别经验】

正品　本品呈细长圆柱形，偶有分枝，长15~45cm，直径0.4~1.2cm。表面

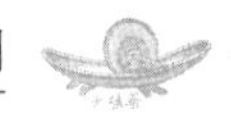

淡黄白色，略粗糙，偶有残存外皮，不去外皮的表面黄棕色。全体有细纵皱纹和纵沟，并有棕黄色点状细根痕；顶端常留有黄棕色根茎残基；上端稍细，中部略粗，下部渐细。质脆，易折断，断面皮部浅黄白色，木部黄色。气特异，味微甘。

平贝母

本品为百合科植物平贝母 *Fritillaria ussuriensis* Maxim. 的干燥鳞茎。别名坪贝、贝母、平贝。春季采挖，除去外皮、须根及泥沙，晒干或低温干燥。主产于东北三省。具有清热润肺，化痰止咳功效。用于肺热燥咳，干咳少痰，阴虚劳嗽，咳痰带血。

【商品规格】

本品不分等级，均为统货。

【鉴别经验】

正品　本品呈扁球形，高 0.5~1cm，直径 0.6~2cm。表面乳白色或淡黄白色，外层鳞叶 2 瓣，肥厚，大小相近或一片稍大抱合，顶端略平或微凹入，常稍开裂，中央鳞片小。质坚实而脆，断面粉性。气微，味苦。

红景天

本品为景天科植物大花红景天 *Rhodiola crenulata*（Hook.f. et Thoms.）H.Ohba 的干燥根和根茎。别名蔷薇红景天、扫罗玛布尔。秋季花茎凋枯后采挖，除去粗皮，洗净，晒干。主产于东北三省。具有益气活血，通脉平喘功效。用于气虚血瘀，胸痹心痛，中风偏瘫，倦怠气喘。

【商品规格】

选货　长 5~20cm；直径 ≥ 3.5cm。

统货　长 5~20cm；直径 2.9~4.5cm。

【鉴别经验】

正品　本品根茎呈圆柱形，粗短，略弯曲，少数有分枝，长 5~20cm，直径 2.9~4.5cm。表面棕色或褐色，粗糙有褶皱。剥开外表皮有一层膜质。黄色表皮具粉红色花纹。宿存部分为老花茎，花茎基部被三角形或卵形膜质鳞片，节间不规则，断面粉红色至紫红色，有一环纹，质轻，疏松。主根呈圆柱形，粗短，长约 20cm，上部直径约 1.5cm，侧根长 10~30cm；断面橙红色或紫红色，有时具裂隙。气芳香，味微苦涩，后甜。

地　黄

本品为玄参科植物地黄 *Rehmannia glutinosa* Libosch. 的新鲜或干燥块根。别名生地、怀地黄、鲜地黄、生烟根。秋季采挖，除去芦头、须根及沙土，将地黄缓缓烘焙至八成干，以断面棕黑色或乌黑色为佳。主产于河南、河北、安徽、山东等地。鲜地黄具有清热生津，凉血，止血功效。用于热病伤阴，舌绛烦渴，温毒发斑，吐血，衄血，咽喉肿痛。生地黄具有清热凉血，养阴生津功效。用于热入营血，温毒发斑，吐血衄血，热病伤阴，舌绛烦渴，津伤便秘，阴虚发热，骨蒸劳热，内热消渴。

【商品规格】

鲜地黄以粗壮、色红黄者为佳。生地黄以块大、体重、断面乌黑者为佳。

一等 每 1kg 16 支以内。

二等 每 1kg 32 支以内。

三等 每 1kg 60 支以内。

四等 每 1kg 100 支以内。

五等 每 1kg 100 支以外。

【鉴别经验】

正品 地黄 多呈不规则的圆块状或长圆形，中间膨大，两端稍细，长 6~12cm，直径 3~6cm。有的细小呈圆柱形，稍扁而扭曲，表面棕黑色或灰棕色，皱缩，具不规则的横曲纹，体重，质较软而韧，不易折断，断面棕黑色至乌黑色，具黏性，有光泽。气微，味微甜。

熟地黄 性状与生地黄近似，表面乌黑色，有光泽，黏性大，质柔软而带韧性，不易折断，断面乌黑色，有光泽。气微，味甜。

百 合

本品为百合科植物卷丹 *Lilium lancifolium* Thunb.、百合 *Lilium brownii* F.E.Brown var. *viridulum* Baker 或细叶百合 *Lilium pumilum* DC. 的干燥肉质鳞茎。别名野百合。秋季采挖，洗净，剥取鳞叶，置沸水中略烫，干燥。主产于湖南、浙江、江苏、陕西、四川、安徽等地。具有养阴润肺，清心安神功效。用于阴虚燥咳，劳嗽咳血，虚烦惊悸，失眠多梦，精神恍惚。

【商品规格】

以肉厚、质硬、色白者为佳。

卷丹百合 一等 3.0cm<长≤5.0cm，1.5cm<宽≤2.0cm，中部厚 1.3~4mm。

二等 2.5cm≤长≤3.0cm，1.3cm≤宽≤1.5cm，中部厚 1.3~4mm。

三等 2cm≤长<2.5cm，1cm≤宽<1.3cm，中部厚 1.3~4mm。

大统 2.5cm<长≤5.0cm，1.4cm<宽≤2.0cm，中部厚 1.3~4mm。

小统 2cm≤长≤2.5cm，1cm≤宽≤1.4cm，中部厚 1.3~4mm。

龙牙百合 一等 4.5cm<长≤5.0cm，1.7cm<宽≤2.0cm，中部厚 2~

4mm。

二等 长 3.5~4.5cm，宽 1.4~1.7cm，中部厚 2~4mm。

三等 2cm ≤ 长 < 3.5cm，1cm ≤ 宽 < 1.4cm，中部厚 2~4mm。

【鉴别经验】

正品 卷丹 鳞片呈长椭圆形，顶端较尖，基部较宽，边缘薄，微波状，常向内卷曲，长 2~3.5cm，宽 1~1.5cm，厚 0.1~0.3cm。表面乳白色或淡黄棕色，光滑、半透明，有纵直的脉纹 3~8 条。质硬脆，易折断，断面较平坦，角质样。无臭，味微苦。

百合 鳞片长 1.5~3cm，宽 0.5~1cm，厚约 0.4cm，有脉纹 3~5 条，有的不明显。

细叶百合 鳞片长 5.5cm，宽 2.5cm，厚约 0.35cm，色较暗，脉纹大多不明显。

其他说明 近年各地区曾由贵州调入大鳞片的百合，表面暗紫色，称药百合。

百 部

本品为百部科植物直立百部 *Stemona sessilifolia*（Miq.）Miq.、蔓生百部 *Stemona japonica*（BL.）Miq. 或对叶百部 *Stemona tuberosa* Lour. 的干燥块根。别名百部草、百条根、闹虱、玉箫、箭杆、药虱药。春、秋二季采挖，除去须根洗净，置沸水中略烫或蒸至无白心，取出，晒干。主产于山东、河南、安徽、江苏、浙江、福建、江西等地。具有润肺下气止咳，杀虫灭虱功效。用于新久咳嗽，肺痨咳嗽，顿咳；外用于头虱，体虱，蛲虫病，阴痒。蜜百部具有润肺止咳功效。用于阴虚劳嗽。

【商品规格】

以条粗壮、质坚实者为佳。

大百部 一等 直径 1.0~2.0cm。

二等 直径 0.8~1cm。

小百部 统货。

【鉴别经验】

正品 直立百部 呈纺锤形，上端较细长，皱缩弯曲，长 5~12cm，直径 0.5~1cm。表面黄白色或淡棕黄色，有不规则深纵沟，间或有横皱纹。质脆，易折断，断面平坦，角质样，淡黄棕色或黄白色，皮部较宽，中柱扁缩。气微，味甘、苦。

蔓生百部 两端稍狭细，表面多不规则皱褶和横皱纹。

对叶百部　呈长纺锤形或长条形，长 8~24cm，直径 0.8~2cm。表面浅黄棕色至灰棕色，具浅纵皱纹或不规则纵槽。质坚实，断面黄白色至暗棕色，中柱较大，髓部类白色。

当　归

本品为伞形科植物当归 *Angelica sinensis*（Oliv.）Diels 的干燥根。别名秦归、西归。秋末采挖，除去须根和泥沙，待水分稍蒸发后，捆成小把，上棚，用烟火慢慢熏干。主产于甘肃、陕西、四川、云南、贵州、湖北等地。具有补血活血，调经止痛，润肠通便功效。用于血虚萎黄，眩晕心悸，月经不调，经闭痛经，虚寒腹痛，风湿痹痛，跌仆损伤，痈疽疮疡，肠燥便秘。酒当归活血通经。用于经闭痛经，风湿痹痛，跌仆损伤。

【商品规格】

以主根粗长、油润、外皮色黄棕、断面色黄白、气味浓厚者为佳。

一等　每 1kg 40 支内。

二等　每 1kg 70 支内。

三等　每 1kg 110 支内。

四等　每 1kg 110 支外。

五等　干货，凡不符合以上分等的小货。

【鉴别经验】

正品　上部主根圆柱形，下部有多条支根，长 15~25cm。表面黄棕色或棕褐色，凹凸不平，有明显的纵皱纹。主根短粗（习称归身），长 2~5cm，直径 2~3cm。根头部膨大，有细密横环纹，顶端常有叶柄及茎残基。质柔，易折断，断面黄白色及淡黄棕色相间。气清香浓郁，味甜微带苦、辛。

归头　均为主根，呈圆形或拳状、疙瘩状。表面棕黄色或黄褐色，断面白色或淡黄色，具油性。气芳香，味甘微苦。云南归头多撞去外皮呈黄白色。

混淆品　云南产归头多销南方和出口。由于货源一度紧缺，河北安国曾大量引种生长期短、产量大的欧当归，外调各地造成误用，给正品当归的生产带来了严重影响，后进行了纠正。

欧当归　为伞形科植物欧当归 *Levisticum officinale* Koch 的根。根呈圆柱形，有的有分枝，长短不等，直径 0.7~2cm。根头部膨大，顶端常有多个茎的残基，主根较长。表面灰棕色或棕色，有纵皱纹及横长的皮孔状疤痕。质柔韧，但油性少，断面黄白色或棕黄色。有当归香气，但较淡，味微甜而稍麻舌。

伪品　**甘肃伪当归**　形状与正品当归相似，唯主根不明显多呈须状根，气

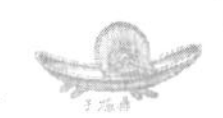

味淡弱，现已少见。

红　药　子

本品为蓼科植物翼蓼 *Pteroxygonum giraldii* Damm. et Diels 的干燥块根。别名朱砂七（西北）、血三七（陕西）。秋季采挖，除去茎叶及须根，洗净切片晒干。主产于陕西秦岭和大巴山各县，以及湖北、四川、贵州等地。具有清热解毒，凉血止血功效。用于咽喉疼痛，腹泻，痢疾，便血，吐血，咯血，崩漏，子宫脱垂，脱肛，疮毒。

【商品规格】

统货，不分等级。

【鉴别经验】

正品　毛脉蓼　块根呈不规则块状或略呈圆柱形，长 8~15cm，直径 3~7cm。表面黄棕色，根头部有多数茎基呈疙瘩状。质极坚硬，难折断，剖面深黄色，木质部浅黄色，呈环状。气微，味苦。

翼蓼　块根呈圆柱形，长约 10cm，直径 2~8cm。根头部留有突起的茎基或支根基部凹凸不平，有的多已切成块片。表面棕红色至棕色，光滑或皱缩。质坚硬难折断。气微，味苦。

混淆品　历史上山东曾误用鬼灯檠（老蛇盘）的根茎做红药子，正品很少用，应注意纠正。

鬼灯檠　为虎耳草科鬼灯檠 *Rodgersia aesculifolia* Batalin 的干燥根茎。别名红药子、索骨丹、老蛇盘。产于陕西、甘肃、四川、湖北、河南、云南等地。根茎多切成长圆形或横切成圆形片块，大小不一，直径 2.5~5cm，厚 0.3~0.6cm。多卷边或皱缩不平，外皮灰褐色，有皱纹及圆疤状的细根痕。有时可见黄褐色的鳞毛。切面浅红棕色，维管束多数呈突点状，断续排列成数层同心圆环，切面和断面均有众多的白亮星（结晶）。质硬而脆。气微，味苦涩。

红　大　戟

本品为茜草科植物红大戟 *Knoxia valerianoides* Thorelet Pitard 的干燥块根。别名广大戟、紫大戟、红牙戟。秋、冬二季采挖，除去须根，洗净，置沸水中略烫，干燥。主产于云南、贵州。具有泻水逐饮，消肿散结功效。用于水肿胀满，胸腹积水，痰饮积聚，气逆咳喘，二便不利，痈肿疮毒，瘰疬痰核。

【商品规格】

以条大、肥壮、色紫红、坚实无须根者为佳。

本品不分等级，均为统货。

【鉴别经验】

正品　略呈纺锤形，偶有分枝，稍弯曲，长 3~10cm，直径 0.6~1.2cm。表面红褐色或红棕色，粗糙，有扭曲的纵皱纹。上端常有细小的茎痕。质坚实，断面皮部红褐色，木部棕黄色。气微，味甘、微辛。

防　己

本品为防己科植物粉防己 *Stephania tetrandra* S.Moore. 的干燥根。别名汉防己。秋季采挖，洗净，除去粗皮，晒至半干，切段，个大者再纵切，干燥。主产于浙江、湖南、湖北、江西等地。具有利水消肿，祛风止痛功效。用于风湿痹痛，水肿脚气，小便不利，湿疹疮毒。

【商品规格】

以质坚实、粉性足者为佳。

选货　断面粉性足，长 8~10cm，直径 3~5cm，大小均匀。

统货　长 5~10cm，直径 1~5cm，长短不一，粗细不等。

【鉴别经验】

正品　呈不规则圆柱形、半圆柱形或块状，多弯曲，长 5~15cm，直径 1~5cm。表面淡灰黄色，在弯曲处常有深陷横沟而呈结节状瘤块样。体重，质坚实。断面平坦，灰白色，富粉性，有排列较稀疏的放射状纹理。气微，味苦。

其他说明　历史上山东省粉防己、广防己同等入药。20 世纪 60 年代曾由湖南调入秤钩风与防己同用，称湘防己，现已纠正不用。

防　风

本品为伞形科植物防风 *Saposhnikovia divaricata*（Turcz.）Schischk. 的干燥根。别名铜芸、回云、回草、百枝、百种。春、秋二季采挖未抽花茎植株的根，除去须根和泥沙，晒干。主产于黑龙江、吉林、内蒙古、河北。此外，辽宁、山东、山西、陕西等地亦产。具有祛风解表，胜湿止痛，止痉功效。用于感冒头痛，风湿痹痛，风疹瘙痒，破伤风。

【商品规格】

以条粗壮，断面皮部色浅棕、木部色浅黄者为佳。

一等　根长 15cm 以上，芦下直径 0.6cm 以上。

二等　芦下直径 0.4cm 以上。

【鉴别经验】

正品　本品呈长圆锥形或长圆柱形，下部渐细，有的略弯曲，长 15~30cm，直径 0.5~2cm。表面灰棕色，粗糙，有纵皱纹、多数横长皮孔样突起及点状的细根痕。根头部有明显密集的环纹，有的环纹上残存棕褐色毛状叶基。体轻，质

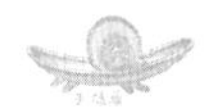

松，易折断，断面不平坦，皮部浅棕色，有裂隙，本部浅黄色。气特异，味微甘。

伊 贝 母

本品为百合科植物新疆贝母 *Fritillaria walujewii* Regel. 或伊犁贝母 *Fritillaria pallidiflora* Schrenk. 的干燥鳞茎。别名贝母、伊贝、生贝。5—7 月间采挖，除去泥沙，晒干，再去须根和外皮。主产于新疆伊犁。具有清热润肺，化痰止咳功效。用于肺热咳嗽，干咳少痰，阴虚劳嗽，咳痰带血。

【商品规格】

本品不分等级，均为统货。

【鉴别经验】

正品　新疆贝母　呈扁球形，高 0.5~1.5cm。表面类白色，光滑。外层鳞叶 2 瓣，月牙形，肥厚，大小相近而紧靠。顶端平展而开裂，基部圆钝，内有较大的鳞片和残茎、心芽各 1 枚。质硬而脆，断面白色，富粉性。气微，味微苦。

伊犁贝母　呈圆锥形，较大。表面稍粗糙，淡黄白色。外层鳞叶两瓣，心脏形肥大，一片较大或近等大，抱合。顶端稍尖，少有开裂，基部微凹陷。

西 洋 参

本品为五加科植物西洋参 *Panax quinquefolium* L. 的干燥根。别名花旗参、洋参、西参。主产于美国、加拿大。秋季采挖，洗净，晒干或低温干燥。我国山东、河北、北京、陕西、吉林、云南等地有引种。具有补气养阴，清热生津功效。用于气虚阴亏，虚热烦倦，咳喘痰血，内热消渴，口燥咽干。

【商品规格】

中华人民共和国成立前商品规格繁多，大致分原皮参和去皮参两类。原皮参分野原皮参、种原皮参。去皮参分去皮野山参、去皮种参。去皮的野山参又分正光结、正面参、野顶光。种参又分光结、种面参、白折尾、种顶光等。此外野生参和种参混装者称泡参，按掺的比例多少分一、二、三、四号。以后野山参之规格即为一、二、三、四号。

近年来野山参由于资源有限已很少进口，种参进口也多不分等级，去芦、去须、去侧根，大小不分混合者，称统装。未加工的原参为原装。

【鉴别经验】

正品　野山西洋参　主根较短，呈圆柱形或长纺锤形，长 2~7cm，直径 0.6~1.2cm，无须根芦头，偶有短侧根者，呈叉状分枝，未去皮者，表面土黄色，去皮者白色，有密集发黑的细横纹，顶端纹更密集而呈环状，折断面平坦，淡黄白色，有暗色形成层环，皮部可见红棕色小斑点。质轻松，体硬，气微香，微甘、苦。口尝洋参味浓。

种洋参　主根多呈纺锤形、圆柱形或圆锥形，常有分枝，分叉角度大。主根上部环纹较细而清晰，但较野山参环纹少而稀疏，中下部侧根痕较多。表面细腻，较丰满，体较野参为重，质坚实，不易折断，折断面平坦，气微香，味微苦而回甜。口尝洋参味稍淡。

国产西洋参　由于生产与加工方法不同，质量性状差异甚大，呈纺锤形、圆柱形或圆锥形，长短、粗细悬殊，常见塑料袋包装者较均匀，长约6cm，粗约1.6cm。表面浅黄褐色或黄白色，可见横向环纹及线状皮孔，并有细密浅纵皱纹及须根痕，主根中下部有少数侧根痕，较进口种洋参为少。茎痕（芦碗）圆形或半圆形。体重，质坚实，不易折断，断面平坦，淡黄白色，略呈粉性，皮部可见黄棕色点状树脂道，形成层环纹棕黄色，木部略具放射状纹理。气微而特异，与进口种洋参不同。味微苦、甘。口尝洋参味淡弱。

伪品　生晒园参加工品　系挑选主根短、纵抽沟少较丰满的生晒参，加工撞光，使表面灰白色似正品，用进口洋参水浸，使其表面有洋参味，以假乱真，近市场所见多为此种。鉴别要点：多为圆柱形，主根较长，很少有分枝，下部有支根分叉者，分叉角度小，表面纵抽沟较深，黄白色，主根上端环纹不明显，皱纹较多，侧根痕少，体轻，易折断，断面黄白色，有粉性，气香、味苦。口尝人参味明显。

白芷根加工品　系选择长约3cm，直径0.5cm的圆形小白芷加工而成。用塑料压盒包装，每支单封，每板10支，假冒进口洋参。主要区别是微有白芷的香气。味微辛。

麦　冬

本品为百合科植物麦冬 *Ophiopogon japonicus*（L.f）Ker-Gawl. 的干燥块根。别名麦门冬、寸冬、家边草根等。夏季采挖，洗净，反复暴晒、堆置，至七八成干，除去须根，干燥。主产于浙江、四川、重庆、福建等地。具有养阴生津，润肺清心功效。用于肺燥干咳，阴虚劳嗽，喉痹咽痛，津伤口渴，内热消渴，心烦失眠，肠燥便秘。

【商品规格】

以肥大、色黄白者为佳。

历史上浙麦冬分提清、正清等六个规格。川麦冬分寸冬、苏瓜王等三个规格。

浙麦冬　一等　每50g 150个以内。

二等　每50g 280个以内。

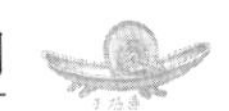

三等　每50g 280个以外，最小不小于麦粒大。

川麦冬　一等　每50g 190个以内。

二等　每50g 300个以内。

三等　每50g 300个以外，最小不小于麦粒大。

【鉴别经验】

正品　浙麦冬　呈纺锤形，两端略尖，体略扁，长1~3cm，中部直径0.3~0.6cm。表面黄白色或淡黄色，半透明，具纵纹。质柔韧，断面黄白色，角质样，中央有一细小木心。味甘，微苦，嚼之发黏，嗅之有特异香气。

川麦冬　与浙麦冬相似，但较短，外表面乳白色或类黄白色，有光泽，质地较硬。香气小，味淡，无黏着性。

土麦冬（山麦冬）　20世纪50年代曾出现该品种。块根呈纺锤形，长1.5~4cm，中部直径0.3~0.5cm，略弯曲，两端狭尖，中部略粗，外表淡黄色或黄棕色，有粗糙纵皱纹。质柔韧，干时较瘦瘪，味淡。

湖北麦冬　近些年来大量调入，性状与浙麦冬相似，但较短粗，断面多无木心。无浙麦冬之香气，味淡。

伪品　淡竹叶根　本品为禾本科植物淡竹叶 *Lophatherum gracile* Brongn 的干燥块根。呈纺锤形，两端较尖，长2~5cm，直径0.2~0.5cm。表面具皱纹，粗糙，灰黄或白色，干瘪，在放大镜下观察尚可见多数根毛。质坚硬，不易折断，断面平坦，角质状。气无，味淡，久嚼方有黏滑感。

远　志

本品为远志科植物远志 *Polygala tenuifolia* Willd. 或卵叶远志 *Polygala sibirica* L. 的干燥根。别名葽绕、蕀蒬、棘菀、小草、细草、线儿茶，小草根、神砂草。春、秋二季采挖，除去须根和泥沙，晒干。主产于山西、山东、河北等地。具有安神益智，交通心肾，祛痰，消肿功效。用于心肾不交引起的失眠多梦、健忘惊悸、神志恍惚，咳痰不爽，疮疡肿毒，乳房肿痛。

【商品规格】

以条粗、皮厚者为佳。

远志筒　一等　干货。长7cm，中部直径0.5cm以上。无木心、杂质、虫蛀、霉变。

二等　干货。长5cm，中部直径0.3cm以上。无木心、杂质、虫蛀、霉变。

远志肉　统货　干货。多为破裂断碎的肉质根皮。表面棕黄色或灰黄色，全体具横皱纹，皮粗细厚薄不等，质脆易断，断面黄白色。气特殊，味苦微辛。无芦茎、木心、杂质、虫蛀、霉变。

备注　远志根是抽不出木心的小根，为保护资源，未制定规格标准。

【鉴别经验】

正品　本品呈圆柱形，略弯曲，长 3~15cm，直径 0.3~0.8cm。表面灰黄色至灰棕色，有较密并深陷的横皱纹、纵皱纹及裂纹，老根的横皱纹较密、更深陷，略呈结节状。质硬而脆，易折断，断面皮部棕黄色，木部黄白色，皮部易与木部剥离。气微，味苦、微辛，嚼之有刺喉感。

苍　术

本品为菊科植物茅苍术 *Atractylodes lancea*（Thunb.）DC. 或北苍术 *Atractylodes chinensis*（DC.）Koidz. 的干燥根茎。别名枪头菜、赤术、马蓟。春、秋二季采挖，除去泥沙，晒干，撞去须根。主产于河北、内蒙古、浙江以及东北等地。具有燥湿健脾，祛风散寒，明目功效。用于湿阻中焦，脘腹胀满，泄泻，水肿，脚气痿躄，风湿痹痛，风寒感冒，夜盲，眼目昏涩。

【商品规格】

以质坚实、断面朱砂点多、香气浓者为佳。

茅苍术　统货。

北苍术　统货。

【鉴别经验】

正品　**茅苍术**　呈不规则连珠状或结节状圆柱形，略弯曲，偶有分枝，长 3~10cm，直径 1~2cm。表面灰棕色，有皱纹、横曲纹及残留须根，顶端具茎痕或残留茎基。质坚实，断面黄白色或灰白色，散有多数橙黄色或棕红色油室，暴露稍久，可析出白色细针状结晶。气香特异，味微甘、辛、苦。

北苍术　呈疙瘩块状或结节状圆柱形，长 4~9cm，直径 1~4cm。表面黑棕色，除去外皮者黄棕色。质较疏松，断面散有黄棕色油室。香气较淡，味辛、苦。

两　头　尖

本品为毛茛科植物多被银莲花 *Anemone raddeana* Regel 的干燥根茎。别名红被银莲花、竹节香附、草乌喙。夏季采挖，除去须根，洗净，干燥。主产于陕西、河南。具有祛风湿，消痈肿功效。用于风寒湿痹，四肢拘挛，骨节疼痛，痈肿溃烂。

【商品规格】

以质硬、断面类白色者为佳。

本品不分等级，均为统货。

【鉴别经验】

正品　本品呈长纺锤形，两端尖细，微弯曲，其中近一端处较膨大，长1~3cm，直径2~7mm。表面棕褐色至棕黑色，具微细纵皱纹，膨大部位常有1~3个支根痕呈鱼鳍状突起，偶见不明显的3~5环节。质硬而脆，易折断，断面略平坦，类白色或灰褐色，略角质样。气微，味先淡后微苦而麻辣。

芦　根

本品为禾本科植物芦苇 *Phragmites communis* Trin. 的新鲜或干燥根茎。别名芦茅根、苇根、芦头、芦柴根。全年均可采挖，除去芽、须根及膜状叶，鲜用或晒干。主产于山东、河北、河南。具有清热泻火，生津止渴，除烦，止呕，利尿功效。用于热病烦渴，肺热咳嗽，肺痈吐脓，胃热呕哕，热淋涩痛。

【商品规格】

以条粗、色黄白、有光泽者为佳。

本品不分等级，均为统货。

【鉴别经验】

正品　鲜芦根呈长圆柱形，有的略扁，长短不一，直径1~2cm。表面黄白色，有光泽，外皮疏松可剥离，节呈环状，有残根和芽痕。体轻，质韧，不易折断。切断面黄白色，中空，壁厚1~2mm，有小孔排列成环。气微，味甘。

芦根呈扁圆柱形。节处较硬，节间有纵皱纹。

赤　芍

本品为毛茛科植物芍药 *Paeonia lactiflora* Pall. 或川赤芍 *Paeonia veitchii* Lynch 的干燥根。别名赤芍、山芍药、红芍。春、秋二季采挖，除去根茎、须根及泥沙，晒干。主产于内蒙古以及东北等地。具有清热凉血，散瘀止痛功效。用于热入营血，温毒发斑，吐血衄血，目赤肿痛，肝郁胁痛，经闭痛经，癥瘕腹痛，跌仆损伤，痈肿疮疡。

【商品规格】

以条粗长、断面粉白色、粉性大者为佳。

一等　长16cm以上，中部直径1.2cm以上。

二等　长15.9cm以下，中部直径0.5cm以上。

【鉴别经验】

正品　本品呈圆柱形，稍弯曲，长5~40cm，直径0.5~3cm。表面棕褐色，粗糙，有纵沟和皱纹，并有须根痕和横长的皮孔样突起，有的外皮易脱落。质硬而脆，易折断，断面粉白色或粉红色，皮部窄，木部放射状纹理明显，有的有裂隙。气微香，味微苦、酸涩。

延 胡 索

本品为罂粟科植物延胡索 *Corydalis yanhusuo* W.T.Wang 的干燥块茎。别名元胡,延胡,玄胡索,元胡索,玄胡,滴金卵。夏初茎叶枯萎时采挖,除去须根,洗净,置沸水中煮至无白心时,取出,晒干。主产于浙江、湖南、湖北、江苏等地。具有活血,行气,止痛功效。用于胸胁、脘腹疼痛,胸痹心痛,经闭痛经,产后瘀阻,跌仆肿痛。

【商品规格】

以个大、饱满、质坚实、断面色黄者为佳。

一等　每 50g 45 粒以内。

二等　每 50g 45 粒以外。

【鉴别经验】

正品　呈不规则扁球形,直径 0.5~1.5cm。表面黄色或黄褐色,有不规则网状皱纹,顶部有略凹陷的茎痕,顶部有疙瘩状突起。质硬而脆,断面黄色,角质样,有蜡样光泽。气微,味苦。

伪品　市场上有用水半夏染成黄色假冒延胡索,生水半夏有毒,麻舌,应注意鉴别。

何 首 乌

本品为蓼科植物何首乌 *Polygonum multiflorum* Thunb. 的干燥块根。别名首乌、赤首乌、夜交藤根、生何首乌。秋冬叶枯萎时采挖,除去两端,洗净,个大者切成厚圆片状,干燥。主产于湖北、云南、广西、四川等地。具有解毒,消痈,截疟,润肠通便功效。用于疮痈,瘰疬,风疹瘙痒,久疟体虚,肠燥便秘。

【商品规格】

以体质坚、粉性足者为佳。

何首乌个　**统货**。

何首乌片　**选货**　形状规则,大小均匀,中心片多。

统货　形状不一,大小不等,边皮片多。

何首乌块　**选货**　形状规则,大小均匀。

统货　形状不一,大小不等。

【鉴别经验】

正品　呈纺锤形或圆块状,长 5~15cm,直径 4~10cm。表面红棕色或红褐色,凹凸不平,有不整齐的纵沟和细密的皱纹,药材多为横切片,厚薄不等,切片表面呈浅红棕色或浅粉红色,凹凸不平,可见 4~11 个类圆形组成多环状纹理(习称云锦花纹)。气微,味苦、涩。

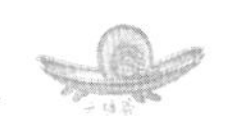

制何首乌　呈不规则的片块状，厚约0.5~1cm，表面黑褐色或棕褐色，凹凸不平。质坚硬，断面角质样，褐色或黑色。气微，味微甘而苦涩。

伪品　市场上常有掺伪制首乌，质坚硬，特别沉重，应注意鉴别。

芫花叶白前

本品为萝藦科植物芫花叶白前 *Cynanchum glaucescens*（Decne.）Hand.-Mazz. 的干燥根茎。8月间采集，根茎及根入药。主要产自我国长江流域至南部及西南各地。功效同白前。具有降气消痰，止咳功效。用于肺气壅实，咳嗽痰多，胸满喘急。

【商品规格】

本品不分等级，均为统货。

【鉴别经验】

正品　根茎呈圆柱形，较短小，或略呈块状，节间较短而密接，表面灰绿色或淡黄色。质地较柳叶白前坚硬，折断面空腔较小，须根簇生于节上，较粗长，少分枝，长5~15cm，直径约0.1cm。质脆而易折断。气微弱，味微甜。

混淆品　白薇　为萝藦科植物白薇 *Cynanchum atratum* Bge. 或蔓生白薇 *Cynanchum versicolor* Bge. 的干燥根及根茎。根茎短粗，有结节，多弯曲。上面有圆形的茎痕，下面及两侧簇生多数细长的根。表面棕黄色，质脆，易折断，断面皮部黄白色，木部黄色，气微，味微苦。

竹灵消　为萝藦科植物竹灵消 *Cynanchum inamoenum*（Maxim.）Loes. 的干燥根。呈须状根，无横走的根茎及具节的根茎，略似白薇。

龙须菜根　为百合科植物龙须菜 *Asparagus schoberioides* kunth 的干燥根。根多呈扁圆柱形，长而弯曲簇生在根茎上。表面灰棕色至暗棕色，不光滑，质柔韧，不易折断，横切面可见一层极薄的外皮，中间有细小的木心。气无，味淡，略酸。

羌　活

本品为伞形科植物羌活 *Notopterygium incisum* Ting ex H.T.Chang 或宽叶羌活 *Notopterygium franchetii* H.de Boiss. 的干燥根茎和根。别名羌青、扩羌使者、胡王使者、羌滑、退风使者、黑药。春、秋二季采挖，除去须根及泥沙，晒干。主产于四川、青海、甘肃等地。具有解表散寒，祛风除湿，止痛功效。用于风寒感冒，头痛项强，风湿痹痛，肩背酸痛。

【商品规格】

以条粗、表面棕褐色、断面朱砂点多、香气浓者为佳。

川羌　一等　长3.5cm以上，顶端直径1cm以上。

二等 长短不分。

西羌 一等 （蚕羌）干货，呈圆柱形，全体环节紧密，似蚕状，表面棕黑色，体轻，质松脆。断面紧密分层，呈棕紫白色相同的纹理，无须根，气微，味微苦辛。

二等 （大头羌）干货，呈瘤状突起，不规则的块状。表面棕黑色，体轻质脆，断面具棕黄色相间的纹理，无细须根，气浊，味微苦辛。

三等 （条羌）干货，呈长条形，表面暗棕色，多纵纹，无细须根，间有破碎，香气较淡，味微苦辛。

【鉴别经验】

正品 羌活 为圆柱状略弯曲的根茎，长 4~13cm，直径 0.6~2.5cm，顶端具茎痕。表面棕褐色至黑褐色，外皮脱落处呈黄色。节间缩短，呈紧密隆起的环状，形似蚕，习称"蚕羌"；节间延长，形如竹节状，习称"竹节羌"。节上有多数点状或瘤状突起的根痕及棕色破碎鳞片。体轻，质脆，易折断，断面不平整，有多数裂隙，皮部黄棕色至暗棕色，油润，有棕色油点，木部黄白色，射线明显，髓部黄色至黄棕色。气香，味微苦而辛。

宽叶羌活 为根茎和根。根茎类圆柱形，顶端具茎和叶鞘残基，根类圆锥形，有纵皱纹和皮孔；表面棕褐色，近根茎处有较密的环纹，长 8~15cm，直径 1~3cm，习称"条羌"。有的根茎粗大，不规则结节状，顶部具数个茎基，根较细，习称"大头羌"。质松脆，易折断，断面略平坦，皮部浅棕色，木部黄白色。气味较淡。

附 子

本品为毛茛科植物乌头 *Aconitum carmichaelii* Debx. 的子根的加工品。别名附片、黑顺片。6 月下旬至 8 月上旬采挖，除去母根、须根及泥沙，习称"泥附子"；选择个大、均匀的泥附子，洗净，浸入食用胆巴的水溶液中过夜，再加食盐，继续浸泡，每日取出晒晾，并逐渐延长晒晾时间，直至附子表面出现大量结晶盐粒（盐霜）、体质变硬为止，习称"盐附子"；或取泥附子，按大小分别洗净，浸入食用胆巴的水溶液中数日，连同浸液煮至透心，捞出，水漂，纵切成厚约 0.5cm 的片，再用水浸漂，用调色液使附片染成浓茶色，取出，蒸至出现油面、光泽后，烘至半干，再晒干或继续烘干，习称"黑顺片"。或选择大小均匀的泥附子，洗净，浸入食用胆巴的水溶液中数日，连同浸液煮至透心，捞出，剥去外皮，纵切成厚约 0.3cm 的片，用水浸漂，取出，蒸透，晒干，习称"白附片"。主产于四川、陕西。具有回阳救逆，补火助阳，散寒止痛功效。用于亡阳虚脱，肢冷脉微，心阳不足，胸痹心痛，虚寒吐泻，脘腹冷痛，肾阳虚衰，阳痿宫冷，阴寒水肿，

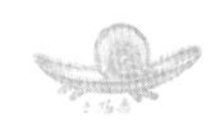

阳虚外感，寒湿痹痛。

【商品规格】

盐附子　一等　每 1kg 16 个以内。

二等　每 1kg 24 个以内。

三等　每 1kg 80 个以内。

【鉴别经验】

盐附子　呈圆锥形，长 4~7cm，直径 3~5cm。表面灰黑色，被盐霜，顶端有凹陷的芽痕，周围有瘤状突起的支根和支根痕。体重，横切面灰褐色，可见充满盐霜的小空隙和多角形形成层环纹，环纹内侧导管束排列不整齐。气微，味咸而麻，刺舌。

黑顺片　为纵切片，上宽下窄，长 1.7~5cm，宽 0.9~3cm，厚 0.2~0.5cm。外皮黑褐色，切面暗黄色，油润具光泽，半透明状，并有纵向导管束。质硬而脆，断面角质样。气微，味淡。

白附片　无外皮，黄白色，半透明，厚约 0.3cm。

青　木　香

本品为马兜铃科植物马兜铃 *Aristolochia debilis* Sieb. et Zucc. 及北马兜铃 *Aristolochia contorta* Bunge. 的干燥根。别名土青木香、独行根、马兜铃根子等。春、秋二季采挖，除去须根及泥沙，晒干。主产于江苏、安徽、浙江、山东、河南等地。具有行气止痛，解毒消肿功效。用于眩晕头痛，胸腹胀痛，痈肿疔疮，蛇虫咬伤。

【商品规格】

以条粗、质坚实、香气浓者为佳。

本品不分等级，均为统货。

【鉴别经验】

正品　本品呈圆柱形或扁圆柱形，略弯曲，长 3~15cm，直径 0.5~1.5cm。表面灰棕色或灰褐色，有纵皱纹及不甚明显的横长皮孔状物，顶端有稍凹陷的茎痕及红棕色的叶柄残基，根头部膨大。质坚硬，不易折断。断面淡黄棕色或淡棕色，有放射状纹理形成层环，色较深，并有散在的深褐色分泌管，有特异香气，嚼之有黏着感，味苦。

混淆品　土木香　为菊科植物祁木香 *Inula helenium* L. 的干燥根。主产于河北安国等地。根呈圆柱形或长圆锥形，稍弯曲或扭曲，有时纵剖成块。长 3~15cm，直径 0.5~2cm。表面灰棕色或灰褐色，有纵皱纹及不甚明显的横长皮孔状物，顶端有稍凹陷的茎痕及红棕色的叶柄残基，根头部膨大。质坚硬，不易折断，断面黄棕色或棕色，有特异而不同于青木香的香气，嚼之有黏着感，味苦。

越西木香、膜缘木香、厚叶木香、芽木香、木里木香　均为菊科植物。在云南称青木香，上海称大理木香，山东省称越木香。20 世纪 60 年代广木香停止进口，其曾代木香用较长一段时间，云木香产量满足之后即自行不再代用。混淆品原植物虽为五种，但药用部位基本相同。其根茎类圆柱形略似鸡骨，气芳香而特异，嗅之有不适感，香气较木香弱。味微苦而辛，嚼之粘牙。

其他说明　有的省历史上曾使用祈木香作青木香，后新疆木香改名新疆青木香亦使用过一时，后进行了纠正，始改用正品。

苦　参

本品为豆科植物苦参 *Sophora flavescens* Ait. 的干燥根。别名地槐、好汉枝、山槐子、野槐。春、秋二季采挖，除去根头和小枝根，洗净，干燥，或趁鲜切片，干燥。主产于山东、河北以及东北等地。具有清热燥湿，杀虫，利尿功效。用于热痢，便血，黄疸尿闭，赤白带下，阴肿阴痒，湿疹，湿疮，皮肤瘙痒，疥癣麻风；外用治滴虫性阴道炎。

【商品规格】

以条匀、断面色黄白者为佳。

野生苦参　统货　片直径 ≥ 1cm，异形片率 ≤ 40%，碎屑率 ≤ 28%。

选货　片直径 ≥ 2cm，异形片率 ≤ 24%，碎屑率 ≤ 7%。

栽培苦参　统货　片直径 ≥ 1cm，异形片率 ≤ 18%，碎屑率 ≤ 23%。

选货　片直径 ≥ 2.5cm，异形片率 ≤ 16%，碎屑率 ≤ 3%。

【鉴别经验】

正品　本品呈长圆柱形，下部常有分枝，长 10~30cm，直径 1~6.5cm。表面灰棕色或棕黄色，具纵皱纹和横长皮孔样突起，外皮薄，多破裂反卷，易剥落，剥落处显黄色，光滑。质硬，不易折断，断面纤维性。切片厚 3~6mm，切面黄白色，具放射状纹理和裂隙，有的具异型维管束呈同心性环列或不规则散在。气微，味极苦。

郁　金

本品为姜科植物温郁金 *Curcuma wenyujin* Y.H.Chen et C.Ling、姜黄 *Curcuma longa* L.、广西莪术 *Curcuma kwangsiensis* S.G.Lee et C.F.Liang 或蓬莪术 *Curcuma phaeocaulis* Val. 的干燥块根。别名广郁金、川郁金、桂郁金。冬季茎叶枯萎后采挖，除去泥沙和细根，蒸或煮至透心，干燥。广郁金（黄丝郁金）

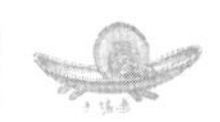

产于四川、福建、广东。桂郁金产于广西。川郁金亦称白丝或绿丝郁金，产于四川、浙江、福建。桂郁金（莪苓）产于广西。温郁金产于浙江瑞安。具有凉血祛瘀，清心解郁，利胆退黄功效。用于胸胁刺痛，胸痹心痛，经闭痛经，乳房胀痛，热病神昏，癫痫发狂，血热吐衄，黄疸尿赤。

【商品规格】

以质坚实、外皮皱纹细、断面色黄者为佳。

川郁金 一等 每1kg 600粒以内。

二等 每1kg 600粒以外，直径不小于0.5cm。

桂郁金 一等 每1kg 600粒以内。

二等 每1kg 600粒以外，直径不小于0.5cm。

统货 大小不分，但直径不得小于0.6cm。

温郁金 一等 每1kg 280粒以内。

二等 每1kg 280粒以外，但直径不得小于0.5cm。

【鉴别经验】

正品 黄丝郁金 又称金丝郁金，呈类卵圆形。表面灰黄色或灰棕色，皮细，略现细皱纹。质坚实。断面角质有光泽，外层黄色，内心金黄色。有姜之香气，味辛辣。

白绿丝郁金 呈纺锤形、卵圆形或长椭圆形。表面灰黄色或灰白色，有较细的皱纹。质坚实而稍松脆。断面角质状，淡黄白色。微有姜香气，味辛、苦。

温郁金 呈纺锤形，稍扁，多弯曲，不肥满。表面灰褐色，具纵直或杂乱的皱纹。质坚实。断面角质状，多灰黑色，有蜡样光泽，皮层明显。略有姜气，味苦、辛。

桂郁金 呈纺锤形或不规则的弯曲形，体坚实。表面灰白色至浅棕黄色，具细纵皱纹。质坚硬，断面颗粒状或角质状，淡白色或黄白色。略有姜气，味辛、苦。

伪品 紫茉莉根 系紫茉莉科植物紫茉莉 *MirabiIis jalapa* L. 的根茎经蒸后加工而成。呈不规则的片状，厚薄不一，大小不匀，厚0.2~0.5cm。表面黄白色，角质样，无光泽，斜切片或见长条形的白色维管束，横切面可见点状环纹及白色麻点。质坚硬而韧。气无，味淡，微有麻舌感。

云南思茅郁金 呈圆锥形、长圆形或扁圆形，有的弯曲，两端渐尖，长3~6cm，直径1.5~2.5cm。表面淡黄棕色或灰黄色，具不规则的纵皱纹，有的皮松隆起。质坚实，有的易砸碎。断面灰黄色，角质样有光泽，外层与内心易剥离。气微香，嚼之微有姜香气，味辛辣。该品近年来流入各地市场充正品郁金使用。

虎　杖

本品为蓼科植物虎杖 *Polygonum cuspidatum* Sieb. et Zucc. 的干燥根茎和根。别名五三、虎杖、花斑竹、酸筒杆。春、秋二季采挖，除去须根，洗净，趁鲜切短段或厚片，晒干。主产于浙江、河北、山东等地。具有利湿退黄，清热解毒，散瘀止痛，止咳化痰功效。用于湿热黄疸，淋浊，带下，风湿痹痛，痈肿疮毒，水火烫伤，经闭，癥瘕，跌打损伤，肺热咳嗽。

【商品规格】

以粗壮、色紫棕或黄棕、断面色鲜黄者为佳。

选货　直径 1.5~2.5cm，杂质小于 1%。

统货　直径 0.5~2.5cm，杂质小于 3%。

【鉴别经验】

正品　本品多为圆柱形短段或不规则厚片，长 1~7cm，直径 0.5~2.5cm。外皮棕褐色，有纵皱纹和须根痕，切面皮部较薄，木部宽广，棕黄色，射线放射状，皮部与木部较易分离。根茎髓中有隔或呈空洞状。质坚硬。气微，味微苦、涩。

明 党 参

本品为伞形科植物明党参 *Changium smyrmioides* Wolff 的干燥根。4—5 月采挖，除去须根，洗净，置沸水中煮至无白心，取出，刮去外皮，漂洗，干燥。主产于江苏。

【商品规格】

以条匀、体重、质硬脆、色黄白、断面角质样者为佳。

本品不分等级，均为统货。

【鉴别经验】

正品　呈细长圆柱形、长纺锤形或不规则条块，长 6~20cm，直径 0.5~2cm。表面黄白色或淡棕色，光滑或有纵沟纹和须根痕，有的具红棕色斑点。质硬而脆，断面角质样，皮部较薄，黄白色，有的易与木部剥离，木部类白色。气微，味淡。

知　母

本品为百合科植物知母 *Anemarrhena asphodeloides* Bge. 的干燥根茎。别名蚳母、连母、野蓼、地参。春、秋二季采挖，除去须根和泥沙，晒干，习称"毛知母"；或除去外皮，晒干。主产于山西、内蒙古、河北。具有清热泻火，滋阴润燥功效。用于外感热病，高热烦渴，肺热燥咳，骨蒸潮热，内热消渴，肠

燥便秘。

【商品规格】

以条粗、质硬、断面色黄白者为佳。

本品不分等级，均为统货。

【鉴别经验】

正品　呈长条状，微弯曲，略扁，偶有分枝，长3~15cm，直径0.8~1.5cm，一端有浅黄色的茎叶残痕。表面黄棕色至棕色，上面有一凹沟，具紧密排列的环状节，节上密生黄棕色的残存叶基，由两侧向根茎上方生长；下面隆起而略皱缩，并有凹陷或突起的点状根痕。质硬，易折断，断面黄白色。气微，味微甜、略苦，嚼之带黏性。

狗　　脊

来源蚌壳蕨科植物金毛狗脊 *Cibotium barometz*（L.）J.Sm. 的干燥根茎。别名狗脊、黄狗头、金毛狗。秋、冬二季采挖，除去泥沙，干燥；或去硬根、叶柄及金黄色绒毛，切厚片干燥，为"熟狗脊片"。主产于浙江、湖南。具有祛风湿，补肝肾，强腰膝功效。用于风湿痹痛，腰膝酸软，下肢无力。

【商品规格】

药材以个体肥大、金黄色、坚实、无空心者为佳。狗脊片以厚薄均匀、坚实、无毛无空心者为佳。

本品不分等级，均为统货。

【鉴别经验】

正品　狗脊　个呈不规则的长块状，长10~30cm，直径2~10cm。表面深棕色，残留金黄色绒毛；上面有数个红棕色的木质叶柄，下面残存黑色细根。质坚硬，不易折断。无臭，味淡、微涩。

生狗脊片　呈不规则长条形或圆形，长5~20cm，直径2~10cm，厚1.5~5mm；切面浅棕色，较平滑，近边缘1~4mm处有1条棕黄色隆起的木质部环纹或条纹，边缘不整齐，偶有金黄色绒毛残留。质脆，易折断，有粉性。熟狗脊片呈黑棕色，质坚硬。

泽　　泻

本品为泽泻科植物东方泽泻 *Alisma orientale*（Sam.）Juzep. 或泽泻 *Alisma plantago-aquatica* Linn. 的干燥块茎。别名水泽、如意花等。冬季茎叶开始枯萎时采挖、洗净、干燥，除去须根和粗皮。主产于福建、四川、江西等地。具有利水渗湿，泄热，化浊降脂功效。用于小便不利，水肿胀满，泄泻尿少，痰饮眩晕，热淋涩痛，高脂血症。

【商品规格】

以个大、质坚、色黄白、粉性足者为佳。

历史上分为建泽泻和川泽泻。

建泽泻　一等　椭圆形，表面黄白色，每 1kg 32 个以内。

二等　椭圆形或卵圆形，表面灰白色，每 1kg 56 个以内。

三等　类球形，表面黄白色，每 1kg 56 个以外，最小直径不小于 2.5cm。

川泽泻　一等　每 1kg 50 个以内。

二等　每 1kg 50 个以外，最小直径不小于 2cm。

【鉴别经验】

正品　呈类圆球状，椭圆形或卵圆形，长 2~7cm，直径 2~6cm。表面黄白色或淡黄棕色，有不规则的横向环状线沟纹及多数细小突起的须根痕，底部有的有瘤状牙痕。质坚实，断面黄白色，粉性，有多数细孔。气微，味微苦。

其他说明　1950 年以后，江西曾引种建泽泻，有江泽泻之规格，与建泽泻相似，个头较小。

板　蓝　根

本品为十字花科植物菘蓝 *Isatis indigotica* Fort. 的干燥根。秋季采挖，除去泥沙，晒干。主产于山西、河北、山东、河南。具有清热解毒，凉血利咽功效。用于瘟疫时毒，发热咽痛，温毒发斑，痄腮，烂喉丹痧，大头瘟，丹毒。

【商品规格】

以条长、粗大、体实者为佳。

本品分两等。

一等　长 17cm 以上，芦下直径 2cm 以上，直径 1cm 左右。

二等　芦下直径 0.5cm 以上。

【鉴别经验】

正品　呈圆柱形，稍扭曲，长 10~20cm，直径 0.5~1cm。表面淡灰黄色或淡棕黄色，有纵皱纹、横长皮孔样突起及支根痕。根头略膨大，可见暗绿色或暗棕色轮状排列的叶柄残基和密集的疣状突起。体实，质略软，断面皮部黄白色，木部黄色。气微，味微甜后苦涩。

金　果　榄

本品为防己科植物青牛胆 *Tinospora sagittata*（Oliv.）Gagnep. 或金果榄 *Tinospora capillipes* Gagnep. 的干燥块根。秋、冬二季采挖，除去须根，洗净，晒干。主产于云南。具有清热解毒，利咽，止痛功效。用于咽喉肿痛，痈疽疔毒，泄泻，痢疾，脘腹疼痛。

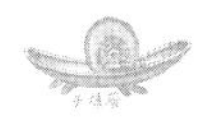

【商品规格】

以个大、体重、质坚实者为佳。

本品不分等级，均为统货。

【鉴别经验】

正品　呈不规则圆块状，长 5~10cm，直径 3~6cm。表面棕黄色或淡褐色，粗糙不平，有深皱纹。质坚硬，不易击碎、破开，横断面淡黄白色，导管束略呈放射状排列，色较深。气微，味苦。

刺五加

本品为五加科植物刺五加 *Acanthopanax senticosus*（Rupr. et Maxim.）Harms 的干燥根和根茎或茎。春、秋二季采收，洗净，干燥。主产于东北。具有益气健脾，补肾安神功效。用于脾肾阳虚，体虚乏力，食欲不振，腰膝酸痛，失眠多梦。

【商品规格】

刺五加根和根茎　统货　根茎呈结节状不规则圆柱形，直径 1.4~4.2cm。根呈圆柱形，多扭曲，长 3.5~12cm，直径 0.3~1.5cm；表面灰褐色或黑褐色；粗糙，有细纵沟和皱纹；皮较薄，有的剥落，剥落处呈灰黄色。质硬，断面黄白色，纤维性。有特异香气，味微辛、稍苦涩。

刺五加茎　统货　呈长圆柱形，多分枝，长短不一，直径 0.5~2cm。表面浅灰色，老枝灰褐色，具纵裂沟，无刺；幼枝黄褐色，密生细刺。质坚硬，不易折断，断面皮部薄，黄白色，木部宽广，淡黄色，中心有髓。气微，味微辛。

【鉴别经验】

正品　根茎呈结节状不规则圆柱形，直径 1.4~4.2cm。根呈圆柱形，多扭曲，长 3.5~12cm，直径 0.3~1.5cm；表面灰褐色或黑褐色，粗糙，有细纵沟和皱纹，皮较薄，有的剥落，剥落处呈灰黄色。质硬，断面黄白色，纤维性。有特异香气，味微辛，稍苦、涩。茎呈长圆柱形，多分枝，长短不一，直径 0.5~2cm。表面浅灰色，老枝灰褐色，具纵沟，无刺；幼枝黄褐色，密生细刺。质坚硬，不易折断，断面皮部薄，黄白色，木部宽广，淡黄色，中心有髓。气微，味微苦。

金荞麦

本品为蓼科植物金荞麦 *Fagopyrum dibotrys*（D.Don）Hara 的干燥根茎。别名苦荞麦、野桥荞麦、天荞麦。冬季采挖，除去茎和须根，洗净，晒干。主产于云南。具有清热解毒，排脓祛瘀功效。用于肺痈吐脓，肺热喘咳，乳蛾肿痛。

【商品规格】

选货　每 1kg 根茎数 ≤ 45 个，大小较均匀，杂质 <2%。

统货　大小不等,杂质≤3%。

【鉴别经验】

正品　呈不规则团块或圆柱状,常有瘤状分枝,顶端有的有茎残基,长3~15cm,直径1~4cm。表面棕褐色,有横向环节和纵皱纹,密布点状皮孔,并有凹陷的圆形根痕和残存须根。质坚硬,不易折断,断面淡黄白色或淡棕红色,有放射状纹理,中央髓部色较深。气微,味微涩。

京大戟

本品为大戟科植物大戟 *Euphorbia pekinensis* Rupr. 的干燥根。别名湖北大戟。秋、冬二季采挖,洗净,晒干。主产于河北。具有泻水逐饮,消肿散结功效。用于水肿胀满,胸腹积水,痰饮积聚,气逆咳喘,二便不利。

【商品规格】

本品不分等级,均为统货。

【鉴别经验】

正品　呈不整齐的长圆锥形,略弯曲,常有分枝,长10~20cm,直径1.5~4cm。表面灰棕色或棕褐色,粗糙,有纵皱纹、横向皮孔样突起及支根痕。顶端略膨大,有多数茎基及芽痕。质坚硬,不易折断,断面类白色或淡黄色,纤维性。气微,味微苦涩。

细辛

本品为马兜铃科植物北细辛 *Asarum heterotropoides* Fr.Schmidt var. *mandshuricum*(Maxim.)Kitag.、汉城细辛 *Asarumsieboldii* Miq. var. *seoulense* Nakai或华细辛 *Asarum sieboldii* Miq. 的干燥根和根茎。别名少辛、小辛、细草、细条、独叶草、金盆草。前两种习称“辽细辛”。夏季果熟期或初秋采挖,除净地上部分和泥沙,阴干。主产于辽宁、吉林、安徽等地。具有解表散寒,祛风止痛,通窍,温肺化饮功效。用于风寒感冒,头痛,牙痛,鼻塞流涕,鼻鼽,鼻渊,风湿痹痛,痰饮喘咳。

【商品规格】

以根多、色灰黄、叶色绿、香气浓者为佳。

本品不分等级,均为统货。

【鉴别经验】

正品　北细辛　长卷曲成团,根茎横生,呈不规则圆柱状,具短分枝,长1~10cm,直径0.2~0.4cm。表面灰棕色,粗糙有环形的节,节间长0.2~0.3cm;分枝顶端有碗状的茎痕,根细长密生节上,长10~20cm,直径0.1cm,表皮灰黄色,平滑或具纵皱纹,有须根和须根痕。质脆,易折断,断面平坦,黄白色或白

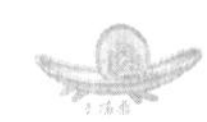

色。气辛香,味辛辣,麻舌。

混淆品　汉城细草　根茎长 0.1~0.5cm,节间长 0.1~1cm。

华细草　根茎长 5~20cm,直径 0.1~0.2cm,节间长 0.2~1cm,香气弱,味淡。

其他说明　山东不习用华细辛。

茜　草

本品为茜草科植物茜草 *Rubia cordifolia* L. 的干燥根和根茎。别名红茜草、血茜草、血藤、过山红。春、秋二季采挖,除去泥沙,干燥。主产于山东、陕西、河南、山西、安徽等地。具有凉血止血,祛瘀通经功效。用于吐血,衄血,崩漏,外伤出血,瘀阻经闭,关节痹痛,跌仆肿痛。

【商品规格】

以条粗长、外皮色红棕、断面黄红者为佳。

选货　根直径(中部)大于 0.25cm。

统货　丛生粗细不等的根,有须根。

【鉴别经验】

正品　根茎呈结节状,丛生粗细不等的根。根呈圆柱形,略弯曲,长 10~25cm,直径 0.2~1cm;表面红棕色或暗棕色,具细纵皱纹及少数细根痕;皮部脱落处呈黄红色。质脆,易折断,断面平坦皮部狭,紫红色,木部黄红色或淡红色,用放大镜观察,可见小孔洞,用口吸之有透气感。味微苦,久嚼刺舌。

伪品　山东产量较多,自足且有外调。在收购中常有蓬子菜根混入,茜草为活血止血药,蓬子菜为解毒利尿药,两者功效不同,应注意区别。蓬子菜为茜草科植物蓬子菜 *Galium verum* L. 的干燥根。别名白茜草、土茜草。性状与茜草略相似,唯根稍粗大,柴性强,握之有刺手感,表面灰褐色,质硬,断面类白色或灰黄色,木质部坚硬,用放大镜观察,亦有细小孔洞,但口吸之无透气感。

草　乌

本品为毛茛科植物北乌头 *Aconitum kusnezoffii* Reichb. 的干燥块根。别名草乌头、断肠草、土附子、毒公、竹节乌头、五毒根。秋季茎叶枯萎时采挖,除去须根及泥沙,干燥。主产于四川、陕西等地,全国大部地区均有生产。具有祛风除湿,温经止痛功效。用于风寒湿痹,关节疼痛,心腹冷痛,寒疝作痛及麻醉止痛。

【商品规格】

以个大、肥壮、质坚实、断面色灰白者为佳。

选货　个大,肥壮。残茎及须根少,含杂率(残茎)≤2.0%。

统货　大小不等，残茎及须根较多，含杂率（残茎）不得过5%。

【**鉴别经验**】

正品　草乌　呈不规则长圆锥形，略弯曲，长2~7cm，直径0.6~1.8cm。顶端常有残茎和少数不定根残基，表面有已枯萎的芽，一侧有一圆形或扁圆形不定根残基，表面灰褐色或黑棕褐色，皱缩有纵皱纹、点状须根痕及数个瘤状侧根。质坚硬，断面灰白色或暗灰色，有裂线，形成层纹多角形或类圆形，髓部较大或中空。气微，味辛辣，麻舌。

制草乌　为草乌的炮制加工品，多呈不规则的圆形片，表面黑褐色，有灰白色多角形形成层和点状维管束，有空隙，周边皱缩或弯曲。质脆。气微，味苦，辛辣，稍有麻舌感。

伪品　制草乌市场上常有掺伪，质硬，特别沉重，应注意鉴别。

威　灵　仙

本品为毛茛科植物威灵仙 *Clematis chinensis* Osbeck、棉团铁线莲 *Clematis hexapetala* Pall. 或东北铁线莲 *Clematis manshurica* Rupr. 的干燥根和根茎。别名铁脚威灵仙、软灵仙。秋季采挖，除去泥沙，晒干。主产于山东、江苏、安徽、浙江、河南以及东北等地。具有祛风除湿，通络止痛功效。用于风湿痹痛，肢体麻木，筋脉拘挛，屈伸不利。

【**商品规格**】

以条匀、长，皮黑肉白，质坚实者为佳。

威灵仙　选货　经水选的干货。

统货　未经水选的干货。

棉团铁线莲　统货。

东北铁线莲　一等　根长≥20cm。

二等　根长15~20cm。

统货　未经水选的干货。

【**鉴别经验**】

正品　威灵仙　根茎呈长柱状，长1.5~10cm，直径0.3~1.5cm，表面淡棕黄色。顶端残留茎基，质坚韧，断面纤维性，下侧着生无数细根。根呈细长圆柱形，稍弯曲。表面黑褐色，有细纵纹，有的皮部脱落，露出黄白色木质部。质硬脆，易折断，断面皮部较广，木部淡黄色，略呈方形，皮部与木部间常有裂隙。气微。

棉团铁线莲　根茎呈短柱状，长1~4cm，直径0.5~1cm，根长4~20cm，直径0.1~0.2cm。表面棕褐色至棕黑色，断面木质部圆形。味咸。

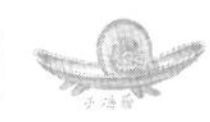

东北铁线莲　根茎呈柱状，长1~11cm，直径0.5~2.5cm。根较密集，长5~23cm，直径0.1~0.4cm。表面棕黑色，断面木质部近圆形。味辛辣。

地方习用品种　山东等省历史上多习用百合科植物短梗菝葜等的根，称铁灵仙，但现在用之甚少。

铁灵仙　为百合科菝葜属植物短梗菝葜 *Smilax scobinicaulis* C.H.Wright、华东菝葜 *Smilax sieboldii* Miq.、黑叶菝葜 *Smilax nigrescens* Wang et Tang ex P.Y.Li 以及鞘柄菝葜 *Smilax stans* Maxim. 的根及根茎。别名铁丝根、铁脚威灵仙、铁杆威灵仙等。主产于陕西、河北、河南、甘肃等地。根茎为不规则的块状，上端偶有残留茎基，茎上着生小刺。根茎两侧和下端丛生许多细长圆柱形的根，长20~80cm，直径1~3cm，多弯曲不直。表面棕褐色或灰褐色，光滑，并有稀疏的钩状短刺及须根痕。质坚韧，难折断，断面白色。无臭，味淡。

骨碎补

本品为水龙骨科植物槲蕨 *Drynaria fortune*（Kunze）J.Sm. 的干燥根茎。别名崖姜、岩连姜、爬岩姜、肉碎补、石碎补、飞天鼠、牛飞龙、飞来风。全年均可采挖，除去泥沙，干燥，或再燎去茸毛（鳞片）。主产于浙江、湖南。具有疗伤止痛，补肾强骨功效；外用消风祛斑。用于跌仆闪挫，筋骨折伤，肾虚腰痛，筋骨痿软，耳鸣耳聋，牙齿松动；外用治斑秃，白癜风。

【商品规格】

以条粗大、色棕红者为佳。

本品不分等级，均为统货。

【鉴别经验】

本品呈扁平长条状，多弯曲，有分枝，长5~15cm，宽1~1.5cm，厚0.2~0.5cm。表面密被深棕色至暗棕色的小鳞片，柔软如毛，经火燎者呈棕褐色或暗褐色，两侧及上表面均具突起或凹下的圆形叶痕，少数有叶柄残基和须根残留。体轻，质脆，易折断，断面红棕色，维管束呈黄色点状，排列成环。气微，味淡、微涩。

香附

本品为莎草科植物莎草 *Cyperus rotundus* L. 的干燥根茎。别名香附子，又称莎草、棱棱草、胡子草、香胡子、回头青。秋季采挖，燎去毛须，置沸水中略煮或蒸透后晒干，或燎后直接晒干。主产于山东、河南、河北。具有疏肝解郁，理气宽中，调经止痛功效。用于肝郁气滞，胸胁胀痛，疝气疼痛，乳房胀痛，脾胃气滞，脘腹痞闷，胀满疼痛，月经不调，经闭痛经。

【商品规格】

以个大、质坚实、色棕褐、气香浓者为佳。

本品不分等级，均为统货。

【鉴别经验】

正品　本品多呈纺锤形，有的略弯曲，长2~3.5cm，直径0.5~1cm。表面棕褐色或黑褐色，有纵皱纹，并有6~10个略隆起的环节，节上有未除净的棕色毛须和须根断痕；去净毛须者较光滑，环节不明显。质硬，经蒸煮者断面黄棕色或红棕色，角质样；生晒者断面色白而显粉性，内皮层环纹明显，中柱色较深，点状维管束散在。气香，味微苦。

独　活

本品为伞形科植物重齿毛当归 *Angelica pubescens* Maxim.f.*biserrata* Shan et Yuan 的干燥根。别名重齿当归。春初苗刚发芽或秋末茎叶枯萎时采挖，除去须根和泥沙，烘至半干，堆置2~3天，发软后再烘至全干。主产于甘肃、湖北、四川。具有祛风除湿，通痹止痛功效。用于风寒湿痹，腰膝疼痛，少阴伏风头痛，风寒夹湿头痛。

【商品规格】

以条粗壮、油润、香气浓者为佳。

选货　无支根或切除直径1.0cm以下须根。

统货　下部有2~3个分枝或更多。

【鉴别经验】

正品　根略呈圆柱形，下部有2~3个分枝或更多，长10~30cm。根头部膨大，圆锥状，多横皱纹，直径1.5~3cm，顶端有茎、叶的残基或凹陷。表面灰褐色或棕褐色，具纵皱纹，有横长皮孔样突起及稍突起的细根痕。质较硬，受潮则变软，断面皮部灰白色，有多数散在的棕色油室，木部灰黄色至黄棕色，形成层环棕色。有特异香气，味苦、辛，微麻舌。

前　胡

本品为伞形科植物白花前胡 *Peucedanum praeruptorum* Dunn 的干燥根。别名土当归、野当归、岩风、岩川芎、水前胡、鸭脚七、野辣菜、姨妈菜、罗鬼菜、野芹菜。冬季至次年春茎叶枯萎或未开花前采挖，除去须根，去掉泥沙，晒干或低温干燥。主产于浙江、安徽、湖南、四川、江苏等地。具有降气化痰，散风清热功效。用于痰热喘满，咳痰黄稠，风热咳嗽痰多。

【商品规格】

以条粗壮、质柔软、香气浓者为佳。

选货　直径≥1.0cm的占比不少于80%，下部分枝条较少或去除。

统货　大小不分，下部多有分枝。

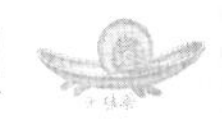

【鉴别经验】

正品　呈不规则的圆柱形、圆锥形或纺锤形，扭曲，下端常有分枝，长3.5~15cm。表面灰黄色至棕褐色，根头部多有茎痕及纤维状叶鞘残基，上端有密集细环纹，干部有纵沟、纵皱纹及横长纹孔。质略柔软或硬脆，易折断，断面不整齐，淡黄白色，散有多数棕黄色斑点，皮部内侧具一棕色环纹，木部棕黄色，具放射状纹理。气芳香，味微苦、辛。

附：紫花前胡

本品为伞形科植物紫花前胡 *Peucedanum decursivum*（Miq.）Maxim. 的干燥根。别名土当归、鸭脚七、野辣菜、山芫荽、桑根子苗、鸭脚前胡、鸭脚板。秋冬季地上部分枯萎时挖出主根，除去茎叶、泥土，晒干或烘干。主产于浙江、江苏、湖北、江西、山东等地。具有解热、镇咳、祛痰功效。用于感冒、发热、头痛、气管炎、咳嗽、胸闷等病症。

【鉴别经验】

正品　呈圆柱形或圆锥形，有少数分枝，长3~15cm，直径0.8~1.7cm。表面棕黄色至深棕黄色，有浅直细纵皱纹，并有灰白色横长皮孔及点状须根痕。质硬不易折断，皮部与木部不易分离，皮部较狭，散有黄色斑点。香气浓，味微甘而后苦。

混淆品　市场上混淆品较多，如华中前胡、云前胡、毛前胡等性状与正品不同，但饮片更容易混淆，应注意鉴别。

姜　黄

本品为姜科植物姜黄 *Curcuma longa* L. 的干燥根茎。别名色姜黄。冬季茎叶枯萎时采挖，洗净，煮或蒸至透心，晒干，除去须根。主产于四川、福建、广东、江西等地。具有破血行气，通经止痛功效。用于胸胁刺痛，胸痹心痛，痛经经闭，癥瘕，风湿肩臂疼痛，跌仆肿痛。

【商品规格】

川姜黄　选货　母姜重量占比<5%，无杂质。

统货　5%≤母姜重量占比≤25%，杂质<3%。

其他产区姜黄不分等级，均为统货。

【鉴别经验】

正品　根茎呈不规则卵圆形、圆柱形或纺锤形，常弯曲，有的呈叉状分枝，长2~5cm，直径1~3cm。表面深黄色，粗糙，有皱缩纹理和留有叶痕的明显环节，并有圆形分枝痕及须根痕。质坚实，不易折断，断面棕黄色至金黄色，角质状，有蜡样光泽，内表面层纹明显。气香特异，味苦、辛。

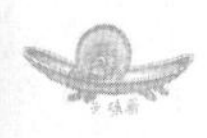

其他说明　历史上山东地区多习用片姜黄。

重　楼

本品为百合科植物云南重楼 *Paris polyphylla* Smith var. *yunnanensis*（Franch.）Hand.-Mazz. 或七叶一枝花 *Paris polyphylla* Simth var. *chinensis*（Franch.）Hara 的干燥根茎。别名七叶一枝花、草河车、金线重楼。秋季采挖，除去须根，洗净，晒干。主产于云南、四川、贵州、江西等地。具有清热解毒，消肿止痛，凉肝定惊功效。用于疔疮痈肿，咽喉肿痛，蛇虫咬伤，跌仆伤痛，惊风抽搐。

【商品规格】

以粗壮、干燥者为佳。

一等　个体直径≥3.5cm，单个重量≥50g，每1kg个数≤20，大小均匀。

二等　个体直径≥2.5cm，单个重量≥25g，每1kg个数≤40，大小均匀。

三等　个体直径≥2.0cm，单个重量≥10g，每1kg个数≤100，大小均匀。

统货　大小不等。

【鉴别经验】

正品　根茎圆柱形，略扁，呈结节状，长2~12cm，直径1~3cm。表面黄棕色或棕褐色，全体有粗环纹密生，背面有稀疏的须根及须根痕，顶端有茎的残基及鳞叶。质坚硬，折断面粉质，灰白色或浅棕色，有的呈角质状。气微，味微苦而麻。

其他说明　山东地区历史上曾将拳参称重楼，现已纠正。

南 沙 参

本品为桔梗科植物轮叶沙参 *Adenophora tetraphylla*（Thunb.）Fisch. 或沙参 *Adenophora stricta* Miq. 的干燥根。别名沙参、泡参、泡沙参。春、秋二季采挖，除去须根，洗后趁鲜刮去粗皮，洗净，干燥。主产于山东、河北、江苏。具有养阴清肺，益胃生津，化痰，益气功效。用于肺热燥咳，阴虚劳嗽，干咳痰黏，胃阴不足，食少呕吐，气阴不足，烦热口干。

【商品规格】

以条粗长、色黄白者为佳。

选货　根长大于等于15cm，芦下直径大于1.5cm。

统货　根长7~15cm，芦下直径0.8~1.5cm。

【鉴别经验】

正品　本品呈圆锥形或圆柱形，略弯曲，长7~27cm，直径0.8~3cm。表面黄白色淡棕黄色，凹陷处常有残留粗皮，上部多有深陷横纹，呈断续的环状，下

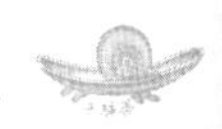

部有纵纹和纵沟。顶端具 1 或 2 个根茎。体轻，质松泡，易折断，断面不平坦，黄白色，多裂隙。气微，味微甘。

禹州漏芦

本品为菊科植物驴欺口 *Echinops latifolius* Tausch. 或华东蓝刺头 *Echinops grijsii* Hance 的干燥根。别名华州漏芦。春、秋二季采挖，除去须根和泥沙，晒干。主产于河南、山东等。具有清热解毒，消痈，下乳，舒筋通脉功效。用于乳痈肿痛，痈疽发背，瘰疬疮毒，乳汁不通，湿痹拘挛。

【商品规格】

以根粗大、质坚、色灰黄者为佳。

本品不分等级，均为统货。

【鉴别经验】

正品　本品呈类圆柱形，稍扭曲，长 10~25cm，直径 0.5~1.5cm。表面灰黄色或灰褐色，具纵皱纹，顶端有纤维状棕色硬毛。质硬，不易折断，断面皮部褐色，木部呈黄黑相间的放射状纹理。气微，味微涩。

穿山龙

本品为薯蓣科植物穿龙薯蓣 *Dioscorea nipponica* Makino 的干燥根茎。春、秋二季采挖，洗净，除去须根和外皮，晒干。主产于东北。具有祛风除湿，舒筋通络，活血止痛，止咳平喘功效。用于风湿痹病，关节肿胀，疼痛麻木，跌仆损伤，闪腰岔气，咳嗽气喘。

【商品规格】

本品不分等级，均为统货。

【鉴别经验】

正品　根茎呈类圆柱形，稍弯曲，长 15~20cm，直径 1.0~1.5cm。表面黄白色或棕黄色，有不规则纵沟、刺状残根及偏于一侧的突起茎痕。质坚硬，断面平坦，白色或黄白色，散有淡棕色维管束小点。气微，味苦涩。

胡黄连

本品为玄参科植物胡黄连 *Picrorhiza scrophulariiflora* Pennell 的干燥根茎。别名割孤露泽、胡连、西藏胡黄连。秋季采挖，除去地上部分，洗净，晒干。现进口多来自印度、尼泊尔、新加坡，多由中国香港进口。目前我国云南、西藏已有分布。具有退虚热，除疳热，清湿热功效。用于骨蒸潮热，小儿疳热，湿热泻痢，黄疸尿赤，痔疮肿痛。

【商品规格】

以条粗、折断时有粉尘、断面灰黑色、味苦者为佳。

一等　大条约占 5%~6%，碎杂占 3%~5%。

二等　大条约占 5%，碎杂占 5%~6%。

现进口多为统货。

选货　长 3~12cm，直径 ≥ 0.6cm。

统货　长 3~12cm，直径 0.3~1cm。

【鉴别经验】

正品　呈圆柱形，少有分枝，略弯曲，长 3~15cm，直径 0.3~1cm。表面呈灰褐色，栓皮脱落处呈棕褐色或黑褐色，节间短，形成密集环纹，腹侧有较多疣状须根残基或有残存须根，状如卧蚕。近地茎部分的根基可见密集的鳞叶残茎，质脆，易断，折断时有粉尘，断面稍平坦，木栓层灰白至灰褐色，皮部及髓部淡棕色至棕褐色，维管束 4~10 个排列成环，木质部灰白色。气微，味极苦。

秦　艽

本品为龙胆科植物秦艽 *Gentiana macrophylla* Pall.、麻花秦艽 *Gentiana straminea* Maxim.、粗茎秦艽 *Gentiana crassicaulis* Duthie ex Burk. 或小秦艽 *Gentiana dahurica* Fisch. 的干燥根。别名西秦艽、川秦艽、麻花艽。春、秋二季采挖，除去泥沙；秦艽和麻花秦艽晒软，堆置“发汗”至表面呈红黄色或灰黄色时，摊开晒干，或不经“发汗”直接晒干；小秦艽趁鲜时搓去黑皮，晒干。主产于甘肃、陕西、内蒙古、四川、云南以及东北等地。具有祛风湿，清湿热，止痹痛的功效。用于风湿痹痛，中风半身不遂，筋脉拘挛，骨节酸痛，湿热黄疸，骨蒸潮热，小儿疳积发热。

【商品规格】

大秦艽　一等　芦下直径 1.2cm 以上。

二等　芦下直径 1.2cm 以下，最小不低于 0.6cm。

麻花艽　统货。

小秦艽　一等　条长 20cm 以上，芦下直径 1cm 以上；

二等　长短大小不分，但芦下最小直径不低于 0.3cm。

【鉴别经验】

正品　秦艽　呈类圆柱形或圆锥形，上粗下细，扭曲不直，长 10~30cm，直径 1~3cm。表面黄棕色或灰黄色，有纵向或扭曲的纵皱纹。顶端有残存茎基及纤维状叶鞘。质硬而脆，易折断，断面柔润，皮部黄色或棕黄色，木部黄色。气特异，微涩。

麻花艽　呈类圆锥形，多由数个小根聚集交错缠绕，呈发辫状或麻花状。

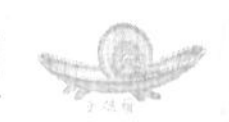

全体有显著向左扭曲的纵皱纹。表面棕褐色粗糙，有裂隙呈网状孔纹。质松脆，易折断，断面多呈枯朽状。气特异，味苦涩。

小秦艽　呈类圆锥形或圆柱形，长 8~15cm，直径 0.2~1cm。表面棕黄色。主根通常一个，残存的茎基有纤维状叶鞘，下部多分枝。断面黄白色。气特殊，味苦。

伪品　西藏秦艽　历史上各地曾调入伪品西藏秦艽，后均得到纠正。西藏秦艽为龙胆科植物西藏秦艽 *Gentiana tibetica* King ex Hook.f. 的干燥根。根头部具茎残基，外被黄色或黄白色纤维状或扁片状基生叶柄残基。根呈类圆锥形或圆柱形，根头部分枝，中部绞合呈麻花状，下部有分枝，表面黑色，有似黑色胶状物包被，表面脱落处呈棕黄色，易折断，断面淡黄色或淡褐色。气微，味苦。

牛扁　本品为龙胆科植物牛扁 *Aconitum ochranthum* C.A.Mey 的干燥根。根头具茎残基黑色，类圆柱形，外被黑色扁片状基生叶柄残基。根类圆柱形或圆锥形，分枝为多数细根绞合成麻花状。表面黑色，有交织成网状的凹隙或扭曲的纵沟纹，表皮脱落处呈灰白色或黄白色，断面有数个点状维管束。气无，味苦。

桔　梗

本品为桔梗科植物桔梗 *Platycodon grandiflorum*（Jacq.）A.DC. 的干燥根。别名苦桔梗、梗草。春、秋二季采挖，洗净，除去须根，趁鲜剥去外皮或不去外皮，干燥。主产于安徽、江苏、河北、河南、内蒙古、江西等地。具有宣肺利咽，祛痰，排脓功效。用于咳嗽痰多，胸闷不畅，咽痛音哑，肺痈吐脓。

【商品规格】

以条肥大、色白、体质坚实、味苦者为佳。

南桔梗　分一～三等。

一等　上部直径 1.4cm 以上，长 14cm 以上。

二等　上部直径 1cm 以上，长 12cm 以上。

三等　上部直径不低于 0.5cm，长度不低于 7cm。

北桔梗　统货。

【鉴别经验】

正品　呈圆柱形或略呈纺锤形，下部渐细，有的有分枝，略弯曲，长 7~20cm，直径约 1~2cm。顶端有较短的根茎，其上有数个半月形的茎痕。表面白色或淡黄白色，未去皮的表面黄棕色或灰棕色，具扭曲纵沟，并有横长的皮孔样斑痕及支根痕，上部有横纹，质脆，断面不平坦，有一浅棕色环，皮部类白色，有裂隙，木部淡黄白色。味微甜而后苦。

伪品　由于货源紧缺，山东省莱芜、宁阳等地有人大量收购丝石竹刮去外皮伪充桔梗销至省内外不少地区，造成严重后果，虽屡经查处，但目前仍时有发现，应注意区别。

丝石竹　本品为石竹科植物丝石竹 *Gypsophila oldhamiana* Miq. 的干燥根。根呈圆柱形或圆锥形，有的呈不规则的疙瘩块状，扭曲。上部较粗，残基棕褐色疙瘩茎和芽多个，表面淡黄色，有的残留棕色表皮。质地硬脆。断面不平坦，有一较浅棕色环，皮部薄，白色，木部淡黄色，异型维管束 2~3 轮，纵剖面白色或黄白色相间，显纵沟，有纤维性。味辛、麻。

柴　胡

本品为伞形科植物柴胡 *Bupleurum chinense* DC. 或狭叶柴胡 *Bupleurum scorzonerifolium* Willd. 的干燥根。别名北柴胡、才胡、茈胡、北胡。春、秋二季采挖，除去茎叶和泥沙，干燥。主产于河北、山西、河南、辽宁、黑龙江、内蒙古、江苏、安徽、湖北、陕西等地。具有透表泄热，疏肝，升阳功效。用于感冒发热，寒热往来，胸胁胀痛，月经不调，子宫脱垂，脱肛。

【商品规格】

以条粗长、须根少者为佳。

历史上北柴胡亦称口柴胡、津柴胡。南柴胡亦称软柴胡、红柴胡。现仍分北柴胡、南柴胡两类，均为统货。

【鉴别经验】

正品　北柴胡　呈圆锥形，常有分枝，长 5~16cm，直径 0.3~0.8cm，顶端带有残留的茎基或纤维状叶基，表面黑褐色或浅棕色，具纵皱纹、支根痕及皮孔。质硬而脆，不易折断，断面呈片状纤维性，皮部浅棕色，木部黄白色。气微香，味微苦。

南柴胡　根较细，多不分枝或下部少分枝，根头部密被纤维状叶基残余。表面红棕色或黑棕色，靠近根头部多具明显的横向疣状突起。质稍软，易折断，断面略平坦，具败油气味。

新疆柴胡　与正品柴胡相似，唯根粗大，残茎长而粗，比北柴胡粗约 1 倍，断面纤维性强，柴胡之败油气甚微。

伪品　大叶柴胡　伞形科植物大叶柴胡 *Bupleurum longiradiatum* Turcz. 的干燥根茎。根茎呈圆柱形，下部具分枝，长 5~15cm，直径 0.3~1cm，表面棕色，茎基处灰白色，茎中空，全体有密集的环纹。本品有毒，不可药用。

石竹根　石竹科植物石竹 *Dianthus chinensis* L. 的根。略似细小柴胡，唯

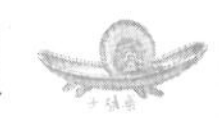

残留的茎基处呈对生叶的痕迹，不具柴胡气味。

党　参

本品为桔梗科植物党参 *Codonopsis pilosula*（Franch.）Nannf.、素花党参 *Codonopsis pilosula* Nannf. var. *modesta*（Nannf.）L.T.Shen 或川党参 *Codonopsis tangshen* Oliv. 的干燥根。别名潞党参、红党、川党、台党、信党、南山参等。秋季采挖，洗净，晒干。主产于山西、甘肃、陕西、四川、贵州、云南、吉林、辽宁、黑龙江等地。具有补中益气，健脾益肺功效。用于脾肺气虚，食少倦怠，咳嗽虚喘，气血不足，面色萎黄，心悸气短，津伤口渴，内热消渴。

【商品规格】

以条粗壮、质柔润、味甜者为佳。

历史上规格繁多，如潞党、文党、野党、白皮党、五台党、单枝党、汉中党、叙府党、东党等，又按大小、质量分成若干等级。

现西党、条党、潞党均分为一～三等。东党、白党分一、二等。

西党　一等　芦下直径 1.5cm 以上。

二等　芦下直径 1cm 以上。

三等　芦下直径 0.6cm 以上。

条党　一等　芦下直径 1.2cm 以上。

二等　芦下直径 0.8cm 以上。

三等　芦下直径 0.5cm 以上。

潞党　一等　芦下直径 1cm 以上，无油条。

二等　芦下直径 0.8cm 以上，无油条。

三等　芦下直径 0.4cm 以上，油条不得超过 10%。

东党　一等　长 20cm 以上芦下直径 1cm 以上。

二等　长 20cm 以下，芦下直径 0.5cm 以上。

白党　一等　芦下直径 1cm 以上。

二等　芦下直径 0.5cm 以上，间有油条。

【鉴别经验】

正品　根呈长圆柱形，稍弯曲，长 10~35cm，直径 0.3~2cm。根头部有多数疣状突起的茎痕及芽，俗称狮子盘头。尤以野生品为显著，根头下有明显的黑棕色环状横纹，向下渐稀，野生品的环纹较密集。皮部淡黄色或淡棕色，质稍硬略带韧性，易吸潮变软。断面平坦，有裂隙或放射状纹理。味甜。

混淆品　由于货源紧缺，先后出现了甘孜党参、柴党参等混淆品和伪品迷果芹。

甘孜党参　为桔梗科植物球花党参、灰白叶党参的根。球花党参根呈纺锤形，长10~30cm，直径1~3cm，根头渐尖，有少数茎基残痕，不呈“狮子盘头”状。体轻松泡，横断面皮部乳白色。气特异，甜味淡。灰白叶党参与球花党参相似，只是根头顶端有一个或数个类圆柱形木质残基，侧面残留少数疣状突起的草质茎基。两者统称甘孜党，各地曾大量调入代党参用，现已不用。

柴党参　为桔梗科金钱豹属植物大花金钱豹 *Campanumoea javanica* Bl. subsp. *javanica* 与金钱豹 *Campanumoea javanica* Bl. 的根。根略呈圆柱形，具棱，稍弯曲，根头部有短根茎，下部有分枝。表面灰黄色，有不规则纵皱及多数疙瘩状突起。质硬，易折断，断面不平坦，类白色或黄白色。气微，味微甜，嚼之渣多。有的地区曾由贵州等地调入代党参用，现已不用。

伪品　迷果芹　为伞形科植物迷果芹属植物迷果芹 *Sphallerocarpus gracilis*（Bess.）K.-Pol. 的根。产于东北等地。呈圆柱状近棱形，上粗下细，略弯曲，通常少分枝，长10~15cm，直径1cm。表面黄棕色，有较多的纵皱纹及突起的横长皮孔。质轻，易折断，断面稍平坦，类白色，木部淡黄色。气微，嚼之味甜，具胡萝卜气味。根头部无“狮子盘头”，嚼之无党参气味，有胡萝卜气味，是其与党参的主要鉴别点。

射　干

本品为鸢尾科植物射干 *Belamcanda chinensis*（L.）DC. 的干燥根茎。别名紫蝴蝶根。春初刚发芽或秋末茎叶枯萎时采挖，除去须根和泥沙，干燥。主产于湖北、安徽、河南、江苏等地。具有清热解毒，祛痰利咽功效。用于热毒痰火郁结，咽喉肿痛，痰涎壅盛，咳嗽气喘。

【商品规格】

以断面色黄者为佳。

本品不分等级，均为统货。

【鉴别经验】

正品　呈不规则结节状，长3~10cm，直径1~2cm，外表面棕褐色或黑褐色，皱缩，有排列紧密的横向皱折环纹。上面有数个凹陷的圆盘状茎痕，下面有残留细根及根痕。质硬，断面黄色，颗粒状。气微，味微辛而苦。

栽培品性状变异较大，断面深黄色而显红，苦味甚微。

伪品　由于货源紧缺，误用伪品时有发生，曾误收错用马虎扇子根、白射干、蝴蝶花根，目前仍有错用，应注意区别。

鸢尾　为鸢尾科植物鸢尾 *Iris tectorum* Maxim. 的根茎。根状茎较粗短，节状环纹较多，上部粗，下部细，断面淡白色，味微苦。

白射干　为鸢尾科植物白射干 *Iris dichotoma* Pall. 的根茎。根状茎短小，多呈须状根，断面白色，不具射干的气味。

蝴蝶花　鸢尾科植物蝴蝶花 *Iris japonica* Thunb. 的根茎。根状茎为不规则条状，略扁，有分枝，全体呈结节状，根茎头部常有多数干枯的叶片包裹，并有干枯的茎基残痕。数个根头常有较瘦小的根茎连在一起。表面棕黄色或黄白色，近根头部有横环纹，质松脆，断面黄白色，味甘微苦。

狼　毒

本品为大戟科植物月腺大戟 *Euphorbia ebracteolata* Hayata 或狼毒大戟 *Euphorbia fischeriana* Steud. 的干燥根。别名川狼毒。春、秋二季采挖，洗净，切片，晒干。产于河南、山东。具有散结，杀虫功效。外用于淋巴结结核，皮癣；灭蛆。

【商品规格】

以片大、肥厚、粉性足、质轻泡、有黄白相同的筋脉者为佳。

本品不分等级，均为统货。

【鉴别经验】

正品　月腺大戟　为类圆形或长圆形块片，直径 1.5~8cm，厚 0.3~4cm。外皮薄，黄棕色或灰棕色，易剥落而露出黄色皮部。切面黄白色，有黄色不规则大理石样纹理或环纹。体轻，质脆，易折断，断面有粉性。气微，味微辛。

狼毒大戟　外皮棕黄色，切面纹理或环纹显黑褐色。水浸后有黏性，撕开可见黏丝。

莪　术

本品为姜科植物蓬莪术 *Curcuma phaeocaulis* Val.、广西莪术 *Curcuma kuangsiensis* S.G.Lee et C.F.Liang 或温郁金 *Curcuma wenyujin* Y.H.Chen et C.Ling 的干燥根茎。别名广莪术、温莪术、文术、川莪术。冬季茎叶枯萎后采挖，洗净，蒸或煮至透心，晒干或低温干燥后除去须根和杂质。主产于广西、浙江、四川等地。具有行气破血，消积止痛功效。用于癥瘕痞块，瘀血经闭，胸痹心痛，食积胀痛。

【商品规格】

以个均匀、质坚实、气香者为佳。

本品不分等级，均为统货。

【鉴别经验】

正品　广莪术　呈长圆形或长卵形,长3~7cm,直径1.5~3cm,基部圆钝,顶端钝尖。表面黄棕色至灰色,光滑、环节明显或不见,有点状须根痕或残留须根,两侧各有一列下陷的芽痕和侧生根茎痕。质坚硬,击破面浅棕色,皮层与中柱易分离。气香,味微苦、辛。

温莪术　呈长卵形、卵形或纺锤形,长4~8cm,直径2.5~4.5cm,顶端长尖。表面深棕色至灰棕色,粗糙,上部环节凸起,基部有下陷的须根痕,芽痕及侧生根痕不明显,有刀削痕。质坚重,碎断面黄棕色或黄灰色,角质状。气香,味辛、凉、苦。

莪术　呈长圆形或卵圆形,长2~5.5cm,直径1.5~2cm,顶端钝尖,基部近圆形。表面土黄色至灰黄色,稍平滑,环节明显,两侧各有一列下陷的芽痕和侧生根茎痕。质坚重,破碎面深绿黄色至棕色。皮层与中柱易分离。气微香,味辛。

浙　贝　母

本品为百合科植物浙贝母 *Fritillaria thunbergii* Miq. 的干燥鳞茎。别名浙贝、大贝、象贝、元宝贝、珠贝。初夏植株枯萎时采挖,洗净。大小分开,大者除去芯芽,习称“大贝”,小者不去芯芽,习称“珠贝”。分别撞擦,除去外皮,拌以煅过的贝壳粉,吸去擦出的浆汁,干燥或取鳞茎,大小分开,洗净,除去芯芽,趁鲜切成厚片,洗净,干燥,习称“浙贝片”。主产于浙江。具有清热化痰止咳,解毒散结消痈功效。用于风热咳嗽,痰火咳嗽,肺痈,乳痈,瘰疬,疮毒。

【商品规格】

以鳞叶肥厚、表面及断面白色、粉性足者为佳。

本品不分等级,均为统货。

【鉴别经验】

正品　大贝为鳞茎外层的单瓣鳞叶,略呈新月形,高1~2cm,直径2~3.5cm。外表面类白色至淡黄色,内表面白色或淡棕色,被有白色粉末。质硬而脆,易折断,断面白色至黄白色,富粉性。气微,味微苦。

珠贝为完整的鳞茎,呈扁圆形,高1~1.5cm,直径1~2.5cm。表面类白色,外层鳞叶2瓣,肥厚,略似肾形,互相抱合,内有小鳞叶2~3枚和干缩的残茎。

浙贝片为鳞茎外层的单瓣鳞叶切成的片。椭圆形或类圆形,直径1~2cm,边缘表面淡黄色,切面平坦,粉白色。质脆,易折断,断面粉白色,富粉性。

高　良　姜

本品为姜科植物高良姜 *Alpinia officinarum* Hance 的干燥根茎。别名小良

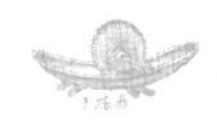

姜。夏末秋初采挖，除去须根及残留的叶，洗净，晒干。主产于广东、海南、广西等地。具有温胃止呕，散寒止痛功效。用于脘腹冷痛，胃寒呕吐，嗳气吞酸。

【商品规格】

本品不分等级，均为统货。

【鉴别经验】

正品　呈圆柱形，多弯曲，有分枝，长5~9cm，直径1~1.5cm。表面棕红色至暗褐色，有细密的纵皱纹及灰棕色的波状环节，节间0.2~1cm，下面有圆形的根痕。质坚韧，不易折断，断面灰褐色至淡棕色纤维性。有姜香气，味辛、辣。

混淆品　20世纪50—60年代全国不少地区曾大量误用大高良姜。目前市场仍有销售。

大高良姜　本品为姜科植物大高良姜 *Alpiniae* Galangae（L.）Willd. 的干燥根茎。呈圆柱形，多弯曲，有分枝，长8~20cm，直径1.5~3cm。较正品粗大，表面红棕色至棕褐色，有黄棕色的波状环节及纵皱纹。质坚韧，不易折断，断面黄棕色纤维性。气味与正品相似。

高　丽　参

本品为五加科植物人参 *Panax ginseng* C.A.Mey 的根经加工而成。别名朝鲜红参、别直参。主产于朝鲜、韩国等地，均系栽培品。具有大补元气，复脉固脱，补脾益肺，生津，安神功效。用于惊悸失眠，体虚，心力衰竭、心源性休克等。

【商品规格】

商品规格较多，一般按质量片数（支）大小分等级，每盒600g，如官、天、地、私字等规格。此外尚有大尾、中尾等。目前进口的高丽参多为“天”字及“地”字两种规格。

【鉴别经验】

正品　高丽红参　呈扁长方柱形，长10~18cm，直径1.5~2cm。须根均已除去，芦头粗大而短圆，芦碗明显，凹陷如灯盏状，常有双芦头。芦头与正身连接处不凹陷，俗称“平肩”。正身方正，直立不弯，少分叉，参体上端表面显棕黄色，俗称“身穿黄马褂”，下端红棕色微透明，断面平坦呈角质状，有光泽，年轮纹明显，质体坚硬而重。气香浓郁特异，味甘微苦。

高丽白参　体形短小，下部常有一侧枝，表面黄白色，较粗糙，质较轻松。断面不平坦，黄白色，具粉性，并可见一黄棕色环。稍有香气，味甘微苦。

伪品　由于国产红参价格便宜十几倍，朝鲜红参进口量较少，故造假者常有所见。以国产红参加工压制的成品与高丽参十分相似，包装装潢仿朝鲜印制很精美，致使有的经营单位上当受骗造成损失。铁盒包装者为双层镀锌铁皮盒，内层不封口，表面压有朝鲜文朝鲜参字样，贴有黄色高丽参的商标，但人参插图不标准，印章模糊不清，整个包装情况颇能骗人，应注意区别。

商陆加工品　为商陆科植物商陆 *Phytolacea aeinosa* Roxb. 的根加工而成。系选用与高丽参枝条大小近似的鲜商陆，除去须根，蒸制后按照高丽参的形状挤压而成，用人参芦头插入商陆顶端作伪。形似高丽参，长 8~13cm，直径约 1.5cm，表面棕褐色，粗糙不光滑，质软，断面不平坦，无光泽。气微，味微苦，有毒。常见该伪品多使用塑料袋装，每袋两只，表面印有“香港 ×× 参茸行”字样。

仿制品高丽参　系一般红参蒸软后再旋剖成大片，又将蒸软的小碎参裹入，顶端安装人参芦挤压而成。颇似高丽参，长 14~16cm，直径 2~2.5cm。表面棕褐色而不红润，参体粗细不匀称，中身不方正而有的凸粗。温水浸泡后纵向掰开，夹馅明显，呈若干碎参粘连在一起，顶端参芦可分离为数个。横断面不整齐，呈角质样。气微，不具高丽参之特异香气，味微苦甜。

夏　天　无

本品为罂粟科植物伏生紫堇 *Corydalis decumbens*（Thunb.）Pers. 的干燥块茎。别名一粒金丹、伏地延胡索、落水珠。春季或初夏出苗后采挖，除净茎叶及须根，干燥。主产于江西、江苏、浙江等地。具有活血止痛，舒筋活络，祛风除湿功效。用于中风偏瘫，头痛，跌仆损伤，风湿痹痛，腰腿疼痛。

【商品规格】

本品不分等级，均为统货。

【鉴别经验】

正品　呈类球形，长圆形或不规则的块状，长 0.5~2cm，直径 0.5~1.5cm。表面土黄色、棕色或暗绿色，有细皱纹，常有不规则瘤状突起及细小的点状须根痕。质坚脆，断面黄白色，呈黄色颗粒状或角质状，略带粉性。味苦。

徐　长　卿

本品为萝藦科植物徐长卿 *Cynanchum paniculatum*（Bge.）Kitag. 的干燥根和根茎。别名鬼督邮、石下长卿。秋季采挖，除去杂质，阴干。主产于山东、河南。具有祛风，化湿，止痛，止痒功效。用于风湿痹痛，胃痛胀满，牙痛，腰痛，跌仆伤痛，风疹，湿疹。

【商品规格】

以香气浓者为佳。

本品不分等级，均为统货。

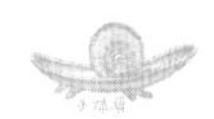

【鉴别经验】

正品　根茎呈不规则柱状，有盘节，长 0.5~3.5cm，直径 2~4mm。有的顶端带有残茎，细圆柱形，长约 2cm，直径 1~2mm，断面中空，根茎节处周围着生多数根。根呈细长圆柱形，弯曲，长 10~16cm，直径 1~1.5mm。表面淡黄白色至淡棕黄色或棕色，具微细的纵皱纹，并有纤细的须根。质脆，易折断，断面粉性，皮部类白色或黄白色，形成层环淡棕色，木部细小。气香，味微辛凉。

拳　参

本品为蓼科植物拳参 *Polygonum bistorta* L. 的干燥根茎。别名紫参、虾参、山虾、草河车。春初发芽时或秋季茎叶将枯萎时采挖，除去泥沙，晒干，去须根。主产于山东、河北、江苏等地。具有清热解毒，消肿，止血功效。用于赤痢热泻，肺热咳嗽，痈肿，瘰疬，口舌生疮，血热吐衄，痔疮出血，蛇虫咬伤。

【商品规格】

以粗大、坚硬、断面浅红棕色、无须根者为佳。

本品不分等级，均为统货。

【鉴别经验】

正品　根茎呈扁圆柱形，常弯曲呈虾状，长 6~13cm，直径 1~2.5cm。两端钝圆或稍细。表面紫褐色或紫黑色，稍粗糙，有较密的环节及根痕，一面隆起，另一面较平坦或略具凹槽。质硬，断面浅棕红色或棕红色，维管束呈黄白色点状，排列成环。无臭，味苦而涩。

黄　芩

本品为唇形科植物黄芩 *Scutellaria baicalensis* Georgi 的干燥根。春、秋二季采挖，除去须根和泥沙，晒后撞去粗皮，晒干。主产于山西、内蒙古、东北、河北、山东。具有清热燥湿，泻火解毒，止血，安胎功效。用于湿温、暑湿，胸闷呕恶，湿热痞满，泻痢，黄疸，肺热咳嗽，高热烦渴，血热吐衄，痈肿疮毒，胎动不安。

【商品规格】

一等　条长 10cm 以上，中部直径 1cm 以上。

二等　条长 4cm 以上，中部直径 1cm 以下，但不小于 0.4cm。

【鉴别经验】

正品　呈圆锥形，扭曲，长 8~25cm，直径 1~3cm。表面棕黄色或深黄色，有稀疏的疣状细根痕，上部较粗糙，有扭曲的纵皱纹或不规则的网纹，下部有顺纹和细皱纹。质硬而脆，易折断，断面黄色，中心红棕色；老根中心呈枯朽状或中空，暗棕色或棕黑色。气微，味苦。

栽培品　较细长，多有分枝。表面浅黄棕色，外皮紧贴，纵皱纹较细腻。断面黄色或浅黄色，略呈角质样。味微苦。

黄　芪

本品为豆科植物蒙古黄芪 *Astragalus membranaceus*（Fisch.）Bge. var. *mongholicus*（Bge.）Hsiao、膜荚黄芪 *Astragalus membrarnaceus*（Fisch.）Bge. 的干燥根。别名白皮芪、山爆文、箭杆花。春、秋二季采挖，除去须根和根头，晒干。主产于山西、甘肃、黑龙江、内蒙古、陕西、四川、吉林，山东、河北等地亦有大量栽培。具有补气固表，利尿托毒，排脓，敛疮生肌功效。用于气虚乏力，食少便溏，中气下陷，久泻脱肛，便血崩漏，表虚自汗，气虚水肿，内热消渴，血虚萎黄，半身不遂，痹痛麻木，痈疽难溃，久溃不敛。

【商品规格】

以条粗长、质硬而绵、粉性足、味甜者为佳。

历史上规格较多，如卜奎芪、正口芪、浑源芪、绵芪、红芪等 9 种，加工后又分多种规格，如冲正芪（又名黑皮芪）、正副炮台芪等。

黄芪　分为特等，一～三等。

特等　长 70cm 以上，上中部直径 2cm 以上，末端直径不小于 0.6cm。

一等　长 50cm 以上，上中部直径 1.5cm 以上，末端直径不小于 0.5cm。

二等　长 40cm 以上，上中部直径 1cm 以上，末端直径不小于 0.4cm。

三等　不分长短，上中部直径 0.7cm 以上，末端直径不小于 0.3cm。

红芪　分为一～三等。

一等　上中部直径 1.3cm 以上，长 33cm 以上。

二等　上中部直径 1cm 以上，长 23cm 以上。

三等　上中部直径 0.7cm 以上，长短不分。

【鉴别经验】

正品　黄芪　呈圆柱形，根少分枝，上粗下细，长 10~90cm，直径 0.8~3cm。表面灰黄色或浅棕褐色，全体有不整齐的纵皱纹和纵沟。外皮脱落后，可见网状花纹，尤以根头部为明显。质柔韧而具粉性，不易折断，断面纤维性甚强。皮部黄白色，木部淡黄色，有放射状的菊花心。老根的根头部断面中心部分偶有枯朽状，呈黑褐色或空洞。嚼之有豆腥气，味甜。

红芪　长 10~50cm，直径 0.6~2cm。表面红棕色，外皮易剥落，剥落处淡白色，断面黄白色，纤维性。嚼之有豆腥气，味甜。

伪品　部分地区曾大量种植草木樨、圆叶锦葵等，用其根伪充黄芪，甚至

有用棉花根伪充者，应注意区别。

苦马豆根　为豆科植物苦马豆的根。支根多，表面黄褐色，有特异的香气，无黄芪之甜味。

圆叶锦葵根　为锦葵科植物圆叶锦葵的根。多已切制成圆形饮片。形似黄芪片，无菊花心，味淡无豆腥气。

锦鸡儿根　为豆科植物锦鸡儿的根。其根细，表面棕褐色，断面纤维性甚强，无黄芪的甜味。

草木樨根　为木犀科植物草木犀 *Melilotus officinalis*（L.）Pall. 的根。呈圆柱形，有的略似圆锥形。表面深黄白色，较粗糙。质硬，易折断，断面深黄白色，少有纤维性。香气特异，似有香五加皮的气味，而无黄芪的气味。

黄　连

本品为毛茛科植物黄连 *Coptis chinensis* Franch.、三角叶黄连 *Coptis deltoidea* C.Y.Cheng et Hsiao 或云连 *Coptis teeta* Wall. 的干燥根茎。以上三种分别习称“味连”“雅连”“云连”。秋季采挖，除去须根和泥沙，干燥，撞去残留须根。主产于四川、云南、湖北。具有清热燥湿，泻火解毒功效。用于湿热痞满，呕吐吞酸，泻痢，黄疸，高热神昏，心火亢盛，心烦不寐，心悸不宁，血热吐衄，目赤，牙痛，消渴，痈肿疔疮；外用治湿疹，湿疮，耳道流脓。

【商品规格】

以条粗壮、质坚实、断面红黄色者为佳。

单枝连　一等　长度 ≥5.0cm，直径 ≥0.5cm；间有过桥，但过桥长度≤1.6cm。

二等　直径≤5.0cm；有过桥，过桥长度≤3.0cm。

鸡爪连　一等　鸡爪中部平均直径 ≥24mm，单支数量 ≥7 支，重量≥9.0g；间有长度不小于 1.5cm 的碎节和长度不超过 2.0cm 的过桥。

二等　单支数量≥5 支，重量≥5.0g，有过桥，间有碎节。

【鉴别经验】

正品　味连　多集聚成簇，常弯曲，形如鸡爪，单枝根茎长 3~6cm，直径 0.3~0.8cm。表面灰黄色或黄褐色，粗糙，有不规则结节状隆起、须根及须根残基，有的节间表面平滑如茎秆，习称“过桥”。上部多残留褐色鳞叶，顶端常留有残余的茎或叶柄。质硬，断面不整齐，皮部橙红色或暗棕色，木部鲜黄色或橙黄色，呈放射状排列，髓部有的中空。气微，味极苦。

雅连　多为单枝，略呈圆柱形，微弯曲，长 4~8cm，直径 0.5~1cm。“过桥”

较长。顶端有少许残茎。

云连　弯曲呈钩状，多为单枝，较细小。

黄　　精

本品为百合科植物滇黄精 *Polygonatum kingianum* Coll. et Hemsl.、黄精 *Polygonatum sibiricum* Red. 或多花黄精 *Polygonatum cyrtonema* Hua 的干燥根茎。按形状不同，习称“大黄”“鸡头黄精”“姜形黄精”。春、秋二季采挖，除去须根，洗净，置沸水中略烫或蒸至透心，干燥。主产于浙江、湖南、湖北、山东、河南。具有补气养阴，健脾，润肺，益肾功效。用于脾胃气虚，体倦乏力，胃阴不足，口干食少，肺虚燥咳，劳嗽咳血，精血不足，腰膝酸软，须发早白，内热消渴。

【商品规格】

以块大、色黄、断面透明、质润泽者为佳。

大黄精　一等　每 1kg≤25 头。

二等　每 1kg 25~80 头。

三等　每 1kg≥ 80 头。

统货　不分大小。

鸡头黄精　一等　每 1kg≤75 头。

二等　每 1kg 75~150 头。

三等　每 1kg≥150 头。

统货　不分大小。

姜形黄精　一等　每 1kg≤110 头。

二等　每 1kg 110~210 头。

三等　每 1kg≥210 头。

统货　不分大小。

【鉴别经验】

正品　大黄精　呈肥厚肉质的结节块状，结节长可达 10cm 以上，宽 3~6cm，厚 2~3cm。表面淡黄色至黄棕色，具环节，有皱纹及须根痕，结节上侧茎痕呈圆盘状，圆周凹入，中部突出。质硬而韧，不易折断，断面角质样，淡黄色至黄棕色。气微，味甜，嚼之有黏性。

鸡头黄精　呈结节状弯柱形，长 3~10cm，直径 0.5~1.5cm。结节长 2~4cm，略呈圆锥形，常有分枝。表面黄白色或灰黄色，半透明，有纵皱纹，茎痕圆形，直径 5~8mm。

姜形黄精　呈长条结节块状，长短不等，常数个块状结节相连。表面灰黄

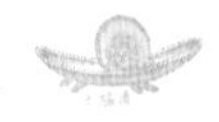

色或黄褐色，粗糙，结节上侧有突出的圆盘状茎痕，直径0.8~1.5cm。味苦者不可药用。

黄　药　子

本品为薯蓣科植物黄独 *Dioscorea bulbifera* L. 的块茎。别名黄独。冬前采挖块茎，洗净，切片晒干。主产于湖北孝感等地。具有清热凉血，解毒消瘿功效，用于解毒消肿，化痰散结，凉血止血。用于甲状腺肿大，淋巴结结核，咽喉肿痛，吐血，咯血，百日咳，癌肿；外用治疮疖。

【商品规格】

以片大、外皮灰黑色、断面黄色者为佳。

本品不分等级，均为统货。

【鉴别经验】

正品　多为横切片，呈圆形或类圆形，长4~7cm，厚0.3~1cm。外皮棕黑色，有皱纹，密布短小的细根及黄白色微凸起的根痕，切面淡黄色至棕黄色，平坦或略凸凹不平。质坚脆，折断面颗粒状。气微，味苦。

伪品　曾误用鬼灯擎为黄药子，现已纠正。

银　柴　胡

本品为石竹科植物银柴胡 *Stellaria dichotoma* L. var. *lanceolata* Bge. 的干燥根。别名白根子。春、夏间植株萌发或秋后茎叶枯萎时采挖，栽培品于种植后第三年9月中旬或第四年4月中旬采挖，除去残茎、须根及泥沙，晒干。主产于宁夏、内蒙古、甘肃等地。具有清虚热，除疳热功效。用于阴虚发热，骨蒸劳热，小儿疳热。

【商品规格】

以条长、外皮色浅黄、断面色黄白者为佳。

一等　直径>0.8cm，杂质≤0.5%。

二等　直径0.6~0.8cm，杂质≤1%。

统货　直径0.5~2.5cm，杂质不得过3%。

【鉴别经验】

正品　本品呈类圆柱形，偶有支根，长20~40cm，有的更长，直径1~2.5cm。根头部有多数茎的残基，呈疣状突起，习称“珍珠盘”。表面浅黄色，有明显的纵皱纹，常向左扭曲，有的可见细根断痕，呈凹陷的棕色小点状，习称“砂眼”。质较脆，易折断，断面不平整，疏松有裂隙，皮部甚薄，木部有黄白色相间的放射状纹理。气微，味甜。

混淆品　有的地区长期误将丝石竹根称山银柴胡，与银柴胡通用。现虽已纠正，但仍时有所见，两者气味有别，丝石竹根不可代银柴胡药用。

丝石竹　别名霞草、山蚂蚱菜、山银柴胡，为石竹科植物丝石竹 *Gypsophila oldhamiana* Miq. 的干燥根。中部以上有众多不规则疣状突起和支根痕有栓皮者棕色，有较粗扭曲的纵皱纹；去皮者黄白色，质硬较难折断，断面可见黄白相间的异型维管束 2~3 轮，气微，味苦、涩，苦味浓，口水起沫而有麻舌感。主产于山东济南、泰安等地。

麻黄根

本品为麻黄科植物草麻黄 *Ephedra sinica* Stapf 或中麻黄 *Ephedra intermedia* Schrenk et C.A.Mey. 的干燥根和根茎。秋末采挖，除去残茎、须根和泥沙，干燥。主产于内蒙古、辽宁、河北、甘肃、山西等地。具有固表止汗功效。用于自汗，盗汗。

【商品规格】

以质硬、外皮色红棕、断面色黄白者为佳。

本品不分等级，均为统货。

【鉴别经验】

正品　呈圆柱形，略弯曲，长 8~25cm，直径 0.5~1.5cm。表面红棕色或灰棕色，有纵皱纹和支根痕。外皮粗糙，易呈片状剥落。根茎具节，节间长 0.7~2cm，表面有横长突起的皮孔。体轻，质硬而脆，断面皮部黄白色，木部淡黄色或黄色，射线放射状，中心有髓。气微，味微苦。

商陆

本品为商陆科植物商陆 *Phytolacca acinosa* Roxb. 或垂序商陆 *Phytolacca americana* L. 的干燥根。秋季至次春采挖，除去须根和泥沙，切成块或片，晒干或阴干。主产于河北、山东。具有逐水消肿，通利二便功效。外用解毒散结。用于水肿胀满，二便不通；外用治痈肿疮毒。

【商品规格】

以块片大、色白者为佳。

本品不分等级，均为统货。

【鉴别经验】

正品　为横切或纵切的不规则块片，厚薄不等。外皮灰黄色或灰棕色。横切片弯曲不平，边缘皱缩，直径 2~8cm；切面浅黄棕色或黄白色，木部隆起，形成数个突起的同心性环轮。纵切片弯曲或卷曲，长 5~8cm，宽 1~2cm，木部呈平行条状突起。质硬。气微，味稍甜，久嚼麻舌。

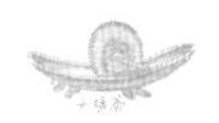

菊　三　七

本品为菊科植物菊三七 *Gynura japonica*（Thunb.）Juel. 的干燥块根。别名三七草，菊叶三七，土三七，血当归，牛头三七。秋后地上部分枯萎时采挖，除去残茎及泥土，晒干或鲜用。主产于江西、广东、广西、江苏等地。具有止血散瘀，消肿止痛，清热解毒功效。用于吐血，衄血，咯血，便血，崩漏，外伤出血，痛经，产后瘀滞，腹痛，跌打损伤，虫蛇咬伤。

【商品规格】

本品不分等级，均为统货。

【鉴别经验】

正品　呈拳形条状块，长 3~6cm，直径约 3cm。表面灰棕色或棕黄色，全体多有瘤状突起，突起物顶端常有茎基、牙痕，下部常有细根或细根断痕，断面淡黄色。气微，味淡、微苦。

猫　爪　草

本品为毛茛科植物小毛茛 *Ranunculus ternatus* Thunb. 的干燥块根。别名小毛茛、小毛茛根、猫爪。全年均可采挖，根挖出后剪去须根，晒干。主产于河南、江苏等地。具有化痰散结，解毒消肿功效。用于瘰疬痰核，疔疮肿毒，蛇虫咬伤。

【商品规格】

本品不分等级，均为统货。

【鉴别经验】

正品　呈纺锤形，多 5~6 个簇生，形似猫爪，长 0.3~1cm，直径 0.2~0.3cm。顶端有黄褐色茎残基，表面黄褐色或灰黄色，微有纵皱纹，并有点状须根痕和残须根。质坚硬，不易折断，断面类白色或黄白色，粉性。气微，味微甜。

菝　葜

本品为百合科植物菝葜 *Smilax china* L. 的干燥根茎。别名金刚藤。秋末至次年春采挖，除去须根，洗净，晒干或趁鲜切片，干燥。主产于浙江。具有利湿去浊，祛风除痹，解毒散瘀功效。用于小便淋浊，带下量多，风湿痹痛，疔疮痈肿。

【商品规格】

本品不分等级，均为统货。

【鉴别经验】

正品　为不规则块状或弯曲扁柱形，有结节状隆起，长 10~20cm，直径 2~4cm。表面黄棕色或紫棕色，具圆锥状突起的茎痕基，并残留坚硬的刺状须根残基或细根。质坚硬，难折断，断面呈棕黄色或红棕色，纤维性，可见点状维管束和多数小亮点。切片呈不规则形。厚 0.3~1cm，边缘不整齐，切面粗纤维性；质硬，折断时有粉尘飞扬。气微，味微苦、涩。

绵萆薢

本品为薯蓣科植物绵萆薢 *Dioscorea spongiosa* J.Q.Xi，M.Mizuno et W.L.Zhao 或福州薯蓣 *Dioscorea futschauensis* Uline ex R.Kunth 的干燥根茎。别名大萆薢、山畚箕、山薯、黄姜。秋、冬二季采挖，除去须根，洗净，切片，晒干。主产于湖北。具有利湿去浊，祛风除痹功效。用于膏淋，白浊，白带过多，风湿痹痛，关节不利，腰膝疼痛。

【商品规格】

本品不分等级，均为统货。

【鉴别经验】

正品　为不规则的斜切片，边缘不整齐，大小不一，厚 2~5mm。外皮黄棕色至黄褐色，有稀疏的须根残基，呈圆锥状突起。质疏松，略呈海绵状，切面灰白色至浅灰棕色，有黄棕色点状维管束散在。气微，味微苦。

绵马贯众

本品为鳞毛蕨科植物粗茎鳞毛蕨 *Dryopteris crassirhizoma* Nakai 的干燥根茎和叶柄残基。别名牛毛黄、绵马、贯众、野鸡膀子。秋季采挖，削去叶柄，须根，除去泥沙，晒干。主产于浙江、江西。具有清热解毒，驱虫功效。用于虫积腹痛，疮疡。

【商品规格】

本品不分等级，均为统货。

【鉴别经验】

正品　呈长倒卵形，略弯曲，上端钝圆或截形，下端较尖，有的纵剖为两半，长 7~20cm，直径 4~8cm。表面黄棕色至黑褐色，密被排列整齐的叶柄残基及鳞片，并有弯曲的须根。叶柄残基呈扁圆形，长 3~5cm，直径 0.5~1.0cm。表面有纵棱线，质硬而脆，断面略平坦，棕色，有黄白色维管束 5~13 个，环列；每个叶柄残基的外侧常有 3 条须根，鳞片条状披针形，全缘，常脱落。质坚硬，断面略平坦，深绿色至棕色，有黄白色维管束 5~13 个，环列；其外散有较多的叶迹维管束。气特异，味初淡而微涩，后渐苦、辛。

紫草

本品为紫草科植物新疆紫草 *Arnebia euchroma*（Royle）Johnst. 或内蒙紫草 *Arnebia guttata* Bunge 的干燥根。别名硬紫草、大紫草、茈草、紫丹、地血、鸦衔

草、紫草根、山紫草。春、秋二季采挖，除去泥沙，干燥。主产于云南、新疆。具有清热凉血，活血解毒，透疹消斑功效。用于血热毒盛，斑疹紫黑，麻疹不透，疮疡，湿疹，水火烫伤。

【商品规格】

一等　条粗大，色紫红，皮厚，无毛头。

二等　条较细小，皮薄，偶见毛头，残留泥沙。

统货　条粗细大小不一。

【鉴别经验】

正品　新疆紫草（软紫草）呈不规则的长圆柱形，多扭曲，长7~20cm，直径1~2.5cm。表面紫红色或紫褐色，皮部疏松，呈条形片状，常10余层重叠，易剥落。顶端有的可见分歧的茎残基。体轻，质松软，易折断，断面不整齐，木部较小，黄白色或黄色。气特异，味微苦、涩。内蒙紫草呈圆锥形或圆柱形，扭曲，长6~20cm，直径0.5~4cm。根头部略粗大，顶端有残茎1或多个，被短硬毛。表面紫红色或暗紫色，皮部略薄，常数层相叠，易剥离。质硬而脆，易折断，断面较整齐，皮部紫红色，木部较小，黄白色。气特异，味涩。

黑　三　棱

本品为莎草科植物荆三棱 *Scirpus fluviatilis*（Torr.）A.Gray（*Scirpus yagara* Ohwi）的干燥块茎。别名小黑三棱。冬季至次年春采挖，洗净，削去外皮，晒干。主产于吉林、安徽、江苏、山东等地。具有破血行气，消积止痛功效。用于血滞经闭，痛经，产后瘀阻腹痛，跌打瘀肿，腹中包块，食积腹痛。

【商品规格】

本品不分等级，均为统货。

【鉴别经验】

正品　撞去外皮者近圆形，削去外皮者有明显刀痕，下端略呈锥形，长2~3cm，直径2~3cm。表面灰白色，有残余的根茎疤痕及未去净的外皮黑斑。体轻而坚硬，极难折断，入水中漂浮于水面，稀有下沉者。碎断面平坦，黄白色或棕黄色。气微，味淡，嚼之微辛涩。

紫　菀

本品为菊科植物紫菀 *Aster tataricus* L.f. 的干燥根和根茎。春、秋二季采挖，除去有节的根茎（习称"母根"）和泥沙，编成辫状晒干，或直接晒干。主产于河北、山东、安徽等地。具有润肺下气，消痰止咳功效。用于痰多喘咳，新久咳嗽，劳嗽咳血。

【商品规格】

以根长、色紫、质柔韧者为佳。

本品不分等级，均为统货。

【鉴别经验】

正品　根茎呈圆锥形或不规则块状。长2~6cm，直径1.5~3cm。上方生有多数茎基及叶柄残基，下方生有多数细而长的须根，多编成辫状，辫内常夹有土块。表面紫棕色，有纵纹。质柔软，气微弱，味甜。

混淆品　马蹄紫菀　为菊科植物橐吾属的多种橐吾的根。别名土紫菀、山紫菀、硬紫菀。其性状不一，一般根茎为扁圆块状，直径2~6cm。上方有残茎痕，常残存许多褐色毛须，下方有多数细长的根，长5~18cm，直径0.2~0.3cm。表面灰褐色或棕褐色，有纵纹及须根。质实而脆，易折断。气微，味辛辣。

漏　芦

本品为菊科植物祁州漏芦 *Rhaponticum uniflorum*（L.）DC. 的干燥根。别名狼头花、野兰、鬼油麻。春、秋二季采挖，除去须根和泥沙，晒干。主产于山东、河北、河南。具有清热解毒，消痈功效。用于乳痈肿痛，痈疽发背，瘰疬疮毒，乳汁不通，湿痹拘挛。

【商品规格】

以根粗大、质坚、色灰黑者为佳。

本品不分等级，均为统货。

【鉴别经验】

正品　呈圆锥形或扁片块状，多扭曲，长短不一，直径1~2.5cm。表面暗棕色、灰褐色或黑褐色，粗糙，具纵沟及菱形的网状裂隙。外层易剥落，根头部膨大，有残茎和鳞片状叶基，顶端有灰白色绒毛。体轻，质脆，易折断，断面不整齐，灰黄色，有裂隙，中心有的呈星状裂隙，灰黑色或棕黑色。气特异，味微苦。

薤　白

本品为百合科植物小根蒜 *Allium macrostemon* Bge. 或薤 *Allium chinense* G.Don 的干燥鳞茎。别名野蒜、山蒜、泽蒜、拉拉蒜。夏、秋二季采挖，洗净，除去须根，蒸透或置沸水中烫透，晒干。主产于山东、河北、江苏以及东北等地。具有通阳散结，行气导滞功效。用于胸痹心痛，脘腹痞满胀痛，泻痢后重。

【商品规格】

以个大、质硬、饱满、色黄白、半透明者为佳。

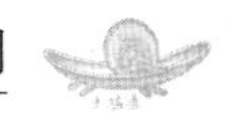

本品不分等级，均为统货。

【鉴别经验】

正品　本品呈不规则的卵圆形，高 0.5~1.5cm，直径 0.5~1.8cm。表面黄白色或淡黄棕色，皱缩，半透明，有类白色膜质鳞片包被，底部有凸起的鳞茎盘。质硬，断面角质样。有蒜臭气，味微辣。

藁　本

本品为伞形科植物藁本 *Ligusticum sinense* Oliv. 或辽藁本 *Ligusticum jeholense* Nakai et Kitag. 的干燥根茎及根。别名西芎藁本、山藁本、辽藁本。秋季茎叶枯萎或次春出苗时采挖，除去泥沙，晒干或烘干。西芎藁本主产于四川、湖北、陕西；辽藁本产于河北、辽宁、山东、山西、内蒙古等地。具有祛风，散寒，除湿，止痛功效。用于风寒感冒，颠顶疼痛，风湿痹痛。

【商品规格】

以身干、整齐、香气浓者为佳。

本品分西芎藁本和辽藁本两种。有的地区多习销辽藁本，西芎藁本使用较少。

辽藁本野生品　选货　根长 ≥ 8.0cm，直径 ≥ 2.0cm。

统货　根长 1.0~8.0cm，直径 0.6~2.0cm。

辽藁本栽培品　选货　根长 ≥ 9.0cm，直径 ≥ 1.8cm。

统货　根长 1.0~9.0cm，直径 0.6~1.8cm。

藁本野生品　选货　根长 ≥ 7.4cm，直径 ≥ 1.6cm。

统货　根长 3.0~7.4cm，直径 1.0~1.6cm。

【鉴别经验】

正品　西芎藁本　根茎呈不规则结节状圆柱形，稍扭曲，略有分枝，长 3~10cm，直径 1~2cm。表面黄棕色或暗棕色，有纵皱纹，栓皮易剥脱，上端有一至数个圆孔状茎基，下侧有点状须根残痕。体轻，质较硬，折断面淡黄色或黄白色，纤维性。气浓香，味辛、苦，微麻。

辽藁本　根茎呈不规则圆柱状或团块状，长 2~10cm，直径 0.5~1.5cm。表面棕褐色，上端有数个丛生的叶基及突起的节，下端有多数细长而弯曲的根，根茎及根均有点状须根痕。气浓香，味辛、苦，微麻。

混淆品　近年由新疆调入鞘山芎的根茎代藁本用，但非习销品。可否代藁本用尚无据可依。

新疆藁　本于伞形科植物鞘山芎 *Conioselinum vaginatum*（Spreng.）Thell. 的干燥根茎。主产于新疆昭苏、新源、裕民、哈巴河等地。呈不规则的团块状，大者如拳，体轻泡，表面粗糙，淡黄棕色，纤维性特强，切断面纤维粗，有藁本的香气，但微弱，味微苦，稍麻。

藕　节

本品为睡莲科植物莲 *Nelumbo nucifera* Gaertn. 的干燥根茎节部。秋、冬二季采挖根茎（藕），切取节部，洗净，晒干，除去须根。主产于山东、河北、河南等地。具有收敛止血，化瘀功效。用于吐血，咯血，衄血，尿血，崩漏。

【商品规格】

以节部黑褐色、两头白色、无须根者为佳。

本品不分等级，均为统货。

【鉴别经验】

正品　呈短圆柱形，中部稍膨大，长2~4cm，直径约2cm。表面灰黄色至灰棕色，有残存的须根和须根痕，偶见暗红棕色的鳞叶残基，两端有残留的藕，表面皱缩，有纵纹。质硬，断面有多数类圆形的孔。气微，味微甘、涩。

二、果实种子类

八角茴香

本品为木兰科植物八角茴香 *Illicium verum* Hook.f. 的干燥成熟果实。别名大茴香、八角、大八角、原油茴。秋、冬二季果实由绿变黄时采摘，置沸水中略烫后干燥或直接干燥。主产于广东、广西、海南、云南。具有温阳散寒，理气止痛功效。用于寒疝腹痛，肾虚腰痛，胃寒呕吐，脘腹冷痛。

【商品规格】

以个大、完整、色红棕、香气浓者为佳。

历史上分南宁八角和北海八角。南宁八角，主产于广西，以果肥色红者为优。北海八角，主产于广西，多集散于北海，果瘦、色黑，质次。

现药用多不分规格。

【鉴别经验】

正品　果实通常是由8个蓇葖果轮状排列而成的聚合果。直径3~4cm，基部着生在一个共同的轴上，表面红棕色或褐色，轴下面有一弯曲成钩状的果柄，长1~3cm。单一蓇葖果小艇形，长1~2cm，宽约1cm，先端钝或钝尖，微弯曲，果皮较厚，具有浓郁特异香气，味甜。

伪品　20世纪60年代有的地区曾发现有毒莽草充大茴香，经动物实验小鼠全部死亡。另据报道食后中毒的实例也不少，应注意区别，防止中毒事故的发生。

莽草　为木兰科植物莽草 *Illicium lanceolatum* A.C.Smith 的干燥果实。

莽草果实通常是由11~13个蓇葖果轮状排列而成的聚合果，基部着生于一个共同的轴上，红褐色，轴下有一弯曲的柄，单一蓇葖果瘦小，先端有一较长而向后弯曲的钩状尖头。果皮较薄，具特异芳香气，味淡，久尝麻舌。

红茴香　为木兰科植物红茴香 *Illicium henryi* Diels 的干燥成熟果实。果实通常是由7~8个瘦小蓇葖果轮状排列而成的聚合果。单一蓇葖果呈鸟喙状，先端渐尖，略弯曲，果皮较薄，具特异香气，尝之先微酸而后甜，有毒。

野八角　为木兰科植物野八角 *Illicium majus* Hook.f. et Thoms. 的干燥成熟果实。果实通常是由10~14个蓇葖果轮状排列而成的聚合果，单一蓇葖果呈不规则的锥形，先端长渐尖略弯曲，呈长鸟喙状，果皮较薄，微具特异香气，味淡，久尝有麻辣感。

刀　豆

本品为豆科植物刀豆 *Canavalia gladiata*（Jacq.）DC. 的干燥成熟种子。别名挟剑豆、野刀板藤、葛豆、刀豆角。秋季种子成熟时采收，果实晒干，剥取种子。主产于江苏、湖北、安徽、四川等地。具有温中，下气，止呃功效。用于虚寒呃逆，呕吐。

【商品规格】

以粒大、饱满、色淡红者为佳。

本品不分等级，均为统货。

【鉴别经验】

正品　呈扁卵形或扁肾形，长约2.5~3.5cm，宽约1~2cm。表面淡红色至红紫色，微皱缩，略有光泽，边缘具眉状灰黑色种脐，长约1.5~3cm。种脐上有灰白细纹三条，种脐约为种子的3/4，有的可见淡棕色珠柄残基。质坚硬，难破碎，种皮革质，内表面棕绿色而光亮，子叶呈黄白色。气微，嚼之有豆腥气。

大 风 子

本品为大风子科植物大风子 *Hydnocarpus anthelmintica* Pierre ex Laness 和海南大风子 *H. hainanensis*（Merr.）Sleum. 的干燥成熟种子。别名大枫子、麻风子、驱虫大风子。4—6月采摘成熟果实，除去果皮，取出种子，晒干。主产于越南、泰国、马来西亚、缅甸，以及中国台湾、广西、云南等地。具有祛风燥湿，攻毒杀虫功效。用于麻风，杨梅疮，疥癣，酒渣鼻，痤疮。

【商品规格】

以个大、种仁饱满、色白、油性足者为佳。

本品不分等级，均为统货。

【鉴别经验】

正品　大风子　呈不规则的卵圆形，有钝棱，长1~2.5cm，直径1~2cm。表面灰棕色或黑棕色，较小的一端有放射状沟纹，另一端有珠孔。种皮坚硬，厚1.5~2mm，内表面光滑，浅黄色或黄白色。种仁不规则长卵形，外被红棕色或暗紫色薄膜。胚乳白色，富脂肪，略显蜡质，中央子叶两片，黄白色，胚根位于较大的一端。无臭、无味。

海南大风子　呈不规则的四面体，一端隆起，三面稍平，长1~2cm，直径0.5~1cm。表面灰黄色至灰褐色，有多数隆起的纵脉纹，种脐位于种子的一端，另一端有珠孔。种皮硬而脆，厚约0.5mm，易碎，种仁不规则长卵形，外被暗紫色薄膜，具细皱纹，胚乳显棕色，子叶两片，心形稍尖，色较浅。无臭、无味。

缅甸大风子　呈不规则的卵圆形，长2~3cm，直径1~1.5cm。表面黄色，平滑、纹理不明显。种皮较薄而脆，大约1mm，易碎。种子较大，外被紫黑色薄膜。子叶两片，心形稍尖。无臭、无味。

大　腹　皮

本品为棕榈科植物槟榔 *Areca catechu* L. 的干燥果皮。别名槟榔皮、大腹毛、茯毛。冬季至次春采收未成熟的果实，煮后干燥，纵剖两瓣，剥取果皮，习称“大腹皮”。春末至秋初采收成熟果实，煮后干燥，剥取果皮，打松，晒干，习称“大腹毛”。主产于广东、云南、台湾。广西、福建亦产。具有行气宽中，行水消肿功效。用于湿阻气滞，脘腹胀闷，大便不爽，水肿胀满，脚气浮肿，小便不利。

【商品规格】

大腹皮以色深褐、皱皮结实者为佳。大腹毛以色黄白、质柔韧者为佳。

本品不分等级，均为统货。

【鉴别经验】

正品　略呈椭圆形或长卵形瓢状，长4~7cm，宽2~3.5cm，厚0.2~0.5cm。外果皮深棕色至近黑色，具不规则的纵皱纹及隆起的横纹，顶端有花柱残痕，基部有果梗及残存萼片。内果皮凹陷，褐色或深棕色，光滑，呈硬壳状。体轻，质硬，纵向撕裂后可见中果皮纤维。气微，味微涩。

大腹毛　略呈椭圆形或瓢状。外果皮多已脱落或残存。中果皮棕毛状，黄白色或淡棕色，疏松质柔。内果皮硬壳状，黄棕色或棕色，内表面光滑，有时纵向破裂。气微，味淡。

大　豆　黄　卷

本品为豆科植物大豆 *Glycine max*（L.）Merr. 的成熟种子经发芽干燥的炮

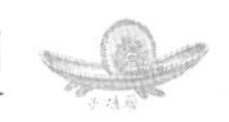

制加工品。别名卷蘖、大豆蘖、黄卷、黄卷皮。取净大豆，用水浸泡至膨胀，放去水，用温布覆盖，每日淋水二次，待芽长至 0.5~1cm 时，取出，干燥。全国各地均产。具有解表祛暑，清热利湿功效。用于暑湿感冒，湿温初起，发热汗少，胸闷脘痞，肢体酸重，小便不利。

【商品规格】

以粒饱满、显皱纹、带芽者为佳。

本品不分等级，均为统货。

【鉴别经验】

正品　略呈肾形，长约 8mm，宽约 6mm。表面黄色或黄棕色，微皱缩，一侧有明显的脐点；一端有 1 弯曲胚根。外皮质脆，多破裂或脱落。子叶 2 枚，黄色。气微，味淡，嚼之有豆腥味。

山　楂

本品为蔷薇科植物山里红 *Crataegus pinnatifida* Bge. var. *major* N.E.Br. 或山楂 *Crataegus pinnatlfida* Bge. 的干燥果实。别名酸楂。秋季果实成熟时采收，切片，干燥。主产于山东、河北、河南等地。具有消食健胃，行气散瘀功效。用于肉食积滞，胃脘胀满，疝气疼痛，高脂血症。

【商品规格】

以个匀、色梅红者为佳。

一等　片径 ≥ 2cm。

二等　片径 ≥ 1.5cm。

三等　片径 ≥ 1.0cm。

【鉴别经验】

正品　北山楂　饮片圆形，皱缩不平，直径 1~2.5cm，厚 0.2~0.4cm。外皮红色，具皱纹，有灰白色小斑点，果肉深黄色至浅棕色。中间横切面具 5 粒浅黄色果核，但核多脱落而中空，有的片上可见短而细的果柄或花萼残基。气清香，味酸，微甜。

南山楂　果实呈小的类球形，直径 0.8~1.4cm，有的压成饼状，表面棕色至红棕色，并有细密皱纹，顶端凹陷，有花萼残迹，基部有果梗或已脱落。质硬，果肉薄，无臭味，微酸涩。

伪品　移木衣　为蔷薇科植物移木衣 *Docynia delavay*（Franch.）Schneid 的干燥果实。主产于云南、四川。果实呈椭圆形，比山楂个大，多为横切片，间有少量纵切片，直径 2~3cm，厚约 0.3~0.7cm。外表紫红色或红棕色，有细皱纹，略具蜡样光泽。果肉厚，棕黄色或红棕色，中央有分成 5 室的硬隔，每室种子 4 至多枚，种子较扁小而窄，果核软骨质或纸质，不如山楂核硬，常脱落。气微，味酸涩微甜。

楸子（海棠果）　为蔷薇科植物楸子 *Malus prunifolia*（Willd.）Borkh. 的干燥果实。主产于山东、河北、河南等地。多为横切圆形片，少有纵切片，皱缩不平，直径 1~3cm，厚 0.3~0.4cm。外表皮深红色有光泽，果肉深黄色至浅棕色，中间横切片种子 5 室，每室种子多为 1 枚，肉果，皮纸质，略呈五星状，种子多已脱落而中空。气微，味甜，微酸。

山　茱　萸

本品为山茱萸科植物山茱萸 *Cornus officinalis* Sieb. et Zucc. 的干燥成熟果肉。别名枣皮、萸肉。秋末冬初果皮变红时采收果实，用文火烘或置沸水中略烫后，及时除去果核，干燥。主产于浙江、安徽、陕西、河南、湖北等地。具有补益肝肾，涩精，收涩固脱功效。用于眩晕耳鸣，腰膝酸痛，阳痿遗精，遗尿尿频，崩漏带下，大汗虚脱，内热消渴。

【商品规格】

以皮肥厚、色红、油润者为佳。

本品不分等级，均为统货。

【鉴别经验】

正品　果肉呈不规则的片状或囊状，长 1.2~1.6cm. 宽 1~1.5cm。果皮皱缩压扁，厚 0.1cm。表面鲜红、紫红色至暗红色，光亮有网状皱纹，内表面光滑，有少数纵脉纹。先端有一圆形的花萼痕迹，基部具点状果柄痕，皮软润，薄革质。果核椭圆形，长 1~1.4cm，灰黄色；切开白色，含油质。微有香气，味酸涩，微苦。

伪品　滇枣皮　为鼠李科植物滇刺枣 *Zizyphus mauritiana* Laml 的果皮。别名酸枣皮、西西果皮。果皮皱缩压扁，多呈不规则片状，稍卷缩，长 2~3cm，宽 1~2cm，厚 0.2cm，表面红棕色或棕褐色，内表面平滑或具疏松的果肉。果皮质地硬而脆，潮湿时稍柔软，革质状。气微特异，味酸。

泰山萸肉　为小檗科植物小檗 *Berberis amurensis* Rupr. 的干燥果实。果实呈椭圆形，长 0.4~0.6cm。表面红色或暗红棕色（久贮色黑），具皱纹。顶端有一明显的圆盘形柱头，基部有时可见残留果柄，内含长圆形种子两枚，如同柏子仁大小。味甚酸微涩。

山荆子　为蔷薇科植物山荆子 *Malus baccata*（L.）Barkh 的干燥成熟果实，经加工压扁而成。果实呈类圆球形，多已压扁破裂，并去掉果柄和压去部分种子，与压扁的小南山楂相似。表面紫红色或紫黑色，皱缩，有光泽。残留

的种子宽卵形，长约0.4cm，宽约0.3cm。表面橘红色，光滑，有光泽。种皮革质，质硬。气微，味微酸。

其他说明　此外，尚有葡萄干的加工品、山楂果实的边皮掺入萸肉者。

千　金　子

本品为大戟科植物续随子 *Euphorbia lathyris* L. 的干燥成熟种子。别名千两金、滩板救、续随子、联步、菩萨豆。夏、秋二季果实成熟时采收，除去杂质，干燥。主产于河北、河南、浙江。此外，四川、辽宁、吉林、湖南、广西等地亦产。具有泻下逐水，破血消癥功效。外用疗癣蚀疣。用于二便不通，水肿，痰饮，积滞胀满，血瘀经闭。外用治顽癣。

【商品规格】

以粒大、种仁色白、油性足者为佳。

本品不分等级，均为统货。

【鉴别经验】

正品　呈椭圆形或倒卵形，长约5mm，直径约4mm。表面灰棕色或灰褐色，具不规则网状皱纹，网孔凹陷处灰黑色，形成细斑点。一侧有纵沟状种脊，顶端为突起的合点，下端为线形种脐，基部有类白色突起的种阜或具脱落后的疤痕。种皮薄脆，种仁白色或黄白色，富油质。气微，味辛。

川　楝　子

本品为楝科植物川楝 *Melia toosendan* Sieb. et Zucc. 的成熟果实。别名金铃子、川楝实、楝实。冬季果实成熟时采收，除去杂质，干燥。主产于四川、云南等地。具有疏肝泄热，行气止痛，杀虫功效。用于肝郁化火，胸胁、脘腹胀痛，疝气疼痛，虫积腹痛。

【商品规格】

以个大、饱满、外皮金黄色、果肉色黄白者为佳。

一等　直径在2.5~3.2cm，个头均匀，杂质不得过1%。

二等　直径在2~2.5cm，个头均匀。

统货　直径在2~3.2cm，大小不均。

【鉴别经验】

正品　呈类球形，直径2~3.2cm。表面金黄色至棕黄色，微有光泽，多饱满，少数凹陷或皱缩，具深棕色小点。顶端有花柱残痕，基部凹陷，有果梗痕，外果皮革质与果肉间常成空隙，果肉松软，淡黄色。果核球形或卵圆形，质坚硬，两端平截，有6~8条纵棱，内分6~8室，每室含黑棕色长圆形的种子1枚。气特异，味酸苦。

女　贞　子

本品为木犀科植物女贞 *Ligustrum lucidum* Ait. 的干燥成熟果实。别名冬青子、爆格蚤、白蜡树子、鼠梓子。冬季果实变紫成熟时采收，除去枝叶，晒干。主产于江苏、山东、河北等地。具有滋补肝肾，明目乌发功效。用于肝肾阴虚，眩晕耳鸣，腰膝酸软，须发早白，目暗不明，内热消渴，骨蒸潮热。

【商品规格】

以粒大、饱满、色黑紫者为佳。

本品不分等级，均为统货。

【鉴别经验】

本品　呈卵形、椭圆形或肾形，长 0.6~0.8cm，直径 0.3~0.5cm。表面黑紫色或灰黑色，皱缩不平，基部有果梗痕或具宿萼及短梗。体轻。外果皮薄，中果皮较松软，易剥离，内果皮木质，黄棕色，具纵棱，破开后种子通常为 1 枚，有时 2 枚，肾形，紫黑色，油性。无臭，味甘、微苦涩。

混淆品　小蜡呈类球形，长 0.4~0.7cm，直径 0.4~0.5cm。表面呈紫色或灰黑色，皱缩，基部具萼，其下有果柄痕或短果柄。体轻，外果皮薄，中果皮较松软，易剥离，内果皮木质，棕褐色，破开后种子通常为 2 枚，有时 1 枚，椭圆形，油性。气微，味甘微苦涩。

小　茴　香

本品为伞形科植物小茴香 *Foeniculum vulgare* Mill. 的干燥果实。别名怀香、茴香、小怀香、茴香子。秋季果实初熟时采割种植，晒干，打下果实，除去杂质。主产于河南、河北、山西、内蒙古、陕西、四川、重庆等地。具有散寒止痛，理气和胃功效。用于寒疝腹痛，睾丸偏坠，痛经，少腹冷痛，脘腹胀痛，食少吐泻。

【商品规格】

以颗粒均匀、饱满、黄绿色、香气浓厚、无杂质者为佳。

历史上分川谷香和西小茴。川谷香产于四川，西小茴产于内蒙古、山西等地，以内蒙古产者气味好。

本品不分等级，均为统货。

【鉴别经验】

正品　果实呈小圆柱形，两端略尖，微弯曲，长 0.4~0.8cm，直径 0.2~0.3cm。表面黄绿色或淡黄色，顶端有褐色突起的花柱基，基部有时可见细果柄，药材中有时分裂成两个小分果，分果呈长椭圆形，背面隆起，有五条明显隆起的肋腺，腹面较平。具特异的香气，味微甜、辛。

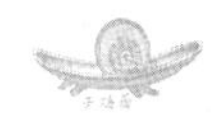

混淆品 莳罗子 为伞形科植物莳罗 *Anethum graveolens* L. 的干燥成熟果实。果实多已分裂成分果，分果呈扁平椭圆形，长 0.3~0.5cm，宽 0.15~0.3cm，厚约 0.1cm。表面棕色或浅棕色，背面有三条微隆起的肋腺，边缘肋线延展呈翅状，腹面中央有一条棱线。果皮内含种子一枚，富油性，气芳香，味辛凉。

毒芹子 为伞形科植物毒芹 *Cicuta virosa* L. 的干燥果实，一般不入药，只供调料用，多食有毒。完整的双悬果，卵圆形，基部有长果柄，顶端有柱状残迹。表面黄绿色或灰棕色，分果呈广卵形，背面隆起有明显的纵直肋腺 5 条。气香，味微辛。

马 钱 子

本品为马钱子科植物马钱子 *Strychnos nux-vomica* L. 的干燥成熟种子。别名马钱、车里马钱、云南马钱。9—10 月采摘果实，取其种子，除去果肉，晒干。主产于印度、缅甸、泰国，我国广东、海南有引种。具有通络止痛、散结消肿功效。用于跌打损伤，骨折肿痛，风湿顽痹，麻木瘫痪，痈疽疮毒，咽喉肿痛。

【商品规格】

以个大、肉厚、坚质、色黄、有光泽者为佳。

本品不分等级，均为统货。

【鉴别经验】

正品 呈扁圆形纽扣状，直径 1.5~3cm，厚 0.5~0.6cm，常一面隆起，一面凹下，表面密被灰棕色或灰绿色丝状茸毛，自中间向四周呈放射状排列。有光泽，边缘稍隆起，较厚。边缘有一小突起的珠孔，底面中心有突起的圆点状种脐。质坚硬。平行剖面可见淡黄色胚乳，角质状，子叶心形，叶脉 5~7 条。无臭，味极苦。

混淆品 山马钱子、牛眼马钱子的性状与正品马钱子不同，应注意鉴别。

马 兜 铃

本品为马兜铃科植物北马兜铃 *Aristolochia contorta* Bunge 的干燥成熟果实。秋季果实变黄时采收，干燥。主产于山东、河北等地。具有清肺降气，止咳平喘，清肠消痔功效。用于肺热咳喘，痰中带血，肠热痔血，痔疮肿痛。

【商品规格】

以个大、完整、色黄绿、种子充实者为佳。

本品不分等级，均为统货。

【鉴别经验】

正品 呈倒卵形或椭圆形，长 2~4.5cm，宽 1.8~3cm。顶端平截，基部略尖，果柄长 2~5cm，表面暗绿色，黄棕色或棕褐色。果实成熟后，自茎部沿室间开裂，果柄亦裂成绒状，每果瓣中央有一条波状弯曲的背缝线及横向平行的细网纹,网纹上多具颗粒状凸起,果突 6 室,内果皮及中隔淡黄色或黄白色,光滑,有浅棕色横向或斜向条纹。每室种子 1 列,20~36 个叠置,种子扁而薄,呈钝三角形、梯形或扇形,边缘有翅,淡棕色不透明。种仁深棕色,多呈椭圆形或扁心形,种脊细长,合点横生,稍下凹,种脐三角状,尖端线状,果皮薄而脆,具特异香气,味微苦。呈短矩圆形,长 2.5~5.5cm,宽 2~3.2cm。两端平截或基部钝圆,表面黄棕色或棕褐色,较光滑,背缝线及横向细网纹略平直,每室种子 30~40 枚,呈钝三角形,种仁心形。

马　槟　榔

本品为白花菜科植物马槟榔 *Capparis masaikaii* Levl. 的干燥成熟种子。别名马金囊、水槟榔、紫槟榔。冬季采收果实,破壳取出种子,晒干。主产于云南、广西、广东等地。具有清热解毒功效。用于热病咽喉肿痛,疮疡肿毒。

【商品规格】

本品不分等级,均为统货。

【鉴别经验】

正品　呈不规则的扁圆形,直径 1~2cm。表面棕褐色,常有黑褐色果肉残留。种子边缘有鸟嘴状凸起,其凹处可见类三角形的种脐,胚乳膜质。种皮内表面及胚乳表面均可见紫棕色弯月形的种脊斑痕,种仁黄白色,胚轴长,子叶折叠,盘旋弯曲,如蜗牛状。气微,味微涩、腥、甜。

王 不 留 行

本品为石竹科植物麦蓝菜 *Vaccaria segetalis*(Neck.)Garcke 的干燥成熟种子。别名不留子、留行子、王牡牛。夏季果实成熟、果皮尚未开裂时采割植株,晒干,打下种子,除去杂质,再晒干。全国大部分地区均产。具有活血通经,利尿通淋,下乳消肿功效。用于经闭,痛经,乳汁不下,乳痈肿痛,淋证涩痛。

【商品规格】

本品不分等级,均为统货。

【鉴别经验】

本品　呈球形,直径约 0.2cm。表面黑色,有的红棕色,略有光泽,有细密的颗粒状突起,一侧有凹陷的纵沟,质硬,破开后可见乳白色的胚。味微涩苦。

混淆品　王不留行的混淆品,地区间使用品种不同。有的地区误用四籽野豌豆、野豌豆作王不留行使用,应注意。

四籽野豌豆　为豆科植物四籽野豌豆 *Vicia tetrasperma*(L)Moerich 的种子。产于陕西、长江流域、西南各地,生于路旁、田边。种子呈圆球形,直径 0.2~0.5cm,表面棕色或黑棕色,种脐棕色。

野豌豆 为豆科植物野豌豆 *Vicia sativa* L. 的种子。产于西南、西北各地，生于田间、路旁、河旁。种子呈略扁的圆球形，直径 0.2~0.4cm。表面黑棕色或黑色。种脐白色。质坚硬，剖开后可见两片黄白色大形子叶。无香气，味淡，有豆腥气。

木 瓜

本品为蔷薇科植物贴梗海棠 *Chaenomeles speciosa*（Sweet）Nakai 的干燥近成熟果实。别名宣木瓜、皱皮木瓜。主产于安徽、浙江、湖北、四川、云南等地。具有平肝舒筋，和胃化湿功效。用于湿痹拘挛，腰膝关节酸重疼痛，吐泻转筋，脚气水肿。

【商品规格】

以皮皱、质坚实、味酸者为佳。

选货 长度≥6cm。

统货 长度≥4cm。

【鉴别经验】

正品 多呈纵剖对半的长圆形，长 4~9cm，宽 2~5cm，厚 1~2.5cm。外表紫红色或红棕色，有不规则的深皱纹。剖面边缘向内卷曲，果肉红棕色，中心部分凹陷，棕黄色。种子扁长三角形，多脱落。脱落处平滑光亮，质坚硬。气微清香，味酸。

混淆品 榠楂 为蔷薇科植物榠楂 *Chaenomeles sinensis*（Thouin）Koehne 的干燥成熟果实。别名土木瓜、光皮木瓜、木梨。产于山东菏泽等地。果实为梨果，多纵剖 2~4 瓣。外表红棕色，光滑无皱或稍粗糙有细纹理。剖开面较饱满，果肉粗糙而显颗粒性。种子多数密集，每室 40~50 枚，红棕色，呈扁平三角形。果肉味微酸涩，嚼之有沙砾感。

木 蝴 蝶

本品为紫葳科植物木蝴蝶 *Oroxylum indicum*（L.）Vent. 的干燥成熟种子。别名千张纸。12 月采摘成熟果实，取出种子，晒干。主产于云南、广西、贵州等地。具有清肺利咽，疏肝和胃功效。用于肺热咳嗽，喉痹，音哑，肝胃气痛。

【商品规格】

以色白张大、柔软、有光泽者为佳。

本品不分等级，均为统货。

【鉴别经验】

正品 呈类椭圆形，略似蝶形薄片，长 5~8cm，宽 3.5~4.5cm。表面浅黄白色，种子自基部外延长成宽大菲薄的翅状种皮，翅半透明，有绢丝样光泽。上

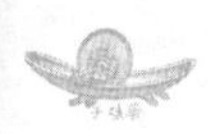

有放射状纹理，边缘多破裂。体轻，剥去种皮，可见一层薄膜状的胚乳紧裹于子叶之外，子叶 2 枚，蝶形，黄绿色或黄色，长 1~1.5cm。气微，味微苦。

木鳖子

本品为葫芦科植物木鳖 *Momordica cochinchinensis*（Lour.）Spreng. 的干燥成熟种子。别名木鳖藤。冬季采收成熟果实，剖开，晒至半干，除去果肉，取出种子，干燥。主产于云南。具有散结消肿，攻毒疗疮功效。用于疮疡肿毒，乳痈，瘰疬，痔漏，干癣，秃疮。

【商品规格】

以籽粒饱满、不破裂、体重、内仁黄白色、不泛油者为佳。

本品不分等级，均为统货。

【鉴别经验】

正品　呈扁平圆板状，中间稍隆起或微凹陷，直径 2~4cm，厚约 0.5cm。表面灰棕色至黑褐色，有网状花纹，在边缘较大的一个齿状突起上有浅黄色种脐。外种皮质硬而脆，内种皮灰绿色，绒毛样。子叶 2 枚，黄白色，富油性。有特殊的油腻气，味苦。

五味子

本品为木兰科植物五味子 *Schisandra chinensis*（Turcz.）Baill. 的干燥成熟果实。习称“北五味子”。秋季果实成熟时采摘，晒干或蒸后晒干，除去果梗和杂质。主产地辽宁、吉林、黑龙江。具有收敛固涩，益气生津，补肾宁心功效。用于久嗽虚喘，梦遗滑精，遗尿尿频，久泻不止，自汗盗汗，津伤口渴，内热消渴，心悸失眠。

【商品规格】

以粒大、肉厚者为佳。

一等　干瘪粒不超过 2%。

二等　干瘪粒不超过 20%

【鉴别经验】

正品　呈不规则的球形或扁球形，直径 5~8mm。表面红色、紫红色或暗红色，皱缩，显油润；有的表面呈黑红色或出现“白霜”。果肉柔软，种子 1~2 粒，肾形，表面棕黄色，有光泽，种皮薄而脆。果肉气微，味酸；种子破碎后，有香气，味辛、微苦。

车前子

本品为车前科植物车前 *Plantago asiatica* L. 或平车前 *Plantago depressa* Willd. 的干燥成熟种子。别名车前实、凤眼前仁。夏、秋两季种子成熟时采摘

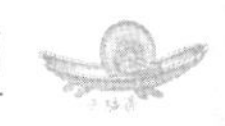

果穗，晒干，搓出种子，除去杂质。主产于河北、山东、江西、安徽等地。具有清热利尿通淋，渗湿止泻，明目，祛痰功效。用于热淋涩痛，水肿胀满，暑湿泄泻，目赤肿痛，痰热咳嗽。

【商品规格】

以粒大、均匀饱满、色黑、无杂质者为佳。

大粒车前子　长≥1.2mm，宽≥0.6mm，色泽光亮，白色小凹点明显。

小粒车前子　长<1.2mm，宽<0.6mm，呈浅黄棕色至棕褐色，椭圆形，边缘无截样。

统货。

【鉴别经验】

正品　呈椭圆形、不规则长圆形或三角状长圆形，略扁，长约2mm，宽为1mm。表面黄棕色至黑褐色，有细皱纹，一面有灰白色凹点状种脐。质硬，气微，味淡。种子遇水有黏液释出，气微，嚼之稍有黏性。

混淆品　**小车前**　种子形状稍大，气微，味稍咸。

荆芥　种子闻之有荆芥的香气，可以鉴别。

牛　蒡　子

本品为菊科植物牛蒡 *Arctium lappa* L. 的干燥果实。别名大力子、牛子。秋季果实成熟时采收果序，晒干，打下果实，除去杂质，再晒干。主产于浙江、吉林、辽宁、黑龙江、河北、新疆、山东等地。具有疏散风热，宣肺透疹，解毒利咽功效。用于风热感冒，咳嗽痰多，麻疹，风疹，咽喉肿痛，痄腮，丹毒，痈肿疮毒。

【商品规格】

选货　颗粒饱满，大小均匀，含杂率≤1.5%，瘪粒率≤3%。

统货　颗粒不饱满，大小不均匀，含杂率≤3%，瘪粒率≤5%

【鉴别经验】

正品　呈倒卵形，略扁，微弯曲，长0.5~0.7cm，宽0.2~0.3cm。表面灰褐色，带黑色斑点，有数条纵棱，通常中间1~2条明显。顶端宽，有圆环，中间具点状花柱残迹，基部略窄，果皮较厚。破开后可见子叶两枚，淡黄白色，富油性。味苦后微辛而稍麻舌。

混淆品　**猬菊子**　为菊科植物猬菊 *Takaikatzuchia lomonossowii*（Trautv）Kitag. et Kitam. 的干燥种子。种子呈长倒卵形，略扁而直，长0.4~0.5cm，宽0.2~0.3cm。表面花白色或浅褐色，略带黑色斑点，有4条明显的纵棱，棱间有横向突起皱纹，显横纹状，顶端突而显微尖。

乌　梅

本品为蔷薇科植物梅 *Prunus mume*(Sieb.) Sieb. et Zucc. 的干燥近成熟果实。别名酸梅。夏季果实近成熟时采收,低温烘干后闷至色变黑。主产于重庆、浙江、福建、湖南、贵州、广东、云南等地。具有敛肺,涩肠,生津,安蛔功效。用于肺虚久咳,久泻久痢,虚热消渴,蛔厥呕吐腹痛。

【商品规格】

以个大、肉厚、色黑、柔润、味极酸者为佳。

可分为 3 等。

一等　每 1kg ≤ 200 粒。

二等　每 1kg 200~360 粒。

三等　每 1kg ≥ 360 粒。

统货　大小不分。

【鉴别经验】

正品　呈类球形或扁球形,两端略尖,直径 2~2.5cm。表面乌黑色或棕黑色,皱缩不平,基部有圆形果柄痕。果核坚硬,椭圆形,棕黄色,表面有大量麻点。破开后,内有淡黄色种子 1 枚。果肉气微,味极酸,有的具烟熏气。

伪品　山李子　为小檗科小檗属植物黑果小檗 *Berberis heteropoda* Schrenk. 的干燥果实。果实近圆球形,两端略尖,直径 0.8~1.5cm。表面紫褐色至黑褐色。有的现一层白霜,平滑无毛或皱缩不平,一端略尖,另一端有一小圆疤状的果柄痕。果肉瘦瘪,紧贴核上;果核坚硬,椭圆形,淡紫棕色,表面无凹点;内含种子 1 枚,长卵圆形,淡棕色或黄棕色。气微,果肉味酸涩,无烟熏气。

山杏　为蔷薇科植物山杏 *P.armeniaca* L. var. *ansu* Maxim. 的干燥成熟果实或果肉。果实呈扁球形,两端略尖,直径 1.5~2cm。表面灰黑色至乌黑色,皱缩不平,被有茸毛。果实一端略尖,另一端果柄痕常呈圆凹状。果核坚硬,表面近于平滑无麻点,具沟状边缘,内含种子 1 枚,扁心形,黄棕色或暗棕色。气微,味甜酸。

杏干　为杏子去掉果核的外果皮。表面灰黑色至乌黑色,内表面稍浅,果肉较乌梅肉厚约 1 倍。气微,味甜酸。

火　麻　仁

本品为桑科植物大麻 *Cannabis sativa* L. 的干燥成熟果实。别名大麻仁、麻子仁。秋季果实成熟时采收,除去杂质,晒干。主产于黑龙江、辽宁、吉林、四川、甘肃、云南、江苏、浙江等地。具有润肠通便功效。用于血虚津亏,肠燥便秘。

【商品规格】

以粒饱满、种仁乳白色、富油性者为佳。

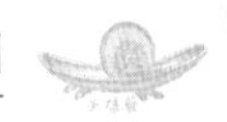

本品不分等级，均为统货。

【鉴别经验】

正品　呈卵圆形，长4~5.5mm，直径2.5~4mm。表面灰绿色或灰黄色，有微细的白色或棕色网纹，两边有棱，顶端略尖，基部有1圆形果梗痕。果皮薄而脆，易破碎。种皮绿色，子叶2，乳白色，富油性。气微，味淡。

巴　豆

本品为大戟科植物巴豆 *Croton tiglium* L. 的干燥成熟果实。秋季果实成熟时采收，堆置2~3天，摊开，干燥。主产于四川、湖南、湖北、云南、贵州、广西、广东、福建、台湾、浙江、江苏。外用蚀疮。用于恶疮疥癣。

【商品规格】

以颗粒饱满、种仁色黄白者为佳。

本品不分等级，均为统货。

【鉴别经验】

正品　呈卵圆形，一般具三棱，长1.8~2.2cm，直径1.4~2cm。表面灰黄色或稍深，粗糙，有纵线6条，顶端平截，基部有果梗痕。破开果壳，可见3室，每室含种子1枚。种子呈略扁的椭圆形，长1.2~1.5cm，直径0.7~0.9cm，表面棕色或灰棕色，一端有小点状的种脐和种阜的疤痕，另端有微凹的合点，其间有隆起的种脊；外种皮薄而脆，内种皮呈白薄膜；种仁黄白色，油质。气微，味辛辣。

水红花子

本品为蓼科植物红蓼 *Polygonum orientale* L. 的干燥成熟果实。别名水荭子、荭草实、河蓼子、川蓼子、水红子。秋季果实成熟时割取果穗，晒干，打下果实，除去杂质。主产于山东、东北、河北、江苏、浙江、安徽等地。具有散血消癥，利水消肿，消积止痛功效。用于癥瘕痞块，瘿瘤，食积不消，胃脘胀痛，水肿腹水。

【商品规格】

以粒大、饱满，色棕黑者为佳。

本品不分等级，均为统货。

【鉴别经验】

正品　呈扁圆形，直径2~3.5cm，厚1~1.5mm。表面棕黑色，有的红棕色，有光泽，两面微凸，中部略有纵向隆起。顶端有突起的柱茎，基部有浅棕色略凸起的果梗痕，有的有膜质花被残留。质硬，气微，味淡。

混淆品　小水红花子　为蓼科植物酸模叶蓼 *P. lapathifolium* L. 及绵毛酸模叶蓼 *P.lapathifolium* L. var. *salicifolium* Sibth 的干燥果实。主产于山东、内蒙古等地。瘦果扁圆形，直径0.25cm，厚约0.1cm。表面棕黄、棕红或棕黑色，平滑，有的有光泽,两面有的平,有的微凹陷,先端渐尖,有的有很短的花柱残基,基部有浅色的小圆形果柄痕。有的瘦果残留棕色或淡黄色膜质花被。质坚,有微弱臭味。

其他说明　有的地区除用本品外,历史上尚误用酸模叶蓼的果实。现已纠正,但商品仍有所见,应注意区别。

化 橘 红

本品为芸香科植物化州柚 *Citrus grandis* Tomentosa 或柚 *Citrus grandis*(L.) Osbeck 的未成熟或近成熟的干燥外层果皮。别名化州橘红。冬季果实未成熟时采收,置沸水中略烫后,将果皮割成 5 或 7 瓣,除去果瓤和部分果皮压制成型,捆成捆干燥。主产于广西、广东、福建等地。具有理气宽中,燥湿化痰功效。用于咳嗽痰多,食积伤酒,呕恶痞闷。

【商品规格】

以皮厚、毛多、气味浓香为佳。

历史上化橘红习称毛橘红,有七爪、六爪之分,主要外表密布茸毛。柚的表面无绒毛,有光七爪、大五爪之分。

现代均为统货。

【鉴别经验】

正品　化州柚　呈对折的七角或展平的五角星状,单片呈柳叶形。完整者展平后直径 15~28cm,厚 0.2~0.5cm。外表面黄绿色,密布茸毛,有皱纹及小油室。内表面黄白色或淡黄棕色,有脉络纹。质脆,易折断,断面不整齐,外缘有 1 列不整齐的下凹的油室,内侧稍柔而有弹性。气芳香,味苦、微辛。

柚外表面黄绿色至黄棕色,无毛,多加工成大五爪。

天 仙 子

本品为茄科植物莨菪 *Hyoscyamus niger* L. 的干燥种子。别名莨菪子、山烟子。夏、秋二季果皮变黄色时,采摘果实,暴晒,打下种子,筛去果皮、枝梗,晒干。主产于黑龙江、辽宁、河北、河南、新疆等地。具有解痉止痛,平喘,安神功效。用于胃脘挛痛,喘咳,癫狂。

【商品规格】

以粒大、饱满者为佳。

本品不分等级,均为统货。

【鉴别经验】

正品　种子呈肾形或卵圆形,两面略扁,直径约 0.1cm。表面灰黄色或棕黄色,有细密的网纹,脐点处突出。气微弱,味微辛。

混淆品　水蓑衣　为爵床科植物水蓑衣 *Hygrophila salicifolia*(Vahl) Nees

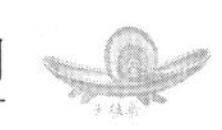

的干燥种子。别名墨菜、广天仙子、进口天仙子。主产于华东、中南、西南地区。种子略呈扁心脏形,直径 0.1cm。表面棕红色或暗褐色,用放大镜观看略平滑,无网纹,基部有种脐。表面有贴附的黏液化表皮毛,呈薄膜状。遇水则膨胀竖立,蓬松散开,黏性甚大。无臭,味淡而黏舌。

其他说明 历史上有的地区多用水蓑衣的种子,现已纠正改用正品。

无 花 果

本品为桑科植物无花果 *Ficus carica* Linn. 的干燥成熟或近成熟内藏花和瘦果的花序托。别名阿驲、阿驿、映日果、优昙钵、蜜果、文仙果、奶浆果、品仙果。秋季采收,晒干。主产于山东、河北等地。具有清热生津,健脾开胃,解毒消肿功效。用于咽喉肿痛,燥咳声嘶,乳汁稀少,肠热便秘,食欲不振,消化不良,泄泻痢疾,痈肿,癣疾。

【商品规格】

本品不分等级,均为统货。

【鉴别经验】

正品 呈扁圆形、类圆形、梨状或不规则形,直径 2.5~4.5cm,厚 0.5~2cm。上端中央有脐形凸起和孔隙,下端亦微凸起,可见花托的短柄基部有 3 枚三角形的苞片或苞片残基。表面淡黄棕色、黄棕色至暗紫褐色,有微隆起的纵皱纹。切面黄白色,肉红色或黄棕色,内壁着生众多的卵圆形黄棕小瘦果和枯萎的小花,瘦果长 0.01~0.02cm,质柔软。气微,微甜而有黏滑感。

毛 诃 子

本品为使君子科植物毗黎勒 *Terminalia bellirica*(Gaertn.)Roxb. 的干燥成熟果实。别名毗黎勒、帕如拉。冬季果实成熟时采收,除去杂质,晒干。主产于云南等地。具有清热解毒,收敛养血,调和诸药功效。用于各种热证,泻痢,黄水病,肝胆病,病后虚弱。

【商品规格】

本品不分等级,均为统货。

【鉴别经验】

正品 呈卵形或椭圆形,长 2~3.8cm,直径 1.5~3cm,表面棕褐色,被细密绒毛,基部有残留果柄或果柄痕。具 5 棱脊,棱脊间平滑或有不规则皱纹。质坚硬。果肉厚 2~5mm,暗棕色或浅绿黄色,果核淡棕黄色。种子 1 枚,种皮棕黄色,种仁黄白色,有油性。气微,味涩、苦。

龙 眼 肉

本品为无患子科植物龙眼 *Dimocarpus longan* Lour. 的假种皮。别名桂圆肉、亚荔枝。夏、秋二季采收成熟果实干燥，除去外皮及核，晒至干爽不黏。主产于广西、广东、福建等地。具有补益心脾，养血安神功效。用于气血不足，心悸怔忡，健忘失眠，血虚萎黄。

【商品规格】

以片大、肉厚、质柔润、色棕黄、甜味浓者为佳。

本品不分等级，均为统货。

【鉴别经验】

正品　为纵向破裂的不规则薄片，或呈囊状，长约 1.5cm，宽 2~4cm，厚约 0.1cm。棕黄色至棕褐色，半透明。外表面皱缩不平，内表面光亮而有细纵皱纹。薄片者质柔润，囊状者质稍硬。气微香，味甜。

混淆品　市场上常有掺糖者，应注意鉴别。亦有以荔枝肉假冒桂圆肉者，其形状似龙眼肉，长 2~2.5cm，黑褐色，不透明，外面皱缩不平，较干硬，柔润性差，气微香，与龙眼肉不同，味微甜、略酸。

白　巨　胜

本品为菊科植物莴苣 *Lactuca sativa* L. 的干燥成熟果实。别名北巨胜。夏、秋采收，除去杂质，晒干。主产于河北、山东等地。具有通乳，利尿，活血，益肝肾功效。用于乳汁不通，大便不利，伤损作痛，肾亏遗精，筋骨痿软。

【商品规格】

本品不分等级，均为统货。

【鉴定经验】

正品　呈长卵形、略扁，长 0.3~0.4cm。表面灰白色、黄白色或棕褐色，有光泽，两面具突起弧形棱线 7~8 条，质脆，断面白色，富油性。气微，味淡。

白 花 菜 子

本品为白花菜科植物白花菜 *Cleome gynandra* L.［*Gynandropis gynandra* (L.) Briq.］的干燥成熟种子。别名五梅草、屡析草、猪屎草、白花仔草、羊角菜、臭花菜。秋季果实成熟时割取全草，晒干后打下种子，除去杂质。主产于河北、河南等地。具有止疟，散风去湿，活血止痛功效。用于风湿痹痛。

【商品规格】

以干燥、颗粒饱满、色黑、无杂质者为佳。

本品不分等级，均为统货。

【鉴别经验】

正品　干燥种子，呈扁圆形，极细小，直径 0.5~1mm，厚 0.5mm。外皮黑褐色或黑色，粗糙不平，有细密的蜂窝状麻纹，规则地排列成同心环状，边缘有一

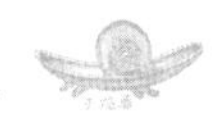

小缺口，种仁黄色，稍有油性。气微，味苦。

石　榴　皮

本品为石榴科植物石榴 *Punica granatum* L. 的干燥果皮。别名石榴壳、酸石榴皮、酸榴皮、西榴皮、安石榴、酸实壳。秋季果实成熟后收集果皮，晒干。主产于山东、陕西等地。具有涩肠止泻，止血，驱虫功效。用于久泻，久痢，便血，脱肛，崩漏，带下，虫积腹痛。

【商品规格】

以皮厚、色红棕、有光泽者为佳。

本品不分等级，均为统货。

【鉴别经验】

正品　呈不规则的片状或瓢状，大小不一，厚 1.5~3mm。外表面红棕色、棕黄色或暗棕色，略有光泽，粗糙，有多数疣状突起，有的有突起的筒状宿萼及粗短果梗或果梗痕。内表面黄色或红棕色，有隆起呈网状的果蒂残痕。质硬而脆，断面黄色，略显颗粒状。气微，味苦涩。

地　肤　子

本品为藜科植物地肤 *Kochia scoparia*（L.）Schrad. 的干燥成熟果实。别名扫帚子。秋季果实成熟时采收植株，晒干，打下果实，除去杂质。主产于山东、河北、山西、浙江等地。具有清热利湿，祛风止痛功效。用于小便涩痛，阴痒带下，风疹，湿疹，皮肤瘙痒。

【商品规格】

以颗粒饱满、色绿者为佳。

本品不分等级，均为统货。

【鉴别经验】

正品　果实呈扁圆形五星状，直径 0.2~0.3cm，外面宿存花被膜质，灰棕色或带红晕，有翅，5 枚，排成五星状。背中央有果柄残痕，并可见 5~10 条放射状棱线。腹面有五角星状空隙。种子褐棕色，扁卵形，长 0.1~0.15cm。气微，味微苦。

混淆品　由于一时紧缺，曾误用藜的果实，应注意区别。新近发现小地肤子，五星状不太明显，尚属正品。

藜果实　为藜科植物藜 *Chenopodium album* L. 的果实。别名灰灰菜子。主产于山东、河北等地。果实呈扁平五角形，直径 0.1~0.2cm。外面宿存花被呈黄绿色或绿褐色，紧抱果实。顶端 5 裂，裂片近三角形，基部中央有果柄残痕，可见放射状排列的 5 条棱线，不具翅。种子扁圆形，黑色有光泽。气微弱，味微苦。

亚　麻　子

本品为亚麻科植物亚麻 *Linum usitatissimum* L. 的干燥成熟种子。别名胡麻子。秋季果实成熟时采收植株，晒干，打下种子，除去杂质，再晒干。主产于山东省各地。具有润燥通便，养血祛风功效。用于肠燥便秘，皮肤干燥，瘙痒，脱发。

【商品规格】

以饱满、色红棕、光亮者为佳。

本品不分等级，均为统货。

【鉴别经验】

正品　呈扁平卵圆形，一端钝圆，另端尖而略偏斜，长 4~6mm，宽 2~3mm。表面红棕色或灰褐色，平滑有光泽，种脐位于尖端的凹入处；种脊浅棕色，位于一侧边缘。种皮薄，胚乳棕色，薄膜状；子叶 2 枚，黄白色，富油性。气微，嚼之有豆腥味。

肉　豆　蔻

本品为肉豆蔻科植物肉豆蔻 *Myristica fragrans* Houtt. 除去假种皮及种皮的种仁。别名肉果、玉果。4—6 月或 11—12 月两期采收果实，取种子，除去假种皮（干燥后称玉果花），60℃以下干燥后除去种皮，或再以石灰处理防蛀（最易生虫）。主产于印度尼西亚、马来西亚、斯里兰卡等地，近来由印度尼西亚、新加坡进口。具有温中行气，涩肠止泻功效。用于脾胃虚寒，久泻不止，脘腹胀痛，食少呕吐。

【商品规格】

以个大、体重、坚实、油足、香气浓者为佳。

本品不分等级，均为统货。

【鉴别经验】

正品　呈卵圆形或椭圆形，长 2~3cm，直径 1.5~2.5cm。表面灰棕色或灰黄色，有时外被白粉，人为加工。全体有浅色纵沟纹及不规则的网纹。原种脐部位于宽端，呈浅色圆形凸起，合点部位呈凹陷，种脊部位呈纵沟状连接两端。质坚硬，断面显暗棕色与类白色相杂的大理石样花纹，纵切面宽端可见干燥皱缩的胚，富油性。气香，浓烈，味辛。

西　青　果

本品为使君子科植物诃子 *Terminalia chebula* Retz. 的干燥幼果。别名藏青果。9—10 月摘取幼果或拣拾被风吹落的落果，蒸煮后晒干。主产于马来西

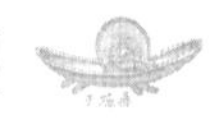

亚、印度、缅甸、新加坡等地。具有清热生津，解毒功效。用于阴虚白喉。

【商品规格】

本品不分等级，均为统货。

【鉴别经验】

正品　呈长卵形略扁，有的稍弯曲，长 1.5~3cm，直径 0.5~1.2cm。表面黑褐色，具明显的纵皱纹。质坚硬。断面褐色有角质样光泽，核不明显，一般有空心。小者黑褐色，无空心。无臭，味苦涩，微甘。

赤　小　豆

本品为豆科植物赤小豆 *Vigna umbellata* Ohwi et Ohashi 或赤豆 *Vigna angularis* Ohwi et Ohashi 的干燥成熟种子。别名饭豆、菜豆、赤豆、赤豇豆、红豆、红饭豆、四季豆。秋季果实成熟而未开裂时拔取全株，晒干，打下种子，除去杂质，再晒干。主产于山东、河北。具有利水消肿，解毒排脓功效。用于水肿胀满，脚气浮肿，黄疸尿赤，风湿热痹，痈肿疮毒，肠痈腹痛。

【商品规格】

以体实、饱满、色紫红者为佳。

赤小豆　统货。

赤豆　统货。

【鉴别经验】

正品　赤小豆　呈长圆形而稍扁，长 5~8mm，直径 3~5mm。表面紫红色，无光泽。一侧有线形突起的种脐，偏向一端，白色，约为全长 2/3，中间凹陷成纵沟。另侧有 1 条不明显的棱脊。质硬，不易破碎。子叶 2 枚，乳白色。气微，味微甘。

赤豆　呈短圆柱形，两端较平截或钝圆，直径 4~6mm。表面暗棕红色，有光泽，种脐不突起。

吴　茱　萸

本品为芸香科植物吴茱萸 *Euodia rutaecarpa*（Juss.）Benth.、石虎 *Euodia rutaecarpa*（Juss.）Benth. var. *officinalis*（Dode）Huang 或疏毛吴茱萸 *Euodia rutaecarpa*（Juss.）Benth. var. *bodinieri*（Dode）Huang 的干燥近成熟的果实。别名吴萸、茶辣（广西）、伏辣子（贵州、陕西）、臭泡子（四川）。8—11 月果实尚未开裂时，剪下果枝，晒干或低温干燥，除去枝、叶、果梗等杂质。主产于贵州、湖南、湖北、四川、云南、浙江、广西、陕西、江西等地。具有散寒止痛，降逆止呕，助阳止泻功效。用于厥阴头痛，寒疝腹痛，寒湿脚气，经行腹痛，脘腹胀痛，呕吐吞酸，五更泄泻。

【商品规格】

以饱满坚实、色绿、香气浓烈者为佳。

中花　一等　直径 2.5~4.0mm，枝梗等杂质率 ≤ 3%。

二等　直径 2.5~4.0mm，枝梗等杂质率 ≤ 7%。

小花　统货　直径 2.0~2.5mm，顶端五角星状裂隙不明显，枝梗等杂质率 ≤ 3%。

【鉴别经验】

正品　呈球形或略呈五角状扁球形，直径 0.2~0.4cm。表面暗黄绿色至褐色，粗糙，有多数点状突起或凹下的油点。顶端有五星状的裂隙，基部残留被有黄色茸毛的果柄。质硬而脆，横切面可见子房 5 室，每室有种子 1~2 粒，破开后内部黑色。香气浓烈，味辛辣微苦。用水浸泡果实，有黏液渗出。

伪品　云南伪品吴萸　为芸香科植物云南吴萸 *E.balansae* Dode 的干燥果实。呈类球形或 5~4 角状圆球形，外表褐色或黑褐色。小油点较小不明显，顶端可见 5~4 条小裂缝。有闷人香气，味辣而苦。用水浸泡果实，无黏液渗出。

浙江产伪品　野吴萸　果实颗粒不坚实，脐蒂略向外凸出，与正品紧抱脐蒂凹陷不同。空壳，用手捻之易破碎。不具吴萸香气，味淡。

佛　手

本品为芸香科植物佛手 *Citrus medica* L. var. *sarco-dactylis* Swingle 的干燥果实。别名广佛手、川佛手、建佛手、兰佛手。秋季果实尚未变黄或变黄时采收，纵切成薄片，晒干或低温干燥。广佛手主产于广东高要，广西凌云、灌阳；建佛手主产于福建福安、莆田；川佛手主产于四川合江，云南易门、宾川等地；兰佛手主产于浙江。具有疏肝理气，燥湿化痰，和胃止痛功效。用于肝胃气滞，胸胁胀痛，胃脘痞满，食少呕吐，咳嗽痰多。

【商品规格】

以片大、绿皮白肉、香气浓厚者为佳。

历史上多以产地分规格。广佛手片大，果肉色白，质柔韧，馨香。建佛手片较小。川佛手片小而厚，青边白肉，香味浓厚。兰佛手多鲜用。

【鉴别经验】

正品　呈类圆形或卵圆形的厚片或薄片，常皱缩或卷曲，长 6~10cm，宽 3~7cm，厚 0.2~0.4cm，顶端稍宽，有的呈指状分枝。基部略窄，有的可见果梗痕，外皮绿色至黄绿色（川佛手）或橙黄色（广佛手），有皱纹及油点。果肉白色或浅黄白色。质硬而脆，受潮后柔韧。气香，味微甜后苦。

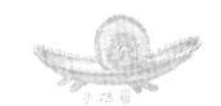

伪品　佛手瓜片　为葫芦科植物佛手瓜 *sechium edule*（Jacq.）Swartz 的果实纵切片。原产于南美，我国云南、山东等省有栽培。系家用蔬菜。呈长卵形的薄片，与广佛手相似，多皱缩或卷曲，长 5~9cm，宽 2~5cm，厚约 0.2cm。顶端有的有裂隙，不具手指状裂瓣，基部略窄，有的残留草质的瓜蒂，外皮光滑浅绿色，果肉白色，经夏天后变橙黄色，有的果肉中部有瓜种脱落的空隙及残留瓜种的硬皮，质柔韧。气微，不具佛手之香气，味甘。

其他说明　历史上伪品少见，近来在某些药材市场发现有以蔬菜佛手瓜纵切片伪充佛手片者，应注意区别。

沙　苑　子

本品为豆科植物扁茎黄芪 *Astragalus complanatus* R.Br. 的干燥成熟种子。别名潼蒺藜、沙苑蒺藜。秋末冬初果实成熟尚未开裂时采割植株，晒干，打下种子，除去杂质，晒干。主产于陕西大荔、兴平等地，四川、山东亦产。具有温补肝肾，固精，缩尿，明目功效功效。用于肾虚腰痛，遗精早泄，遗尿尿频，白浊带下，眩晕，目暗昏花。

【商品规格】

以粒大、饱满、绿褐色者为佳。

本品不分等级，均为统货。

【鉴别经验】

正品　种子呈压扁的肾形，长 0.2~0.25cm，宽 0.15~0.2cm，厚约 0.1cm。表面褐绿色或灰褐色，光滑。腹面中央微凹陷，是种脐的着生处，质坚硬。除去种皮，可见淡黄色子叶两片。味淡，嚼之有豆腥味，开水泡后有芳香气。

混淆品　有的省市误用情况相当普遍，紫云英、华黄芪、直立黄芪的种子都曾误用，目前仍未彻底纠正，应注意改用正品。

紫云英种子　为豆科植物紫云英 *Astragalus sinicus* L. 的种子。产于华东、中南、西南各地。种子呈斜长方肾形，两侧压扁较明显，长 0.25~0.35cm，宽 0.15~0.2cm，表面黄绿色或棕黄色，光滑。一端平截，向下弯成钩状，另一端钝圆或平截。质坚硬，不易破碎。气微弱，味淡。

华黄芪种子　为豆科植物华黄芪 *Astragalus chinensis* L. 的种子。产于东北、华北等地。颗粒饱满，长 0.2~0.28cm，宽 0.18~0.2cm。表面暗绿色或棕绿色，光滑。腹面中央微凹陷。质坚硬，不易破碎。手感较正品光滑。气微弱，味淡。

直立黄芪种子　为豆科植物直立黄芪 *Astragalus adsurgens* Pall. 的种子。性状与华黄芪种子基本相同。

诃　子

本品为使君子科植物诃子 *Terminalia chebula* Retz. 或绒毛诃子 *Terminalia chebula* Retz. var. *tomentella* Kurt. 的干燥成熟果实。别名诃黎勒、诃黎、随风子。每年采收 3 次，9 月、10 月、11 月采成熟果实，晒干。主产于印度、斯里兰卡。我国云南亦产。具有涩肠敛肺，降火利咽功效。用于久泻久痢，便血脱肛，肺虚喘咳，久嗽不止，咽痛音哑。

【商品规格】

本品不分等级，均为统货。

【鉴别经验】

正品　呈长卵圆形或长椭圆形，长 2~4cm，直径 2~2.5cm。表面黄棕色或暗棕色，略有光泽，有 5~6 条纵棱线及不规则皱纹，基部有圆形果柄痕。质坚实，果肉厚 2~4mm，黄棕色或黄褐色；果核长 1.5~2.5cm，直径 1.5cm，浅黄色，粗糙，坚硬。种子狭长纺锤形，长约 1cm，直径 0.2~0.4cm；种皮黄棕色，子叶 2 枚，白色，相互重叠卷旋。无臭，味酸涩后甜。

青　葙　子

本品为苋科植物青葙 *Celosia argentea* L. 的干燥成熟种子。别名野鸡冠花子、狗尾花、牛尾巴花子。秋季果实成熟时割取植株或果穗，干燥，收集种子，除去杂质，干燥。主产于河北、浙江、江苏、江西、安徽、四川、山东等地。具有清肝，明目，退翳功效。用于肝热目赤，眼生翳膜，视物昏花，肝火眩晕。

【商品规格】

以粒饱满、色黑、光亮者为佳。

本品不分等级，均为统货。

【鉴别经验】

正品　种子呈扁球形，中心较厚，边缘薄而呈钝圆状。直径 0.1~0.15cm，中心厚 0.5~0.7cm。表面黑色或黑棕色，平滑而有光泽，在高倍镜下观察可见表面具有网纹，呈矩圆形或多角形，排列成同心环状。种子一侧稍凹，为种脐。气微，味淡。

混淆品　有的地区青葙子、鸡冠花子常混用，近年又发现将反枝苋的种子作青葙子用，应注意区别。

鸡冠花种子　为苋科植物鸡冠花 *Celosia cristata* L. 的种子。色泽等与青葙子很难区别，如两者混在一起则更难区分，仅种子较青葙子稍大或略扁，但不太明显。唯药材中偶存鸡冠花的盖果上残留的花柱，长 0.2~0.3cm，约比青葙子盖果上残留的花柱短 1/3 左右。

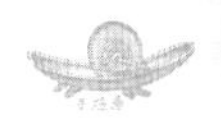

反枝苋种子　为苋科植物反枝苋 *Amaranthus retroflexus* L. 的种子。种子呈略扁的球形或卵形，两面凸，直径 0.1~0.12cm。表面红棕色或棕黑色，有光泽，有的附着有薄膜状物。在高倍镜下观察，中心略凸，表面具网状、中心放射状稍突起的棱线，边缘钝刃状。一侧凹窝不显著。气微弱，味淡。

豆　蔻

本品为姜科植物白豆蔻 *Amomum kravanh* Pierre ex Gagnep. 及爪哇白豆蔻 *Amomum compactum* Soland ex Maton 的干燥成熟果实。别名白豆蔻、草果、圆豆蔻、原豆蔻、扣米、紫蔻、十开蔻、漏蔻、草蔻、大草蔻、偶子、草蔻仁、飞雷子、弯子。7、8 月果实即将成熟但未开裂时采集果穗，除去残留的花被和果柄后，晒干。按产地不同分为“原豆蔻”和“印尼白蔻”。原豆蔻主产泰国、柬埔寨、越南，目前我国云南、广东少量引种，印尼白豆蔻主产印度尼西亚，均为野生。具有化湿行气，温中止呕，开胃消食功效。用于湿浊中阻，不思饮食，湿温初起，胸闷不饥，寒湿呕逆，胸腹胀痛，食积不消。

【商品规格】

原豆蔻　选货　直径 1.6~1.8cm，百粒重 40~55g，无瘪子和空壳。

统货　大小不等，有瘪子和空壳。

印尼白蔻　选货　直径 1.4~1.5cm，百粒重 25~30g，无瘪子和空壳。

统货　大小不等，有瘪子和空壳。

【鉴别经验】

原豆蔻　呈类球形，直径 1.2~1.8cm，表面黄白色至淡黄棕色，有三条较深的纵向槽纹，顶端有突起的柱基，基部有凹陷的果柄痕，两端均具浅棕色绒毛。果皮体轻、质脆，易纵向开裂，内分三室，每室含种子约 10 粒。种子呈不规则多面体，直径 3~4cm，表面暗棕色，有皱纹并被有残留的假种皮。气芳香，味辛凉略似樟脑。

印尼白蔻　个较小，表面黄白色，有的微显紫棕色，果皮较薄，种子多瘦瘪。气味较弱。

苘 麻 子

本品为锦葵科植物苘麻 *Abutilon theophrasti* Medic. 的干燥成熟种子。别名椿麻、塘麻、青麻、白麻、车轮草。秋季采收成熟果实，晒干，打下种子，除去杂质。主产于河北、山东、河南。具有清热解毒，利湿，退翳功效。用于赤白痢疾，淋证涩痛，痈肿疮毒，目生翳膜。

【商品规格】

本品不分等级，均为统货。

【鉴别经验】

正品　呈三角状肾形，长3.5~6mm，宽2.5~4.5mm，厚1~2mm。表面灰黑色或暗褐色，有白色稀疏绒毛，凹陷处有类椭圆状种脐，淡棕色，四周有放射状细纹。种皮坚硬，子叶2枚，重叠折曲，富油性。气微，味淡。

金　樱　子

本品为蔷薇科植物金樱子 *Rosa laevigata* Michx. 的干燥成熟果实。别名刺榆子、刺梨子、金罂子、山石榴、山鸡头子、糖罐。10—11月果实成熟变红时采收，干燥，除去毛刺。主产于浙江、江西、江苏。具有固精缩尿，固崩止血，涩肠止泻功效。用于遗精滑精，遗尿尿频，崩漏带下，久泻久痢。

【商品规格】

以个大、色红黄者为佳。

本品不分等级，均为统货。

【鉴别经验】

正品　为花托发育而成的假果，呈倒卵形，长2~3.5cm，直径1~2cm。表面红黄色或红棕色，有突起的棕色小点，系毛刺脱落后的残基。顶端有盘状花萼残基，中央有黄色柱基，下部渐尖。质硬。切开后，花托壁厚1~2mm，内有多数坚硬的小瘦果，内壁及瘦果均有淡黄色绒毛。气微，味甘、微涩。

枳　壳

本品为芸香科植物酸橙 *Citrus aurantium* L. 及其栽培变种的干燥未成熟果实。别名枸头橙、臭橘子、臭橙、香橙。7月果皮尚绿时采收，自中部横切为两半，晒干或低温干燥。主产于重庆、江西、湖南、浙江、江苏、广西、河北、贵州等地。具有理气宽中，行滞消胀功效。用于胸胁气滞，胀满疼痛，食积不化，痰饮内停，脏器下垂。

【简品规格】

以外皮色绿褐、果肉质坚硬、香气浓者为佳。

目前枳壳分二等。

一等　直径3.5cm以上。

二等　直径2.5cm以上。

【鉴别经验】

正品　呈半圆形，直径3~5cm。外皮绿褐色或棕褐色，有颗粒状突起。每一突起的顶端有一小凹点。有明显的花柱残基及果柄基，果肉厚0.6~1.3cm，黄白色。质坚硬，不易折断，断面光滑而稍突起，边缘散有1~2列黄棕色的油点，瓤7~12瓣。气清香，味苦、微酸。

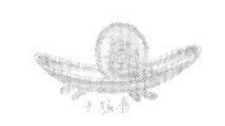

混淆品　枳为芸香科植物枳 *Poncirus trifoliata*（L.）Raf（Citrus trifoliata L.）的未成熟干燥果实。别名枸橘、臭橘。呈半圆形，直径 2~3cm。表面黄绿色，具茸毛。切面平齐，果皮薄，约 0.2~0.25cm。微有酸气，味苦而酸。

其他说明　枳壳品种繁多，其原植物有酸橙、香圆、甜橙、代代花、枳等。有的省区除调用正品川枳壳、江枳壳、湘枳壳外，尚大量调入贵州枳壳、黄皮枳壳、苏枳壳、绿衣枳壳等。此外尚有一些来源不详，皮薄、瓤大的枳壳。

枳　实

本品为芸香科植物酸橙 *Citrus aurantium* L. 及其栽培变种或甜橙 *Citrus sinensis* Osbeck 的干燥幼果。5—6 月收集自落的果实，除去杂质，自中部横切为两半，晒干或低温干燥，较小者直接晒干或低温干燥。主产于重庆、江西、湖南、浙江、福建、广西、云南等地。具有破气消积，化痰散痞功效。用于积滞内停，痞满胀痛，泻痢后重，大便不通，痰滞气阻，胸痹，结胸，脏器下垂。

【商品规格】

以外皮黑绿色、肉厚色白、瓤小、体坚实、香气浓者为佳。

目前的规格只分一、二等。

一等　直径 1.5~2.49cm。

二等　直径 1.5cm 以下。

【鉴别经验】

正品　呈半球形，完整小个为球形，直径 0.5~2.5cm。外表皮灰绿色、墨绿色或暗棕绿色，具颗粒状突起和皱纹，有果柄痕或花柱残迹。切面略隆起，黄白色或黄褐色，果肉厚 0.3~1cm，边缘有油点，中心有紫褐色的瓤，呈车轮形。质坚硬，气清香，味苦，微酸。

其他说明　本品来源较多，除与枳壳同品种的之外，尚有柚子幼果，广柑的小幼果。枳实紧缺价高时横切称柑枳实，青皮缺时整个称青皮，目前仍如此。

枸　杞　子

本品为茄科植物宁夏枸杞 *Lycium barbarum* L. 的干燥成熟果实。别名西枸杞、杞子、中宁枸杞、山枸杞。夏、秋二季果实呈红色时采收，热风烘干，除去果梗，或晾至皮皱后，晒干，除去果梗。主产于宁夏、河北、天津、山东、新疆、内蒙古、甘肃等地。具有滋补肝肾，益精明目功效。用于虚劳精亏，腰膝酸痛，眩晕耳鸣，阳痿遗精，内热消渴，血虚萎黄，目昏不明。

【商品规格】

以粒大、色红、肉厚、质柔润、籽少、味甜者为佳。

历史上分甘肃枸杞(指宁夏)、天津枸杞(指河北、山西等地所产)等,按大小分为特级、甲、乙、丙、丁级。土枸杞(野生)果实个小、肉薄、种子多,质次。

西枸杞　分5等。

一等　每50g 370粒以内,无油果。

二等　每50g 580粒以内,无油果。

三等　每50g 900粒以内,无油果。

四等　每50g 1 100粒以内,油果不超过15%。

五等　每50g 1 100粒以外,油果不超过30%。

血枸杞　分3等。

一等　每50g 600粒以内,无油果。

二等　每50g 800粒以内,无油果。

三等　每50g 800粒以外,包括油果。

【鉴别经验】

正品　呈类纺锤形,略扁,长0.6~0.8cm,直径0.3~0.8cm。表面鲜红色或暗红色。顶端有小凸起的花柱痕,基部有白色的果柄痕。果皮柔韧,皱缩。味甜微酸。

混淆品　大枸杞为茄科植物北方枸杞 *Lycium chinense* Mill. var. *potaninii* (Pojark.) A.M.Lu 的干燥成熟果实。产于河北束鹿等地。呈干瘪的长纺锤形,长1.4~2.3cm,直径0.5~0.8cm。表面鲜红或暗红色,经过夏季变棕褐色,皮肉薄,种籽多。无臭,味稍甜,微苦而涩。

胡　芦　巴

本品为豆科植物胡芦巴 *Trigonella foenum-graecum* L. 的干燥成熟种子。别名苦豆、香草、季豆、香豆子、芦肥子、芦巴子、芦巴。夏季果实成熟时采割植株,晒干,打下种子,除去杂质。主产于河北、江苏。具有温肾助阳,祛寒止痛功效。用于肾阳不足,下元虚冷,小腹冷痛,寒疝腹痛,寒湿脚气。

【商品规格】

以粒大、饱满、坚实者为佳。

本品不分等级,均为统货。

【鉴别经验】

正品　略呈斜方形或矩形,长3~4mm,宽2~3mm,厚约2mm。表面黄绿色或黄棕色,平滑,两侧各具一深斜沟,相交处有点状种脐。质坚硬,不易破

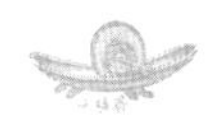

碎。种皮薄，胚乳呈半透明状，具黏性；子叶2枚，淡黄色，胚根弯曲，肥大而长。气香，味微苦。

荜　茇

本品为胡椒科植物荜茇 *Piper longum* L. 的干燥近成熟或成熟的果穗。别名毕勃、荜菝。果穗变黑时采收，除去杂质晒干。主产于印度尼西亚、菲律宾、越南等地，我国云南、广东亦有栽培。具有温中，散寒，下气，止痛的功效。用于脘腹冷痛，呕吐，泄泻，寒凝气滞，胸痹心痛，头痛，牙痛。

【商品规格】

本品不分等级，均为统货。

【鉴别经验】

正品　进口品　多呈圆柱形，有的稍弯曲，长2~4.5cm，直径0.5~0.8cm。基部有果柄或果柄痕，果柄长1.5~2cm，表面黑褐色至黄棕色，多数具卵形或球形小浆果螺旋紧密排列的小突起。质较硬而脆，易折断，断面可见球状红棕色种子。气清香，味麻辣似胡椒。

国产品　与进口品类似，主要区别点是呈细圆柱形，长2.8~4cm，直径0.5~0.8cm，表面棕色或深色。

荜　澄　茄

本品为樟科植物山鸡椒 *Litsea cubeba*（Lour.）Pers. 的干燥成熟果实。别名澄茄、毗陵茄子。秋季果实成熟时采收，除去杂质，晒干。主产于浙江。具有温中散寒，行气止痛功效。用于胃寒呕逆，脘腹冷痛，寒疝腹痛，寒湿郁滞，小便浑浊。

【商品规格】

本品不分等级，均为统货。

【鉴别经验】

正品　呈类球形，直径4~6mm。表面棕褐色至黑褐色，有网状皱纹。基部偶有宿萼和细果梗。除去外皮可见硬脆的果核，种子1枚，子叶2枚，黄棕色，富油性。气芳香。

南　五　味　子

本品为木兰科植物华中五味子 *Schisandra sphenanthera* Rehd. et Wils. 的干燥成熟果实。别名红木香、紫金藤、紫荆皮、盘柱香、内红消、风沙藤、小血藤。秋季果实成熟时采摘，晒干，除去果梗和杂质。主产于河南、陕西。具有收敛固涩，益气生津，补肾宁心功效。用于久嗽虚喘，梦遗滑精，遗尿尿频，久泻不止，自汗盗汗，津伤口渴，内热消渴，心悸失眠。

【商品规格】

以粒大、肉厚者为佳。

选货　直径≥0.5cm。

统货　直径0.4~0.5cm。

【鉴别经验】

正品　呈球形或扁球形，直径4~6mm。表面棕红色至暗棕色，干瘪，皱缩，果肉常紧贴于种子上。种子1~2枚，肾形，表面棕黄色，有光泽，种皮薄而脆。果肉气微。

砂　仁

本品为姜科植物阳春砂 *Amomum villosum* Lour. 或海南砂 *Amomum longiligulare* T.L.Wu.、绿壳砂 *Amomum villosum* Lour. var. *xanthioides* T.L.Wu et Senjen 的干燥成熟果实。别名阳春砂仁、阳春砂、春砂仁。夏、秋二季果实成熟时采收，晒干或低温干燥。主产于广东、广西、云南等地，为栽培品。具有化湿开胃，温脾止泻，理气安胎功效。用于湿浊中阻，脘痞不饥，脾胃虚寒，呕吐泄泻，妊娠恶阻，胎动不安。

【商品规格】

以个大、质坚实、种仁饱满、气味浓者为佳。

阳春砂　统货。

绿壳砂　统货。

海南砂　统货。

净砂　一等　每50g 150粒以内。

二等　每50g 150粒以外。

砂壳　统货。

【鉴别经验】

正品　阳春砂仁　呈椭圆形或卵圆形，具不明显的三棱，长1.5~2cm，直径1~1.5cm。表面棕褐色，密生刺状突起，顶端有花被残基，基部常有果柄，果皮薄而软。种子集结成团，具钝三棱，中间有白色隔膜，将种子团分为三瓣，每瓣有种子6~25枚。种子为不规则的多面体，直径0.2~0.3cm。表面棕红色或暗褐色，有细皱纹，外被淡棕色膜质的假种皮。质硬，破开后可见灰白色种仁(胚乳)。气芳香而浓烈，味辛凉，微苦，有浓烈的樟脑气味。

海南砂仁　呈三棱状的长圆形。表面棕褐色，有无数小柔刺，基部具果柄痕，果皮厚而硬，体质沉重。种子团较小，每瓣有种子5~17枚，籽粒饱满。种子呈多角形，灰褐色。气芳香，味辛凉而辣。

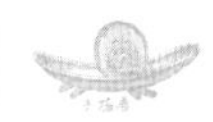

绿壳砂仁　呈棱状长圆形，1.5~2cm。表面黄棕色或棕色，有小柔刺。体质轻泡。种子团呈类圆球形至长圆形，具钝三棱，长0.8~1.4cm，直径0.8~1.2cm。表面棕色或黑棕色，有的外被一层白粉，不易脱落。气味略逊于阳春砂。

伪品　红壳砂仁　果实呈类球形，稍具三钝棱。棕色，疏生刺状突起，刺多呈较大的扁片状。果柄较长，一般在0.7~1cm。种子团近球形，种子较干瘪，在放大镜下可见条状纹理。气味较砂仁淡而不正，不具樟脑气味。

海南土砂仁　果实瘦长，钝三棱明显，果皮土棕色或暗褐色，具疏而长的刺状突起。种子因具明显的钝三棱，瘦瘪，种粒较大。气微，味淡，不具芳香气，无樟脑味。

牛牯缩砂　果实类球形，较阳春砂大两倍左右，果皮厚。表面具软刺状突起，疏而大，呈片状。种子圆球形。气味淡薄，无砂仁的芳香气和樟脑气味。

印度土砂仁　果实长卵圆形，微弯曲，上端饱满粗圆，下端干瘪扁平，外表灰棕色，有明显断续隆起的纵线纹。用水泡后有数条不整齐突起翅状。气微，味淡，不具砂仁的芳香气味。

土蔻　果实呈类圆形，不具棱。表面光滑无刺，果皮薄而易碎。种子团的3瓣分裂很不明显，每瓣有种子1~2枚排成一列，略呈三面体形。香气微，不具砂仁的芳香气味，似有草豆蔻味。

贵州土砂仁　略似小草果，不具明显的三棱。表面有凸起扭曲的纵棱10余条，果皮厚，黄棕色。种子团具明显三棱分为3瓣，易碎，略呈方形或扁方形的多面体。芳香气微，不具砂仁的气味。

山姜　种子团呈纺锤形，长1~1.8cm，直径0.5~1cm。表面灰褐色或棕褐色。每瓣种子4~8粒，呈不规则的三面体，较砂仁为小。芳香气、辛凉味均较砂仁淡薄，且具涩味。

鸦　胆　子

本品为苦木科植物鸦胆子 *Brucea javanica*（L.）Merr. 的干燥成熟果实。别名老鸦胆、鸦胆、苦榛子、苦参子、鸦蛋子。秋季果实成熟时采收，除去杂质，晒干。主产于浙江。具有清热解毒，截疟，止痢功效。外用腐蚀赘疣。用于痢疾，疟疾；外用治赘疣，鸡眼。

【商品规格】

以粒大、饱满、种仁色白、油性足者为佳。

本品不分等级，均为统货。

【鉴别经验】

正品　呈卵形，长6~10mm，直径4~7mm。表面黑色或棕色，有隆起的网状皱纹，网眼呈不规则的多角形，两侧有明显的棱线，顶端渐尖，基部有凹陷的果梗痕。果壳质硬而脆，种子卵形，长5~6mm，直径3~5mm，表面类白色或黄白色，具网纹。种皮薄，子叶乳白色，富油性。气微，味极苦。

韭　菜　子

本品为百合科植物韭菜 *Allium tuberosum* Rottl. ex Spreng. 的干燥成熟种子。别名韭子。秋季果实成熟时采收果序，晒干，搓出种子，除去杂质。全国大部分地区都产，以山东、河北、河南、江苏等地产量较大。具有温补肝肾，壮阳固精功效。用于肝肾亏虚，腰膝酸痛，阳痿遗精，遗尿尿频，白浊带下。

【商品规格】

以粒饱满、色黑者为佳。

本品不分等级，均为统货。

【鉴别经验】

正品　呈半圆形或半卵圆形，略扁，长0.2~0.4cm，宽0.15~0.3cm。表面黑色，一面凸起，粗糙，有细密的网状皱纹，另一面微凹，皱纹不甚明显。顶端钝，基部稍尖，有点状突起的种脐。质硬，气特异，嚼之有韭菜味。

混淆品　本品常与葱子相混杂，应注意区别。

香　　橼

本品为芸香科植物枸橼 *Citrus medica* L. 或香圆 *Citrus wilsonii* Tanaka 的干燥成熟果实。别名香圆。秋季果实成熟时采收，趁鲜切片，晒干或低温干燥。香圆亦可整个或对剖两半后，晒干或低温干燥。主产于浙江、福建、河北、四川、江苏、安徽等地。具有疏肝理气，宽中化痰功效。用于肝胃气滞，胸胁胀痛，脘腹痞满，呕吐噫气，痰多咳嗽。

【商品规格】

分香橼个或香橼片。

历史上曾分广东、福建货，南京货，浙江货三个规格。

【鉴别经验】

正品　枸橼果实多切成厚片或瓣。横切片厚0.2~0.4cm，直径5~10cm，果皮宽0.2cm，黄棕色或黄绿色，皱缩，散有许多凹入的油点。中果皮2~3.5cm，淡黄色或灰黄色。有皱缩不规则的网纹凸起。中央瓤部直径3~5cm，有12~16室，每室呈三角形，中空或有的留有1枚种子，种子似橘核。果实中心柱坚实，直径0.8~1.5cm。果实质柔软，气芳香，味先甜而后微苦。香圆果实为

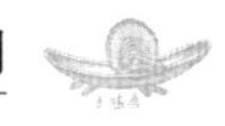

球形或矩圆形,直径 3.5~6.5cm。表面灰绿色、棕绿色或黄棕色,粗糙,密被凹下的小油点及网状隆起的粗皱纹。顶端有花柱基及隆起的环(俗称金钱环),基部有果柄残痕。质坚硬。商品多已纵切成大小不等的瓣块或横片,横切面中果皮淡黄白色。中央果瓤 9~11 室,室内有种子数枚。气芳香,味酸而苦。

混淆品　近几年在安徽所见为纵剖 4 瓣去种、去瓤的香圆,称香圆皮。有的省曾大量调入柚子的幼果横切片作香圆片使用,现已纠正。

柚　为芸香科植物柚 *Citrus grandis*(L.)Osbeck 的近成熟果实。产于广西、广东、湖北、四川等地。呈不规则的圆片状,直径 6~8cm,厚 0.5~1cm,外果皮黄棕色或黑棕色,皱缩,有多数突起及凹下的小油点。中果皮厚约 2cm,黄白色。质脆易折断。有类似七爪红之香气,味苦。与香圆的主要区别是果肉厚,瓤心小,香气淡。

胖　大　海

本品为梧桐科植物胖大海 *Sterculia lychnophora* Hance 的干燥成熟种子。别名大海、通大海、安南子。主产于越南、泰国、柬埔寨,进口多来自泰国。具有清热润肺,利咽解毒,润肠通便功效。用于肺热声哑,干咳无痰,咽喉干痛,热结便闭,头疼目赤。

【商品规格】

以个大、质坚实、棕色,表面有细皱纹及光泽,无破皮者为佳。

历史上以产地分规格,如新加坡的称新州子,质优。产于泰国者称暹罗子,产于越南者称安南子。

现不分等级。

【鉴别经验】

正品　呈纺锤形或椭圆形,长 2~3cm,直径 1~1.5cm。尖端钝圆,基部略尖而歪,具浅色的圆形种脐。表面棕色或暗棕色,微有光泽,具不规则的干缩皱纹。外层种皮极薄,质脆,易脱落。中层种皮较厚,黑褐色,质松易碎,遇水膨胀呈海绵状,断面可见散在的树脂状小点。内层种皮可与中层种皮剥离,稍革质,内有 2 片广卵形的肥厚胚乳。子叶 2 枚,菲薄,紧贴于胚乳内侧。气微,味淡,嚼之有黏性。

混淆品　据报道进口商品中常混有圆粒苹婆的种子,应注意区别。

圆粒苹婆　为梧桐科植物圆粒苹婆 *Sterculia scaphigera* Wall. 的干燥种子。为球形或近球形,长 1.8~2.5cm,直径 1.6~2.2cm。表面皱纹较密,在热水中膨胀较慢,仅能达到原体积的 2 倍左右。种子无胚乳,子叶 2 枚甚肥厚。

栀　子

本品为茜草科植物栀子 *Gardenia jasminoides* Ellis 的干燥果实。别名红栀子、山栀。9—11 月果实成熟呈红黄色时采收，除去果梗和杂质，蒸至上气或置沸水中略烫，取出，干燥。主产于浙江、江西、福建、广东、四川、湖南、江苏等地。具有泻火除烦，清热利尿，凉血解毒功效。外用消肿止痛。用于热病心烦，湿热黄疸，淋证涩痛，血热吐衄，目赤肿痛，火毒疮疡；外用治扭挫伤痛。

【商品规格】

历史上分温栀子、江栀子、召栀子。温栀子产于浙江，江栀子产于江西，召栀子产于广东、福建等地。有的亦按色泽分头红栀、二红栀。

现只分一、二等。

一等　饱满。表面橙红色、红黄色、淡红色、淡黄色。

二等　较瘦小。表面橙黄色、暗紫色或带青色。

【鉴别经验】

正品　长卵形或椭圆形，长 1.2~3.5cm，直径 1~1.5cm。表面红黄色、红棕色、棕红色，长 6~8 条翅状纵棱，棱间有 1 条纵脉，有的有分枝。顶端残存宿萼，5~8 个长裂片。基部收缩呈果柄状，末端有圆形果柄痕。果皮薄而脆，略有光泽，内表面色较浅，有光泽，具隆起的假隔膜 2~3 条。种子多数集结成团，扁卵圆形，表面深红色或红黄色，有细密疣状突起。气微，味微酸而苦。

混淆品　水栀子　为茜草科植物大花栀子 *Gardenia jasminoides* Ellis var. *grandiflora* Nakai 的干燥果实。别名马牙栀。果实呈长椭圆形，个大，长 3~7cm，直径 1.2~1.8cm。表面黄棕色或红棕色，有 6~8 条翅状纵横，较高，多卷折。顶端宿萼残存，果皮较厚。种子集结成团，长椭圆形，表面深红色或红黄色。气微，味微酸而苦。

柿　蒂

本品为柿树科植物柿 *Diospyros kaki* Thunb. 的干燥宿萼。冬季果实成熟时采摘，食用时收集，洗净，晒干。主产于山东省。具有降逆止呃功效。用于呃逆。

【商品规格】

以个大而厚、质硬、色黄褐者为佳。

本品不分等级，均为统货。

【鉴别经验】

正品　本品呈扁圆形，直径 1.5~2.5cm。中央较厚，微隆起，有果实脱落后

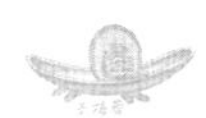

的圆形疤痕，边缘较薄，4 裂，裂片多反卷，易碎；基部有果梗或圆孔状的果梗痕。外表面黄褐色或红棕色，内表面黄棕色，密被细绒毛。质硬而脆。气微，味涩。

莲　子

本品为睡莲科植物莲 *Nelumbo nucifera* Gaertn. 的成熟果实。别名石莲子、甜石莲、壳莲子。夏、秋季采收成熟果实，晒至开裂，收取种子，晒干。主产于福建、湖南、湖北、山东等地。具有祛湿热，开胃健脾，清心宁神，涩精止泄功效。用于噤口痢，呕吐不食，心烦失眠，遗精，尿浊，带下。

【商品规格】

以色黑、颗粒饱满、质重坚硬者为佳。

本品不分等级，均为统货。

【鉴别经验】

正品　果实呈卵圆形或椭圆形。两端微尖，长 1.5~2cm，直径 0.8~2cm。表面灰褐色。质坚硬，不易破开。除去果皮见种子(莲子)，种子具红棕色的种皮，具 2 枚肥厚的子叶。中央空腔内有一绿色胚(莲子心)。味甜，微涩。

混淆品　有的地区误用喙荚云实的种子(苦石莲)已久。虽已多次纠正，但不少单位至今仍在误用。两者功用大不相同，不可混用或互相代用。在应用时应分别称甜石莲、苦石莲。

苦石莲　为豆科植物喙荚云实 *Caesalpinia minax* Hance. 的种子。产于广西、广东等地。种子呈椭圆形，两端钝圆。长 1.5~2.5cm，直径 0.7~1.2cm。表面乌黑色，有横环纹及横裂纹。质坚硬，难破开。除去种皮后，内有两片黄白色的子叶，形如花生仁状，口尝味极苦。

莲　房

本品为睡莲科植物莲 *Nelumbo nucifera* Gaertn. 的干燥花托。别名莲蓬壳、莲壳、莲蓬。秋季果实成熟时采收，除去果实，晒干。主产于山东等地。具有化瘀止血功效。用于崩漏，尿血，痔疮出血，产后瘀阻，恶露不尽。

【商品规格】

本品不分等级，均为统货。

【鉴别经验】

正品　本品呈倒圆锥状或漏斗状，多撕裂，直径 5~8cm，高 4.5~6cm。表面灰棕色至紫棕色，具细纵纹和皱纹，顶面有多数圆形孔穴，基部有花梗残基。质疏松，破碎而海绵样，棕色。气微，味微涩。

菟丝子

本品为旋花科植物南方菟丝子 *Cuscuta australis* R.Br. 或菟丝子 *Cuscuta chinensis* Lam. 的干燥成熟种子。别名豆须子、金线草子、豆寄生。秋季果实成熟时采收植株，晒干，打下种子，除去杂质。主产于山东、河南、山西、江苏等地。具有滋补肝肾，固精缩尿，安胎，明目功效。外用消风祛斑。用于肝肾不足，腰膝酸软，阳痿遗精，遗尿尿频，肾虚胎漏，胎动不安，目昏耳鸣，脾肾虚泻；外用治白癜风。

【商品规格】

以粒饱满者为佳。

本品不分等级。

栽培菟丝子　选货　籽粒饱满，均匀。杂质≤1%。

统货　籽粒较饱满，大小不一。杂质≤3%。

野生菟丝子　统货。

【鉴别经验】

正品　种子类圆形或卵圆形，直径 0.1~0.15cm。表面灰棕色或灰黄色，微有凹陷。用放大镜观察表面具细密的小点。质坚硬，沸水煮之可破裂，露出白色卷曲形的胚。无臭，味淡。

混淆品　有的省区曾误收寄生于蒿类植物的菟丝子，其蒿味甚浓，煮破花后仍存，未允应用。

金灯藤　为旋花科植物金灯藤 *Cuscuta japonica* Choisy 的种子。别名龙须子、大粒菟丝子。主产于东北、华北、华东等地。形状与菟丝子相似，但约大 1 倍，直径 0.2~0.3cm。表面淡褐色，用放大镜观察具不整齐的短线状斑纹。

葱　子

本品为百合科植物葱 *Allium fistulosum* L. 的干燥成熟种子。别名葱实。夏、秋二季收集成熟果实，干燥，搓取种子，除去杂质。全国大部分地区皆产，山东产量大。具有补肾明目功效。用于温肾，肾虚阳痿，目眩。

【商品规格】

以身干、饱满色黑者为佳。

本品不分等级，均为统货。

【鉴别经验】

正品　种子三角状扁卵形，一面微凸，另一面隆起，有棱线 1~2 条，长 0.3~0.4cm，宽 0.2~0.3cm。表面黑色，多光滑或偶有疏皱纹，凹面平滑。基部有两个突起，较短的突起顶端灰棕色或灰白色，为种脐，较长的突起顶端为珠

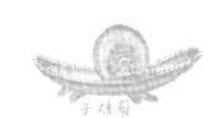

孔。质坚硬，气特异，嚼之有葱味。

混淆品　本品常与韭子相混，应注意区别。

葶　苈　子

本品为十字花科植物独行菜 *Lepidium apetalum* Willd. 或同科植物播娘蒿 *Descurainia sophia*（L.）Webb. ex Prantl 的干燥成熟种子。别名北葶苈（苦葶苈）、南葶苈（甜葶苈）。北葶苈主产于河北、山东、内蒙古、辽宁、吉林等地。南葶苈主产于山东、河北、江苏、河南、山西等地。具有泻肺平喘，利水消肿功效。用于痰涎壅滞、咳嗽喘息等。

【商品规格】

本品有南北两种葶苈之分，均为统货。

【鉴别经验】

正品　北葶苈子　呈扁卵形，长 0.1~0.15cm，宽 0.05~0.1cm。表面棕色或红棕色，微有光泽，具纵沟两条，其中一条明显。一端钝圆，另端尖而微凹，类白色，种脐位于凹入端。无臭，味微辛辣，黏性较强。加水浸泡后，用放大镜观察，透明状，黏液层较厚，厚度可超过种子宽度的 1/2 以上。

南葶苈子　呈长圆形略扁，长约 0.1cm，宽约 0.05~1cm。表面黄棕色，略有光泽，具细密网纹及两条纵列的浅槽，一端钝圆，另端近截形或稍凹入，两面常不对称，种脐位于凹入处。气微，味微辛。加水浸泡后透明状黏液层薄，厚度约为种子宽度的 1/5 以下。

混淆品　小花糖芥　为十字花科植物小花糖芥 *Erysimum cheiranthoides* L. 的种子。主产于山东、河南等地。种子呈椭圆形或矩圆形，长 0.08~0.1cm，宽 0.05~0.08cm。表面黄绿色或黄棕色，在放大镜下观察，多呈 3~4 面体，一端钝圆，一端色深，微凹入，种脐位于微凹入处。种子表面具细小密集的疣点，一面有微入的浅槽。气微，嚼之味苦。

紫　苏　子

本品为唇形科植物紫苏 *Perilla frutescens*（L.）Britt. 的干燥成熟果实。别名苏子。秋季果实成熟时采收，除去杂质，晒干。主产于山东、江苏、安徽、浙江、河北等地。具有降气消痰，平喘，润肠功效。用于痰壅气逆，咳嗽气喘，肠燥便秘。

【商品规格】

以粒饱满、色灰棕、油性足者为佳。

商品不分等级。

选货　表皮完整，无破损。颗粒均匀、饱满、富油性。杂质不得过 0.5%。

统货　表皮基本完整。颗粒大小不等，有的饱满有的略干瘪。杂质不得过3%。

【鉴别经验】

正品　呈卵圆形或类球形，直径0.15~0.18cm。表面灰棕色或灰褐色，有微凸起的暗棕色网纹。基部稍尖，有灰白色点状果柄痕。果皮薄而脆，易压碎。种子黄白色，种皮膜质，子叶两枚，类白色，有油性，压碎有香气，味微辛。

其他说明　货源紧缺时曾由南方调入野苏子代苏子使用，后因颗粒小不适销而退货。

蓖　麻　子

本品为大戟科植物蓖麻 *Ricinus communis* L. 的干燥成熟种子。别名萆麻子、蓖麻仁、大麻子、红大麻子。秋季采摘成熟果实，晒干，除去果壳，收集种子。主产于山东等地。具有泻下通滞，消肿拔毒功效。用于大便燥结，痈疽肿毒，喉痹，瘰疬。

【商品规格】

本品不分等级，均为统货。

【鉴别经验】

正品　呈椭圆形或卵形，稍扁，长0.9~1.8cm，宽0.5~1cm。表面光滑，有灰白色与黑褐色或黄棕与红棕色相间的花斑纹。一面较平，一面较隆起，较平的一面有1条隆起的种脊。一端有灰白色或浅棕色突起的种阜。种皮薄而脆。胚乳肥厚，白色，富油性，子叶2枚，菲薄。气微，味微苦辛。

蒺　　藜

本品为蒺藜科植物蒺藜 *Tribulus terrestris* L. 的干燥成熟果实。别名刺蒺藜、硬蒺藜。秋季果实成熟时采割植株，晒干，打下果实，除去杂质。主产于山东、河南、河北、陕西、东北、山西、安徽、江苏等地。具有平肝解郁，活血，祛风，明目，止痒功效。用于头痛眩晕，胸胁胀痛，乳闭乳痈，目赤翳障，风疹瘙痒。

【商品规格】

一等　每10g≤320粒，杂质≤1%。

二等　每10g>320粒，杂质≤2%。

三等　杂质不得超过3%。

【鉴别经验】

正品　由5个分果瓣组成，呈放射状排列，直径0.7~1.2cm，常裂为单一的

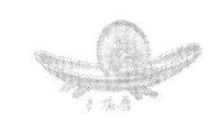

分果瓣,分果瓣呈斧状,长 0.3~0.6cm;背面黄绿色,隆起,有纵棱及多数小刺,并有对称的长刺各 1 对,两侧面粗糙,有网纹,灰白色。质坚硬。无臭,味苦、辛。

槟　榔

本品为棕榈科植物槟榔 *Areca catechu* L. 的干燥成熟种子。别名槟榔子、宾门、槟楠、大白槟、大腹子、橄榄子、螺果。12 月至次年 3 月采收成熟果实,剥下果皮,取出种子,晒干。主产于印度尼西亚、印度、马来西亚、越南、巴基斯坦、缅甸、泰国、菲律宾、柬埔寨,以及我国云南、海南、台湾等地。具有杀虫,消积,行气,利水,截疟功效。用于绦虫,蛔虫病,姜片虫病,虫积腹痛,积滞泻痢,里急后重,水肿脚气。

【商品规格】

以个大、体重结实、无破裂者为佳。

历史上分大白、二白、损白三种规格。亦曾进口槟榔瓣,但多习用槟榔个,易于切薄片。

一等　每 1kg 160 个以内。

二等　每 1kg 160 个以外。

【鉴别经验】

正品　呈圆锥形或扁球形,长 1.5~3cm,基部直径 2~3cm。表面棕色至暗棕色,有浅棕色的网状沟纹,基部中央有圆形凹陷的珠孔,其旁有浅色大型疤痕状的种脐。质坚硬,不易破碎,断面有乳白色与红棕色相向的大理石样纹理。气微,味涩而微苦。

酸 枣 仁

本品为鼠李科植物酸枣 *Ziziphus jujuba* Mill. var. *spinosa*(Bunge)Hu ex H.F.Chou 的干燥成熟种子。别名枣仁、山枣仁。秋末冬初采收成熟果实,除去果肉和核壳,收集种子,晒干。主产于山东、河北等地。具有补肝宁心,养心安神,生津敛汗功效。用于虚烦不眠,惊悸多梦,体虚多汗,津伤口渴。

【商品规格】

以粒大饱满、完整、外皮紫红色、种仁黄白色、无核壳者为佳。

一等　核壳不超过 2%,碎仁不超过 5%。

二等　核壳不超过 5%,碎仁不超过 10%。

【鉴别经验】

正品　呈扁圆形或扁椭圆形,长 0.5~0.9cm,宽 0.5~0.7cm,厚约 0.3cm。表面紫红色或紫褐色,平滑,有光泽,有的有裂纹。一面较平坦,中间有一条隆起的纵线纹,另一面稍凸起,一端凹陷,可见线形种脐,另一端有细小凸起的合点。种皮较脆，胚乳白色，子叶2枚，浅黄色，富油性。气微，味淡。

伪品　历史上酸枣仁很少发现伪品，20世纪70年代发现云南大量滇枣仁调入各省区，不少单位误进、误用，应引起重视。

滇枣仁　为鼠李科植物滇刺枣 *Zizyphus mauritiana* Lam. 的干燥成熟种子。主产于我国云南，缅甸亦产。其种子与酸枣仁极相似，扁圆形，一面平坦，无纵线纹，平滑，有光泽，棕黄色。气微，味微酸。

蕤　仁

本品为蔷薇科植物蕤核 *Prinsepia uniflora* Batal. 或齿叶扁核木 *Prinsepia uniflora* Batal. var. *serrata* Rehd. 的干燥成熟果核。别名马茄子。夏、秋间采摘成熟果实，除去果肉，洗净，晒干。主产于山西、陕西、甘肃、内蒙古、河南等地。具有疏风散热，养肝明目功效。用于目赤肿痛，睑弦赤烂，目暗羞明。

【商品规格】

以完整、颗粒饱满、浅黄棕色者为佳。

本品不分等级，均为统货。

【鉴别经验】

正品　呈类卵圆形，稍扁，长7~10mm，宽6~8mm，厚3~5mm。表面淡黄棕色或深棕色，有明显的网状沟纹，间有棕褐色果肉残留，顶端尖，两侧略不对称。质坚硬。种子扁平卵圆形，种皮薄，浅棕色或红棕色，易剥落。子叶2枚，乳白色，有油脂。气微，味微苦。

三、全草类

大　蓟

本品为菊科植物蓟 *Cirsium japonicum* Fisch. ex DC. 的干燥地上部分。别名刺蓟。夏、秋二季花开时采割地上部分，除去杂质，晒干。主产于河北、山东等地。具有凉血止血，祛瘀消肿功效。用于衄血，吐血，尿血，便血，崩漏，外伤出血，痈肿疮毒。

【商品规格】

以色灰绿、叶多者为佳。

本品不分等级，均为统货。

【鉴别经验】

正品　茎呈圆柱形，基部直径1.2cm。表面绿褐色或棕褐色，有数条纵棱，被丝毛。断面灰白色，髓部疏松或中空。叶皱缩多破碎，完整的叶片展平后呈倒披针形或倒卵状椭圆形，羽状深裂，边缘具不等长的针刺；叶上面灰绿色或

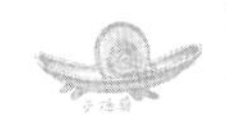

黄棕色,下表面色较浅,两面均具灰白色丝状毛。头状花序顶生,球形或椭圆形,总苞黄褐色,羽状冠毛灰白色。气微,味淡。

混淆品　大蓟根　山东不习用。20 世纪 60 年代有的省市误收蓝刺头为大蓟使用,并外调上海,因不适销退货。历史上亦曾误用大刺儿菜为大蓟,后均已纠正。

蓝刺头　为菊科植物蓝刺头 *Echinops latifolius* Tausch 的地上全草。别名禹州漏芦。多年生草本,高 40~70cm,全株被白色蛛丝状毡毛。茎直立,多单一。叶互生,多卷曲,展开后羽状深裂,裂片三角形或卵状披针形,先端锐尖,呈针状,边缘有较短的针刺。头状花序顶生,刺球状,花天蓝色。其根为禹州漏芦。

小　蓟

本品为菊科植物刺儿菜 *Cirsium setosum*(Willd.)MB. 的干燥地上部分。别名青刺蓟。夏、秋二季花开时采割,晒干。主产于山东、河北、河南等地。具有凉血止血,散瘀解毒消痈功效。用于衄血,吐血,尿血,血淋,便血,崩漏,外伤出血,痈肿疮毒。

【商品规格】

以叶多、色绿者为佳。

本品不分等级,均为统货。

【鉴别经验】

正品　该品茎呈圆柱形,有的上部分枝,长 5~30cm,直径 0.2~0.5cm;表面灰绿色或带紫色,具纵棱及白色柔毛;质脆,易折断,断面中空。叶互生,无柄或有短柄;叶片皱缩或破碎,完整者展平后呈长椭圆形或长圆状披针形,长 3~12cm,宽 0.5~3cm;全缘或微齿裂至羽状深裂,齿尖具针刺;上表面绿褐色,下表面灰绿色,两面均具白色柔毛。头状花序单个或数个顶生;总苞钟状,苞片 5~8 层,黄绿色;花紫红色。气微,味微苦。

广东紫珠

本品为马鞭草科植物广东紫珠 *Callicarpa Kwang tungensis* Chun 的干燥茎枝和叶。别名紫荆、白毛柴、止血草。夏、秋二季采收,切成 10~20cm 的段,干燥。主产于广东。具有收敛止血,散瘀,清热解毒功效。用于衄血,咯血,吐血,便血,崩漏,外伤出血,肺热咳嗽,咽喉肿痛,热毒疮疡,水火烫伤。

【商品规格】

统货,不分等级。

【鉴别经验】

正品　本品茎呈圆柱形，分枝少，长 10~20cm，直径 0.2~1.5cm，表面灰绿色或灰褐色，有的具灰白色花斑，有细纵皱纹及多数长椭圆形稍突起的黄白色皮孔；嫩枝可见对生的类三角形叶柄痕，腋芽明显。质硬，切面皮部呈纤维状，中部具较大类白色髓。叶片多已脱落或皱缩、破碎，完整者呈狭椭圆状披针形，顶端渐尖，基部楔形，边缘具锯齿，下表面有黄色腺点；叶柄长 0.5~1.2cm。气微，味微苦涩。

广藿香

本品为唇形科植物广藿香 *Pogostemon cablin*（Blanco）Benth. 的干燥地上部分。别名藿香、海藿香。枝叶茂盛时采割，日晒夜闷，反复至干。主产于广东、广西、福建等地。具有芳香化湿，和中止呕，发表解暑功效。用于湿浊重组，脘痞呕吐，暑湿表证，湿温初起，发热倦怠，胸闷不舒，寒湿闭暑，腹痛吐泻，鼻渊头痛。

【商品规格】

以叶多、茎枝色绿、香气浓者为佳。

本品不分等级，均为统货。

【鉴别经验】

正品　本品茎略呈方柱形，多分枝，枝条稍曲折，长 30~60cm，直径 0.2~0.7cm。表面被柔毛，质脆易折断，断面中部有髓，老茎类圆柱形，直径 1~1.2cm，被灰褐色栓皮。叶对生，皱缩成团，展平后叶片呈卵形或椭圆形，长 4~9cm，宽 3~7cm，两面均被灰白色绒毛，先端短尖或钝圆，基部楔形；叶柄长 2.5cm，被柔毛。气香特异，味微苦。

马齿苋

本品为马齿苋科植物马齿苋 *Portulaca oleracea* L. 的干燥地上部分。别名马齿草、马苋、马齿菜、五行草、五方草、九头狮子草、马踏菜、长命苋、豆瓣菜。夏、秋二季采收，除去残根和杂质，洗净，略蒸或烫后晒干。我国大部分地区都有分布。具有清热解毒，凉血止血，止痢功效。用于热毒血痢，痈肿疔疮，湿疹，丹毒，蛇虫咬伤，便血，痔血，崩漏下血。

【商品规格】

以棵小、质嫩、叶多、青绿色者为佳。

本品不分等级，均为统货。

【鉴别经验】

正品　本品多皱缩卷曲，常结成团。茎圆柱形，长可达 30cm，直径

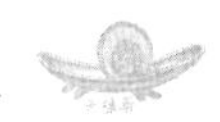

0.1~0.2cm，表面黄褐色，有明显纵沟纹。叶对生或互生，易破碎，完整叶片倒卵形，长1~2.5cm，宽0.5~1.5cm；绿褐色，先端钝平或微缺，全缘。花小，3~5朵生于枝端，花瓣5片，黄色。蒴果圆锥形，长约5mm，内含多数细小种子。气微，微酸。

马鞭草

本品为马鞭草科植物马鞭草 *Verbena officinalis* L. 的干燥地上部分。别名紫顶龙牙草、透骨草（徐州）、铁马鞭（浙江）。6—8月花开时采割，除去杂质，晒干。主产于江苏、湖北、广西、贵州等地。具有活血散瘀，退黄，截疟，解毒，利水消肿功效。用于癥瘕积聚，痛经经闭，喉痹，痈肿，水肿，黄疸，疟疾。

【商品规格】

以色青绿、带花穗、无根及杂质者为佳。

本品不分等级，均为统货。

【鉴别经验】

正品 茎呈方柱形，多分枝，四面有纵沟，长0.5~1cm。表面绿褐色，粗糙。质硬而脆，断面有髓或中空。叶对生，皱缩，多破碎，绿褐色，完整者展平后叶片3深裂，边缘有锯齿。穗状花序细长，有小花多数。无臭，味苦。

混淆品 有的省区长期误用千屈菜为马鞭草，称山马鞭，虽已纠正10余年，但仍有误用者，应注意区别。

山马鞭 为千屈菜科植物千屈菜 *Lythrum salicaria* L. 的地上全草。主产于山东等地。茎呈方柱形，灰绿色或黄绿色，基部圆形，红棕色，直径0.5~1cm。质硬，易折断，断面边缘纤维状，中空。叶片灰绿色，质脆，多皱缩破碎，完整的叶对生，无柄，披针形，全缘。穗状花序顶生，花瓣紫红色，每2~3朵小花腋生于一叶片苞片内。味微苦。

千里光

本品为菊科植物千里光 *Senecio scandens* Buch.-Ham. 的干燥地上部分。全年均可采收，除去杂质，阴干。江苏、浙江、安徽、江西、湖南、四川、贵州、云南、广东、广西等地均产。具有清热解毒，明目，利湿功效。用于痈肿疮毒，感冒发热，目赤肿痛，泄泻痢疾，皮肤湿疹。

【商品规格】

本品不分等级，均为统货。

【鉴别经验】

正品 本品茎呈细圆柱形，稍弯曲，上部有分枝；表面灰绿色，黄棕色或紫褐色，具纵棱，密被灰白色柔毛。叶互生，多皱缩破碎，完整叶片展平后呈卵状披针形或长三角形,有时具1~6个侧裂片,边缘有不规则锯齿,基部戟形或截形,两面有细柔毛。头状花序;总苞钟形;花黄色至棕色,冠毛白色。气微,味苦。

木　贼

本品为木贼科植物木贼 *Equisetum hyemale* L. 的干燥地上部分。别名木贼草、节节草、锉草。夏、秋二季采割,除去杂质,晒干或阴干。主产于东北等地。具有疏散风热,明目退翳功效。用于风热目赤,迎风流泪,目生云翳。

【商品规格】

以粗长、色绿、不脱节者为佳。

本品不分等级,均为统货。

【鉴别经验】

正品　呈长管状,不分枝,长40~60cm,直径0.2~0.7cm。表面灰绿色或黄绿色,有18~30条纵棱,棱上有多数小光点的疣状突起,节明显,节间长2.5~9cm,节上着生筒状鳞叶叶鞘,基部和鞘齿显棕色,中部浅棕黄色,体轻,质脆,易折断,断面中空,周边有多数圆形小空腔。气微,味淡,微涩,嚼之有沙砾感。

瓦　松

本品为景天科植物瓦松 *Orostachys fimbriatas*(Turcz.)Berg. 的干燥地上部分。夏、秋二季花开时采收,除去根及杂质,晒干。主产于山东、河北、河南等省。具有凉血止血,解毒,敛疮功效。用于血痢,便血,痔血,疮口久不愈合。

【商品规格】

以花穗完整、带红色者为佳。

本品不分等级,均为统货。

【鉴别经验】

正品　呈长细圆柱形,长5~27cm,直径0.2~0.6cm。表面灰棕色,具多数突起的残留叶基,有明显的纵棱线,叶多脱落破碎或卷曲,灰绿色,下部叶尖具白色软骨质,半圆形,有齿;圆锥花序穗状,花粉红色,花梗长约0.5cm。体轻,质脆,易碎。气微,味酸。

车 前 草

本品为车前科植物车前 *Plantago asiatica* L. 或平车前 *Plantago depressa* Willd. 的干燥全草。别名牛舌草、车轮菜、白贯草。夏季采挖,除去泥沙,晒干。主产于山东、河南、河北、安徽等地。具有清热利尿通淋,祛痰,凉血,解毒功效。用于热淋涩痛,水肿尿少,暑湿泄泻,痰热咳嗽,吐血衄血,痈肿疮毒。

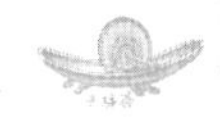

【商品规格】

以色灰绿、叶完整者为佳。

统货　叶多破碎，穗状花序大、污绿色，杂质少于3%。

选货　叶片完整，穗状花序小、颜色青绿，无泥土，杂质少于1%。

【鉴别经验】

正品　车前草　本品根丛生，须状。叶基生，具长柄；叶片皱缩，展平后呈卵状椭圆形或宽卵形，长6~13cm，宽2.5~8cm；表面灰绿色或污绿色，具明显弧形脉5~7条；先端钝或短尖，基部宽楔形，全缘或有不规则波状浅齿。穗状花序数条，花茎长。蒴果盖裂，萼宿存。气微香，味微苦。

平车前　与车前近似，主要不同点是主根直而长，叶较狭长，椭圆形或椭圆状披针形，长5~14cm，宽2~3cm。

天山雪莲

本品为维吾尔族习用药材。为菊科植物天山雪莲 *Saussurea involucrata* (Kar.et Kir.) Sch.-Bip. 的干燥地上部分。夏、秋二季花开时采收，阴干。主产于新疆。维吾尔医认为其具有补肾活血，强筋骨，营养神经，调节异常体液的功效。用于风湿性关节炎，关节疼痛，肺寒咳嗽，肾与小腹冷痛，白带过多等。中医认为其具有温肾助阳，祛风胜湿，通经活血功效。用于风寒湿痹痛、类风湿性关节炎，小腹冷痛，月经不调。

【商品规格】

本品不分等级，均为统货。

【鉴别经验】

正品　本品茎呈圆柱形，长2~48cm，直径0.5~3cm；表面黄绿色或黄棕色，有的微带紫色，具纵棱，断面中空。茎生叶密集排列，无柄，或脱落留有残基，完整叶片呈卵状长圆形或广披针形，两面被柔毛，边缘有锯齿和缘毛，主脉明显。头状花序顶生，10~42个密集成圆球形，无梗。苞叶长卵形或卵形，无柄，中部凹陷呈舟状，膜质，半透明。总苞片3~4层，披针形，等长，外层多呈紫褐色，内层棕黄色或黄白色。花管状，紫红色，柱头2裂。瘦果圆柱形，具纵棱，羽状冠毛2层。体轻，质脆。气微香，味微苦。

石斛

本品为兰科植物金钗石斛 *Dendrobium nobile* Lindl.、霍山石斛 *Dendrobium huoshanense* C.Z.Tang et S.J.Cheng、鼓槌石斛 *Dendrobium chrysotoxum* Lindl. 或流苏石斛 *Dendrobium fimbriatum* Hook. 的栽培品及其同属植物近似种的新鲜或干燥茎。别名黄草、耳环石斛、木石斛等。全年均可采收，鲜用者除去根和泥

沙；干用者采收后，除去杂质，用开水略烫或烘软，再边搓边烘晒，至叶鞘搓净，干燥。霍山石斛 11 月至翌年 3 月采收，除去叶、根须及泥沙等杂质，洗净，鲜用，或加热除去叶鞘制成干条；或边加热边扭成螺旋状或弹簧状，干燥，称霍山石斛枫斗。主产于云南、广西、安徽、贵州、湖北、四川等地。具有益胃生津，滋阴清热功效。用于热病津伤，口干烦渴，胃阴不足，食少干呕，病后虚热不退，阴虚火旺，骨蒸劳热，目暗不明，筋骨痿软。

【商品规格】

鲜石斛以色青绿、肥满多汁、嚼之发黏者为佳。

干石斛以色金黄、有光泽、质柔韧者为佳。

【鉴别经验】

正品　金钗石斛　呈扁圆柱形，长 20~40cm，直径 0.4~0.6cm，节间长 2.5~3cm。表面金黄色或黄中带绿色，有深纵沟。质硬而脆，断面较平坦而疏松。气微，味苦。

霍山石斛　干条呈直条状或不规则弯曲形，长 2~8cm，直径 1~4mm。表面淡黄绿色至黄绿色，偶有黄褐色斑块，有细纵纹，节明显，节上有的可见残留的灰白色膜质叶鞘；一端可见茎基部残留的短须根或须根痕，另一端为茎尖，较细。质硬而脆，易折断，断面平坦，灰黄色至灰绿色，略角质状。气微，味淡，嚼之有黏性。鲜品稍肥大。肉质，易折断，断面淡黄绿色至深绿色。气微，味淡，嚼之有黏性且少有渣。枫斗呈螺旋形或弹簧状，通常为 2~5 个旋纹，茎拉直后性状同干条。

鼓槌石斛　呈粗纺锤形，中部直径 1~3cm，具 3~7 节。表面光滑，金黄色，有明显凸起的棱。质轻而松脆，断面海绵状。气微，味淡，嚼之有黏性。

流苏石斛等　呈长圆柱形，长 20~150cm，直径 0.4~1.2cm，节明显，节间长 2~6cm。表面黄色至暗黄色，有深纵槽。质疏松，断面平坦或呈纤维性。味淡或微苦，嚼之有黏性。

伪品　果上叶　为兰科植物密花石豆兰 *Bulbophyllum odoratissimum* (J.E.Smith) Lindl. 的干燥全草。主产于云南、贵州和广东等地。具长的匍匐根状茎，有节。具假鳞茎，假鳞茎俗称"瓜"，假鳞茎呈肉质，圆柱状长卵形，贴生于根茎上，每节一个，同一方向排列，每一假鳞茎上生一叶，草质，厚而脆。

有瓜石斛　为兰科植物流苏金石斛 *Flickingeria fimbriata* (Bl.) Hawkes 的干燥茎。主产于广东、海南、广西、云南、贵州、四川等地。以海南产量最大。茎呈圆柱形，下部的茎节明显，密如小竹枝状。全体金黄色，光滑而有光泽，上

部每节生一假鳞茎，习称“瓜”，假鳞茎纹形，多为压扁状，有纵沟纹，体轻质疏松，火烧即膨胀。断面淡白色，纤维性。气微，味淡。

其他说明　石斛产地广，品种复杂，规格繁多。历史上有耳环石斛、金钗石斛、黄草石斛、木石斛等，又以质量的优劣分若干等级。

仙　鹤　草

本品为蔷薇科植物龙芽草 *Agrimonia pilosa* Ledeb. 的干燥地上部分。别名龙牙草、瓜香草、黄龙尾、金顶龙芽、老鹳嘴、乌脚鸡、龙头草、脱力草。夏、秋二季茎叶茂盛时采割，除去杂质，干燥。山东、江苏、浙江、福建等地均产。具有收敛止血，截疟，止痢，解毒，补虚功效。用于咯血，吐血，崩漏下血，疟疾，血痢，痈肿疮毒，阴痒带下，脱力劳伤。

【商品规格】

以茎红棕色、质嫩、叶多者为佳。

本品不分等级，均为统货。

【鉴别经验】

正品　本品长 50~100cm，全体被白色柔毛。茎下部圆柱形，直径 4~6mm，红棕色，上部方柱形，四面略凹陷，单数羽状复叶互生，暗绿色，皱缩卷曲；质脆，易碎；叶片有大小 2 种，相间生于叶轴上，顶端小叶较大，完整小叶片展平后呈卵形或长椭圆形，先端尖，基部楔形，边缘有锯齿；托叶 2 片，抱茎，斜卵形。总状花序细长，花萼下部呈筒状，萼筒上部有钩刺，先端 5 裂，花瓣黄色。气微，味微苦。

白花蛇舌草

本品为茜草科植物白花蛇舌草 *Oldenlandia diffusa*（Wilid.）Roxb. 的干燥全草。别名二叶（福建）、蛇舌草、蛇针草、蛇利草（广西）、了哥利（广东）。根据播种时间一年可收割 2 次，春播收获期在 8 月中下旬，秋播收获期在 11 月上中旬。在果实成熟时，齐地面割取地上部分，除去杂质和泥土，晒干即为商品，一般一亩地可收干品 300~350kg。主产于广东、广西、福建、浙江、江西、安徽等地。具有清热解毒，利尿消肿，活血止痛功效。用于肺热喘咳，咽喉肿痛，肠痈，疖肿疮疡，毒蛇咬伤，热淋涩痛，水肿，痢疾，肠炎，湿热黄疸，擅长治疗多种癌肿。

【商品规格】

本品不分等级，均为统货。

【鉴别经验】

正品　质较软，扭缠成团状，灰绿色至灰棕色，株长 15~70cm。有主根一条，粗约2~4mm，须根纤细，淡灰棕色；茎细而卷曲，质脆易折断，中央有白色髓部。叶多破碎，极皱缩，易脱落；有托叶，长1~2mm。花腋生。气微，味淡。茎略呈四棱形或圆柱形，绿色或黑褐色，有显著的纵棱。叶对生，无柄或具短柄，叶片浸泡展平后呈条状披针形，先端渐尖，基部渐狭，全缘。中脉一条，显著下凹，侧脉不显，托叶膜质，基部合生成鞘状。蒴果扁球形，直径0.2~0.25cm，灰褐色，膜质，两侧各有一条纵沟，花萼宿存，种子细小。气微，味微苦。

混淆品　水线草（蛇舌草）　为茜草科植物伞房花耳草 *Oldenlandia corymbosa* L. 的干燥全草。别名伞房花耳草，主产于广东、福建、江西等地。缠绕成团，与白花蛇舌草相似，质较硬，手握之有刺手感。茎绿色或紫红色，通常四棱形，稍被微毛，亦有圆柱形近无毛者。叶对生，近无柄，条形或条状披针形。花序腋生，2~5朵作伞房状排列。蒴果近球形，直径0.15~0.18cm，先端平坦，具宿存裂片。气微，味淡。

其他说明　本品原为江南部分省市的常用草药，江北使用历史较短，20世纪60年代开始调入使用。近来发现有以同科植物水线草的全草充白花蛇舌草应用，应注意区别。

北刘寄奴

本品为玄参科植物阴行草 *Siphonostegia chinensis* Benth. 的干燥全草。秋季采收，除去杂质，晒干。主产于山东、河北、河南等地。具有活血祛瘀，通经止痛，凉血，止血，清热利湿功效。用于跌打损伤，外伤出血，瘀血经闭，月经不调，产后瘀痛，癥瘕积聚，血痢，血淋，湿热黄疸，水肿腹胀，白带过多。

【商品规格】

以带果实者为佳。

本品不分等级，均为统货。

【鉴别经验】

正品　本品为带果穗的全草。茎直立圆柱形，长短不等，直径0.2~0.4cm。表面灰棕色或棕黑色，折断面黄白色，边缘显纤维状，中央为疏松的髓，叶多已脱落。枝梢有多数筒状花萼，长约1.5cm，表面有明显的10条隆起的纵棱，顶端有5裂，有时可见唇形花冠残留。棕黄色花萼内大多包有长椭圆形面尖的果实，果实表面黑色，有纵棱，长0.5~1cm。质脆，易破碎，内藏多数细小长形的种子，表面皱缩，棕色。气微，味淡。

老鹳草

本品为牻牛儿苗科植物牻牛儿苗 *Erodium stephanianum* Willd.、老鹳草

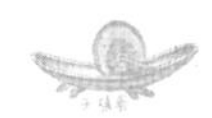

Geranium wilfordii Maxim. 或野老鹳草 *Geranium carolinianum* L. 的干燥地上部分，前者习称“长嘴老鹳草”，后两者习称“短嘴老鹳草”。别名五叶草、老官草、五瓣花、天罡草、五叶联、五齿耙、鹌子嘴。夏、秋二季果实近成熟时采割，捆成把，晒干。黑龙江、吉林、辽宁、河北、河南、山东、安徽、江苏、浙江、湖北等地均产。具有祛风湿，通经络，止泻痢功效。用于风湿痹痛，麻木拘挛，筋骨酸痛，泄泻痢疾。

【商品规格】

以灰绿色、果实多者为佳。

本品不分等级，均为统货。

【鉴别经验】

长嘴老鹳草　茎长 30~50cm，直径 0.3~0.7cm，多分枝，节膨大。表面灰绿色或带紫色，有纵沟纹和稀疏茸毛。质脆，断面黄白色，有的中空。叶对生，具细长叶柄；叶片卷曲皱缩，质脆易碎，完整者为二回羽状深裂，裂片披针线形。果实长圆形，长 0.5~1cm。宿存花柱长 2.5~4cm，形似鹳喙，有的裂成 5 瓣，呈螺旋形卷曲。气微，味淡。

短嘴老鹳草　茎较细，略短。叶片圆形，3 或 5 深裂，裂片较宽，边缘具缺刻。果实球形，长 0.3~0.5cm。花柱长 1~1.5cm，有的 5 裂，向上卷曲呈伞形。野老鹳草叶片掌状 5~7 深裂，裂片条形，每裂片又 3~5 深裂。

肉 苁 蓉

本品为列当科植物肉苁蓉 *Cistanche deserticola* Y.C.Ma 或管花肉苁蓉 *Cistanche tubulosa*（Schenk）Wight 的干燥带鳞叶的肉质茎。别名肉松蓉、纵蓉、地精、大芸、寸芸。春季刚出土时或秋季动土之前采挖，除去茎尖。切断，晒干。主产于内蒙古、甘肃、新疆等地。具有补肾阳，益精血，润肠通便功效。用于肾阳不足，精血亏虚，阳痿不孕，腰膝酸软，筋骨无力，肠燥便秘。

【商品规格】

以肉质、条粗长、肥大、棕褐色、柔嫩滋润者为佳。

统货　中部直径 2cm 以上，去除茎尖，枯心不超过 20%，无干梢。

一等　肉质茎长度 25cm 以上，中部直径 3.5cm 以上，去除茎尖，无枯心，无干梢。

二等　肉质茎长度 15~25cm，中部直径 2.5cm 以上，去除茎尖，枯心不超过 10%，无干梢。

管花肉苁蓉　统货　个体长度不均，长 5cm 以上，粗细不均匀，直径 2.5cm 以上，去除茎尖，枯心不超过 20%，无干梢。

一等　长度15~25cm,中部直径6~9cm,去除茎尖,无枯心、干梢。

二等　长度10~15cm,中部直径2.5~5cm,去除茎尖,枯心不超过10%,无干梢。

【鉴别经验】

正品　肉苁蓉　呈扁圆柱形,稍扭曲,长3~15cm,直径2~8cm。表面棕褐色或灰棕色,密被覆瓦状排列的肉质鳞叶,通常鳞叶先端已断,质重质硬,有柔性,不易折断,断面棕褐色,有淡棕色点状维管束排列成波状环纹。气微,味甜,微苦。

管花肉苁蓉　呈扁圆锥形或纺锤形,长6~18cm,直径4~6.5cm。表面红棕色或棕褐色,基部鳞叶较疏,上部密集鳞叶,基部宽阔,体重,质坚硬,难折断,断面颗粒状,有的中空。气微,味甜,微苦。

混淆品　盐生肉苁蓉　呈圆柱形,较平直长6~11cm,直径约5cm。上端钝圆,下端常截平,表面棕色或灰棕色,鳞叶卵形或卵状披针形,质坚实,断面黄棕色至暗棕色,有多数黄白色点状维管束排列成深波状环纹。气微,味微甜后微苦。

沙苁蓉　干燥带鳞叶的肉质茎与肉苁蓉相似,主要不同点为:呈圆柱形,稍扁,鳞窄短,质硬,无柔性。

锁阳　市场上有以锁阳饮片假冒肉苁蓉,锁阳无鳞叶,嚼之味涩。

其他说明　历史上曾有甜大芸、盐大芸、新疆大芸之分。习惯多用甜大芸,盐大芸少用,新疆大芸习用时间较短,多称硬大芸,曾作为混淆品。

灯　心　草

本品为灯心草科植物灯心草 *Juncus effusus* L. 的干燥茎髓。别名虎须草、赤须、灯心、灯草、碧玉草。夏末至秋季割取茎,晒干,取出茎髓,理直,扎成小把。主产于江苏、四川、云南等地。具有清心火,利小便功效。用于心烦失眠,尿少涩痛,口舌生疮。

【商品规格】

以条长、粗壮、色白者为佳。

本品不分等级,均为统货。

【鉴别经验】

正品　呈细长圆柱形,长约90cm,直径0.1~0.3cm。表面白色或淡黄白色,有细纵纹。体轻,质软,略有弹性。气微,味淡。

寻　骨　风

本品为马兜铃科植物棉毛马兜铃 *Aristolochia mollissima* Hance 的干燥

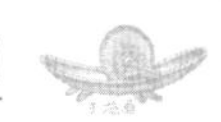

全草。全年均可采收,晒干或洗净切片晒干。主产于河南、江西、湖南等地。具有祛风除湿,活血通络,止痛功效。用于风湿痹痛,关节酸痛,腹痛,痈肿,疟疾。

【商品规格】

以叶色绿、根茎多、香气浓者为佳。

本品不分等级,均为统货。

【鉴别经验】

正品　全体密被灰绿色棉毛,茎圆柱状,卵形,多弯曲,叶互生,单叶完整者卵形至椭圆状卵形,全缘,心形的叶基具弯缺,长3.5~4.5cm,上表面毛较少,下表面毛极多。叶基和茎上有2.5~4cm的叶柄掌状脉3~7条,叶柄长1.5~3cm,不具托叶。气微香,味苦、辛。

地锦草

本品为大戟科植物地锦 *Euphorbia humifusa* Willd. 或斑地锦 *Euphorbia maculata* L. 的干燥全草。夏、秋二季采收,除去杂质,晒干。主产于山东、河北等地。具有清热解毒,凉血止血,利湿退黄功效。用于痢疾,泄泻,咯血,尿血,便血,崩漏,疮疖痈肿,湿热黄疸。

【商品规格】

本品不分等级,均为统货。

【鉴别经验】

正品　地锦　常皱缩卷曲,根细小。茎细,呈叉状分枝,表面带紫红色,光滑无毛或疏生白色细柔毛;质脆,易折断,断面黄白色,中空。单叶对生,具淡红色短柄或几无柄;叶片多皱缩或已脱落,展平后呈长椭圆形,长5~10mm,宽4~6mm;绿色或带紫红色,通常无毛或疏生细柔毛;先端钝圆,基部偏斜,边缘具小锯齿或呈微波状。杯状聚伞花序腋生,细小。蒴果三棱状球形,表面光滑。种子细小,卵形,褐色。气微,味微涩。

斑地锦　叶上表面具红斑。蒴果被稀疏白色短柔毛。

灯盏细辛

本品为菊科植物短葶飞蓬 *Erigeron breviscapus*(Vant.)Hand.-Mazz. 的干燥全草。夏、秋二季采挖,除去杂质,晒干。主产于云南、广西等地。具有活血通络止痛,祛风散寒功效。用于中风偏瘫,胸痹心痛,风湿痹痛,头痛,牙痛。

【商品规格】

本品不分等级,均为统货。

【鉴别经验】

正品　长 15~25cm。根茎长 1~3cm，直径 0.2~0.5cm；表面凹凸不平，着生多数圆柱形细根，直径约 0.1cm，淡褐色至黄褐色。茎圆柱形，长 14~22cm，直径 0.1~0.2cm；黄绿色至淡棕色，具细纵棱线，被白色短柔毛；质脆，断面黄白色，有髓或中空。基生叶皱缩、破碎，完整者展平后呈倒卵状披针形、匙形、阔披针形或阔倒卵形，长 1.5~9cm，宽 0.5~1.3cm；黄绿色，先端钝圆，有短尖，基部渐狭，全缘；茎生叶互生，披针形，基部抱茎。头状花序顶生。瘦果扁倒卵形。气微香，味微苦。

紫花地丁

本品为堇菜科植物紫花地丁 *Viola yedoensis* Makino 的干燥全草。别名地丁、地丁菜。夏季花果期采收，除去杂质，晒干。主产于山东、江苏、湖北、广西等地。具有清热解毒，散结消肿，凉血消肿功效。用于时疫感冒，咽喉肿痛，疔疮肿痛，痈疽发背，痄腮丹毒。

【商品规格】

以色黄绿、叶完整、无杂质者为佳。

本品不分等级，均为统货。

【鉴别经验】

正品　多皱缩成团，主根长圆锥形，直径 0.1~0.3cm，淡黄棕色，有细纵皱纹。叶基生，灰绿色，展平后叶片呈披针形或卵状披针形，长 1.5~6cm，宽 1~2cm。先端钝，基部截形或稍心形，边缘具钝齿，两面有毛，叶柄细，长 2~6cm，上部具明显狭翅。花茎纤细，花瓣 5 片，紫堇色或淡棕色。花具细管状。蒴果椭圆形或二裂，种子多数，淡棕色。气微，味微苦而稍黏。

其他说明　历史上部分地区以使用豆科植物米口袋为主，称甜地丁，20 世纪 60 年代各地由河北引种罂粟科植物紫堇称苦地丁，亦称紫花地丁，而堇菜科的紫花地丁不习用。目前以使用罂粟科的紫堇为主。

连钱草

本品为唇形科植物活血丹 *Glechoma longituba*（Nakai）Kupr. 的干燥地上部分。春至秋季采收，除去杂质，晒干。主产于浙江、江苏等地。具有利湿通淋，清热解毒，散瘀消肿功效。用于热淋，石淋，湿热黄疸，疮痈肿痛，跌打损伤。

【商品规格】

以叶多、色绿、香气浓者为佳。

本品不分等级，均为统货。

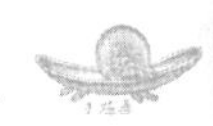

【鉴别经验】

正品　本品长10~20cm，疏被短柔毛。茎呈方柱形，细而扭曲；表面黄绿色或紫红色，节上有不定根；质脆，易折断，断面常中空。叶对生，叶片多皱缩，展平后呈肾形或近心形，长1~3cm，宽1.5~3cm，灰绿色或绿褐色，边缘具圆齿；叶柄纤细，长4~7cm。轮伞花序腋生，花冠二唇形，长达2cm。搓之气芳香，味微苦。

伸　筋　草

本品为石松科植物石松 *Lycopodium japonicum* Thunb. 的干燥全草。别名宽筋藤、太岁葛、过筋草、金毛狮子草。夏、秋二季茎叶茂盛时采收，除去杂质，晒干。主产于浙江、湖北、江苏等地。具有祛风除湿，舒筋活络功效。用于关节酸痛，屈伸不利。

【商品规格】

以茎长、黄绿色者为佳。

本品不分等级，均为统货。

【鉴别经验】

正品　匍匐茎呈细圆柱形，略弯曲，长可达2m，直径0.1~0.3cm。其下有黄白色细根，直立茎作二叉分枝，叶密生茎上，呈螺旋状排列，皱缩，弯曲线形或披针形，长0.3~0.5cm，黄绿色至淡黄棕色，无毛，先端芒状全缘，易碎断，质柔软，断面皮部浅黄色，木部类白色。气微，味淡。

青　　蒿

本品为菊科植物黄花蒿 *Artemisia annua* L. 的地上干燥部分。别名黄花蒿、臭蒿。秋季花盛开时采割，除去老茎，阴干。全国均产。具有清虚热，除骨蒸，解暑热，截疟，退黄功效。用于温邪伤阴，夜热早凉，阴虚发热，骨蒸劳热，暑邪发热，疟疾寒热，湿热黄疸。

【商品规格】

以色绿、叶多、香气浓者为佳。

本品不分等级，均为统货。

【鉴别经验】

正品　茎呈圆柱形，上部多分枝，长30~160cm，直径0.2~6cm。表面黄绿色或黄棕色，具纵棱线。质略硬，易折断，断面中部有髓。叶互生，暗绿色或棕绿色，卷缩易碎，完整者展平后为三回羽状深裂。气香特异，味微苦。

其他说明　有的地区历史上曾将青蒿以及四月后收割的茵陈蒿都作青蒿药用，后纠正改用青蒿（黄花蒿）。山东省部分地区仍以茵陈蒿及滨蒿作青蒿用。

佩　兰

本品为菊科植物佩兰 *Eupatorium fortunei* Turcz. 的干燥地上部分。别名水香(江苏)。夏、秋二季分两次采割,除去杂质,晒干。主产于江苏、浙江等地。具有芳香化湿,醒脾开胃,发表解暑功效。用于湿浊中阻,脘痞呕恶,口中甜腻,口臭,多涎,暑湿表证,湿温初起,发热倦怠,胸闷不舒。

【商品规格】

以叶多、色绿、茎少、质嫩、香气浓者为佳。

本品不分等级,均为统货。

【鉴别经验】

正品　茎呈圆柱形,长 30~100cm 以上,直径 0.2~0.5cm。表面黄棕色或黄绿色,有的带紫色。有明显的节及纵棱线。质脆,断面髓部白色或中空。叶对生,叶片多皱缩破碎,绿褐色,完整叶片 3 裂或不分裂,分裂者中间裂片较大,展平后呈披针形,基部狭窄,边缘有锯齿,不分裂者展平呈卵圆形、卵状披针形或椭圆形。气芳香,味微苦。

混淆品　罗勒　为唇形科植物罗勒 *Ocimum basilicum* L. 的干燥地上部分。别名香佩兰、光明子。茎呈方柱形,长短不等,表面灰黄色,黄棕色,并带紫色,有细纵纹理。节明显,质硬,易折断,断面皮部黄色,纤维性,髓部疏松,白色。叶黄绿色,多破碎。假总状轮伞花序,每轮有花 6 朵,每朵花上剩一片倒披针形苞片及钟状花萼,黄棕色膜质,有突起的网纹。花萼先端 5 裂,外被柔毛。小坚果长卵球形,黑褐色(光明子),叶捻之有似薄荷的芳香气,味苦辛。

其他说明　山东济南和部分地区曾用罗勒的地上部分称香佩兰,现已纠正。

金 钱 草

本品为报春花科植物过路黄 *Lysimachia christinae* Hance. 的干燥全草。别名大金钱草、小黄药、一串钱、铜钱草。夏、秋二季采收,除去杂质,晒干。主产于四川、湖北等地。具有清热利湿,利尿通淋,解毒消肿功效。用于湿热黄疸,胆胀胁痛,石淋,热淋,小便涩痛,痈肿疔疮,蛇虫咬伤。

【商品规格】

以叶大、须根少者为佳。

本品不分等级,均为统货。

【鉴别经验】

正品　茎弯曲,表面棕色或暗棕红色,有纵纹,节上有的具须根,断面实

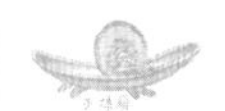

心。叶对生多皱缩，展平后呈宽卵形或心形，长1~3.5cm，宽1~3.5cm。基部微凹。全缘，上表面灰绿色或棕褐色，下表面色较浅，主脉明显突起。用水浸后，对光透视可见黑色或褐色条纹，叶柄长1~4cm。有的带花、黄色，单生叶腋，具长梗，蒴果球形。气微，味淡。

伪品　连钱草　为唇形科植物活血丹 *Glechoma longituba*（Nakai）Kupr. 的干燥地上部分。有的省区曾误用连钱草为金钱草，现已纠正。

广金钱草　为豆科植物广金钱草 *Desmodium styracifolium*（Osb.）Merr. 的干燥地上部分。

聚花过路黄　近年来商品中常有聚花过路黄混杂，掺杂比例不等。有的全系聚花过路黄，应注意区别。聚花过路黄为报春花科植物聚花过路黄 *Lysimachia congestiflora* Hemsl. 的干燥全草。别名风寒草。主产于四川等地。茎圆柱形，表面棕红色，可见疏柔毛，质稍韧，断面中空。叶片卵形，基部下沿成楔形，主侧脉明显，表面密被毛茸。花通常2~4朵，集生于茎端。

鱼腥草

本品为三白草科植物蕺菜 *Houttuynia cordata* Thunb. 的新鲜全草或干燥地上部分。别名岑草、菹菜、紫背鱼腥草、菹子、侧耳根、九节莲、折耳草。鲜品全年均可采割；干品夏季茎叶茂盛花穗多时采割，除去杂质，晒干。主产于四川等地。具有清热解毒，消痈排脓，利尿通淋功效。用于肺痈吐脓，痰热喘咳，热痢，热淋，痈肿疮毒。

【商品规格】

以叶多、淡红褐色、有花穗、鱼腥气浓者为佳。

野生品　统货　相较家种鱼腥草，茎较粗而叶片较小，茎叶杂乱纠缠，杂质少于3%。

选货　相较家种鱼腥草，茎较粗而叶片较小，茎叶完整，扎把整齐，杂质少于1%。

家种品　统货　相较野生鱼腥草，茎较细而叶片较大，茎叶杂乱纠缠，杂质少于3%。

选货　相较野生鱼腥草，茎较细而叶片较大，茎叶完整，扎把整齐，杂质少于1%。

【鉴别经验】

鲜鱼腥草　茎呈圆柱形，长20~45cm，直径0.25~0.45cm；上部绿色或紫红色，下部白色，节明显，下部节上生有须根，无毛或被疏毛。叶互生，叶片心形，长3~10cm，宽3~11cm；先端渐尖，全缘；上表面绿色，密生腺点，下表面常紫红色；叶柄细长，基部与托叶合生成鞘状。穗状花序顶生。具鱼腥气，味涩。

干鱼腥草　茎呈扁圆柱形，扭曲，表面黄棕色，具纵棱数条；质脆，易折断。叶片卷折皱缩，展平后呈心形，上表面暗黄绿色至暗棕色，下表面灰绿色或灰棕色。穗状花序黄棕色。

泽　兰

本品为唇形科植物毛叶地瓜儿苗 *Lycopus lucidus* Turcz. var. *hirtus* Regel. 的干燥地上部分。别名虎兰、龙枣、风药、接骨草、水香。夏、秋二季茎叶茂盛时采割，晒干。主产于山东、河北、河南等地。具有活血调经，祛瘀消痈，利水消肿功效。用于月经不调，经闭，痛经，产后瘀血腹痛，疮痈肿毒，水肿腹水。

【商品规格】

以叶多、色绿、质嫩者为佳。

本品不分等级，均为统货。

【鉴别经验】

正品　茎呈方柱形，少分枝，四面均有浅纵沟，长 50~100cm，直径 0.2~0.6cm。表面黄绿色或带紫色，节处紫色明显，有白色绒毛，质脆，断面黄白色，髓部中空。叶对生，有短柄，叶片多皱缩，展平后呈披针形或长圆形，长 5~10cm，上面墨绿色，下面灰绿色，密具腺点，两面均有短毛；先端尖，边缘有锯齿，花簇生叶腋，花冠多脱落，苞片及花萼宿存，黄褐色。气微，味淡。

混淆品　地瓜儿苗　与正品的主要区别点是：茎的节上疏生小硬毛，叶两面无毛，下面有下陷的腺点。

卷　柏

本品为卷柏科植物卷柏 *Selaginella tamariscina*（Beauv.）Spring 或垫状卷柏 *Selaginella pulvinata*（Hook. et Grev.）的干燥全草。别名万岁、豹足、交时、石莲花、回阳草、万年松。全年均可采收，除去须根和泥沙，晒干。主产于山东、辽宁、河北等地。具有活血通经功效。用于经闭痛经，癥瘕痞块，跌仆损伤。

【商品规格】

以色绿、叶多、完整不碎者为佳。

本品不分等级，均为统货。

【鉴别经验】

正品　多卷缩，似拳状，长 3~10cm。枝丛生，扁而有分枝，绿色或棕黄色，向内卷曲，枝上密生鳞片状小叶，叶先端具长芒刺，叶两行，卵状矩圆形，斜向上排列，叶缘膜质，有不整齐的细锯齿，侧叶背面膜质，边缘常呈棕黑色，基部残留棕色至棕褐色的须根，散生或聚生成短杆状，质脆，易折断。气微，味淡。

肿　节　风

本品为金粟兰科植物草珊瑚 *Sarcandra glabra*（Thunb.）Nakai 的干燥全草。夏、秋二季采收，除去杂质，晒干。主产于广东等地。具有清热凉血，活血消斑，祛风通络功效。用于血热发斑发疹，风湿痹痛，跌打损伤。

【商品规格】

本品不分等级，均为统货。

【鉴别经验】

正品　本品长 50~120cm。根茎较粗大，密生细根。茎圆柱形，多分枝，直径 0.3~1.3cm；表面暗绿色至暗褐色，有明显细纵纹，散有纵向皮孔，节膨大；质脆，易折断，断面有髓或中空。叶对生，叶片卵状披针形至卵状椭圆形，5~15cm，宽 3~6cm；表面绿色、绿褐色至棕褐色或棕红色，光滑；边缘有粗锯齿，齿尖腺体黑褐色；叶柄长约 1cm；近革质。穗状花序顶生，常分枝。气微香，味微辛。

垂　盆　草

本品为景天科植物垂盆草 *Sedum sarmentosum* Bunge 的干燥全草。别名山护花、半枝莲、狗牙草、瓜子草、狗牙半支。夏、秋二季采收，除去杂质，干燥。主产于浙江。具有利湿退黄，清热解毒功效。用于湿热黄疸，小便不利，痈肿疮疡。

【商品规格】

本品不分等级，均为统货。

【鉴别经验】

正品　本品茎纤细，长可达 20cm 以上，部分节上可见纤细的不定根。3 叶轮生，叶片倒披针形至矩圆形，绿色，肉质，长 1.5~2.8cm，宽 0.3~0.7cm，先端近急尖，基部急狭，有距。气微，味微苦。

荆　　芥

本品为唇形科植物荆芥 *Schizonepeta tenuifolia* Briq. 的干燥地上部分。别名假苏、姜芥。夏、秋二季花开到顶、穗绿时采割，除去杂质，晒干。主产于山东、河北、河南、江苏等地。具有解表散风，透疹，消疮功效。用于感冒，头痛，麻疹，风疹，疮疡初起。

【商品规格】

以色淡黄绿、穗长而密、香气浓者为佳。

本品不分等级，均为统货。

【鉴别经验】

正品　本品茎呈方柱形，上部有分枝，长 50~80cm，直径 0.2~0.4cm；表面淡黄绿色或淡紫红色，被短柔毛；体轻，质脆，断面类白色。叶对生，多已脱落，叶片3~5羽状分裂，裂片细长。穗状轮伞花序顶生，长2~9cm，直径约0.7cm。花冠多脱落，宿萼钟状，先端5齿裂，淡棕色或黄绿色，被短柔毛；小坚果棕黑色。气芳香，味微涩而辛凉。

苦地丁

本品为罂粟科植物紫堇 *Corydalis bungeana* Turcz. 的干燥全草。别名地丁草、紫花地丁。夏季花果期采收，除去杂质，晒干。主产于内蒙古、河北、山东等地。具有清热解毒，消痈肿功效。用于时疫感冒，咽喉肿痛，疔疮肿痛，痈疽发背，痄腮丹毒。

【商品规格】

本品不分等级，均为统货。

【鉴别经验】

正品　为皱缩干燥的全草，长5~10cm。主根圆锥形，表面棕黄色。茎细，多分枝，表面灰绿色或黄绿色，具5纵棱，质软，断面中空。地上部分柔软，暗绿色或棕绿色。叶有两种，基生叶多数丛生，茎生叶互生，均具叶柄，长3~6cm，干燥时呈波状弯曲，叶片卷曲皱缩。茎纤细，具纵棱线。其上可见长椭圆形扁平荚果，表面暗绿色或黑绿色，无毛，内含种子数枚，黑色，圆形而光亮。质较柔而脆。嗅之有青草气，味苦而持久。

茵陈

本品为菊科植物茵陈蒿 *Artemisia capillaris* Thunb. 或滨蒿 *Artemisia scoparia* Waldst. et Kit. 的干燥地上部分。别名绵茵陈、白茵陈、白蒿。春季幼苗高6~10cm时采收或秋季花蕾长成至花初开时采割，除去杂质和老茎，晒干。春季采收的习称"绵茵陈"，秋季采割的称"花茵陈"。主产于山东、湖北、浙江、江苏等地。具有清湿热，退黄疸功效。用于黄疸尿少，湿温暑湿，湿疮瘙痒。

【商品规格】

以质嫩、绵软、色灰白、香气浓者为佳。

本品不分等级，均为统货。

【鉴别经验】

正品　本品多卷曲成团状，灰白色或灰绿色，全体密被白色茸毛，绵软如绒。茎细小，长1.5~2.5cm，直径0.1~0.25cm。除去表面白色茸毛后可见明显纵纹，质脆，易折断。叶具柄，展平后叶片呈1~3回羽状5裂，叶片长1~3cm，宽1cm，小裂叶卵形，或稍呈倒披针形、条形，先端锐尖。气清香，味微苦。

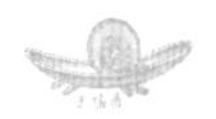

其他说明　历史上山东等省区习用茵陈蒿，20 世纪 50 年代后由山东济阳和惠民地区等地收购了大量滨蒿与茵陈同用。但调往广东、天津等地后，均因蒿香味大而特异不适销而退货。

香　薷

本品为唇形科植物石香薷 *Mosla chinensis* Maxim. 或江香薷 *Mosla chinensis* 'Jiangxiangru' 的干燥地上部分。别名香菜、香茅、石香茅、石香薷。前者习称“青香薷”，后者习称“江香薷”。夏季茎叶茂盛、花盛时择晴天采割，除去杂质，阴干。主产于江西、河南、陕西、江苏、浙江、云南、四川等地。具有发汗解表，化湿和中功效。用于暑湿感冒，恶寒发热，头痛无汗，腹痛吐泻，水肿，小便不利。

【商品规格】

以枝嫩、穗多、香气浓者为佳。

本品不分等级，均为统货。

【鉴别经验】

正品　青香薷　长 30~50cm，基部紫红色，上部黄绿色或淡黄色，全体密被白色茸毛。茎方柱形，基部类圆形，直径 0.1~0.2cm，节明显，节间长 4~7cm；质脆，易折断。叶对生，多皱缩或脱落，叶片展平后呈长卵形或披针形，暗绿色或黄绿色，边缘有 3~5 疏浅锯齿。穗状花序顶生及腋生，苞片圆卵形脱落或残存；花萼宿存，钟状，淡紫红色或灰绿色，先端 5 裂，密被茸毛。小坚果 4，直径 0.7~1.1mm，近圆球形，具网纹。气清香而浓，味微辛而凉。

江香薷　长 55~66cm，表面黄绿色，质较柔软。边缘有 5~9 个疏浅锯齿。果实直径 0.9~1.4mm，表面具疏网纹。

透　骨　草

本品为大戟科植物地构叶 *Speranskia tuberculata*（Bunge）Baill. 的干燥全草或紫葳科植物角蒿 *Incarvillea sinensis* Lam. 的干燥全草。前者习称珍珠透骨草，后者习称羊角透骨草。秋季采收，干燥。主产于山东、河南、江苏、山西、陕西等地。具有散风祛湿，解毒止痛功效。用于祛风湿，活血，止痛。

【商品规格】

以色绿、枝嫩、带有珍珠状果实者为佳。

本品不分等级，均为统货。

【鉴别经验】

正品　珍珠透骨草　茎圆柱形，丛生，直立，多分枝。高 15~30cm，直径 0.1~0.4cm。表面灰绿色或淡紫色，密生细柔毛。质较脆，易折断。断面外圈有一层紫色的环。叶互生，多破碎脱落，呈灰绿色，两面密被细柔毛。枝端有时可见总状花序。花形小，蒴果三棱状扁圆形。臭微，味淡而微苦。

羊角透骨草　为紫葳科植物角蒿 *Incarvillea sinensis* Lam. 的干燥地上部分。主产于山东淄博、潍坊等地。夏秋二季生长茂盛时割取地上部分。茎直立，圆柱形，长 30~100cm 以上，下部直径 0.5~1cm。表面淡黄色，有纵向的细棱线，光滑无毛。质轻而脆，折断面刺状，中央有白色的髓。叶多已脱落，可见互生的叶痕。上部有总状排列的果实，呈羊角状，长 6~8cm，直径 4~6mm，多数已开裂而露出内部的种子。种子扁平，具有膜质的翅。无臭，味淡。

穿心莲

本品为爵床科植物穿心莲 *Andrographis paniculata*（Burm.f.）Nees 的干燥地上部分。别名春莲秋柳、一见喜、竹节黄、四方莲、金香草。秋初茎叶茂盛时采割，晒干。主产于广东、河北等地，多有栽培。具有清热解毒，凉血，消肿功效。用于感冒发热，咽喉肿痛，口舌生疮，顿咳劳嗽，泄泻痢疾，热淋涩痛，痈肿疮疡，蛇虫咬伤。

【商品规格】

选货　叶含量≥90%，且枝条为小枝居多。

统货　叶含量≥30%。

【鉴别经验】

正品　茎呈方柱形，多分枝，长 50~70cm。节稍膨大，质脆，易折断，单叶对生，叶柄短或近无柄，叶片皱缩易碎，完整者披针形或卵形披针形，长 3~12cm，宽 2~5cm。先端渐尖，基部楔形，下延全缘或波状。上表面绿色，下表面灰绿色，两面光滑，顶生或腋生圆锥形花序，蒴果长约 1.5cm。气微，味极苦。

益母草

本品为唇形科植物益母草 *Leonurus japonicus* Houtt. 的新鲜或干燥地上部分。别名坤草、田芝麻。鲜品春季幼苗期至初夏花前期采割；干品夏季茎叶茂盛、花未开或初开时采割，晒干，或切段晒干。主产于山东、河南、广东以及东北等地。具有活血调经，利尿消肿功效。用于月经不调，痛经经闭，恶露不尽，水肿尿少，疮疡肿毒。

【商品规格】

以质嫩、叶多、色灰绿者为佳。

本品不分等级，均为统货。

【鉴别经验】

正品　茎呈方柱形，上部多分枝，四面凹下成纵沟，长 30~100cm，直径

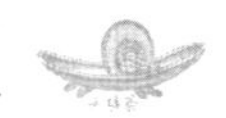

0.5~1cm。表面灰绿色或黄绿色。体轻质韧，断面中部有髓。叶交互对生，有柄。叶片灰绿色，多皱缩破碎，易脱落，完整者下部叶掌状3裂，上部叶羽状深裂或浅裂成3片，裂片全缘或具少数锯齿。轮伞花序腋生，小花淡紫色，花萼筒状，花冠2唇形。气微，味微苦。

混淆品　益母草常见混有錾菜，应注意鉴别。

錾菜　为唇形科植物錾菜 *L. pseudomacranthus* Kitag. 的地上干燥全草。别名白花益母草。其形态与益母草相似，主要区别是：全株较粗糙。茎中部叶卵形，边缘3裂达中部，叶缘疏生粗锯齿状牙齿，茎上部叶卵形至披针形，两面均被粗糙毛。花冠较大，长约1.8cm，淡粉红色或白色。萼筒外密被细毛，萼齿先端呈尖刺状。

伪品　历史上山东济南曾误收夏至草数万斤为益母草。

夏至草　为唇形科植物夏至草 *Lagopsis supine*（Steph. ex Willd.）IK.Gal. ex Knorr. 的干燥地上部分。别名纺车花、风车花。植株矮小，高约50cm，茎细柔，多分枝，被倒生细毛。茎生叶掌状3全裂，裂片具钝齿或小裂，两面均密生细毛。花轮具6~10朵花，腋生，苞片刚毛状，与萼筒等长，花萼钟形，5齿，上面3齿较长，下面2齿较短。花冠白色，花冠筒较长萼为短，包于萼内，雄蕊与花柱均包在花冠筒内。小坚果三棱形，褐色。

甜　地　丁

本品为豆科植物米口袋 *Gueldenstaedtia vetna*（Georgi）A.Bor 的干燥全草。别名米布袋。夏、秋季采收，鲜用或扎把晒干。主产于山东济南。具有清热，解毒，消肿功效。用于痈肿疔疮，丹毒，肠痈，瘰疬，毒蛇咬伤，黄疸，肠炎，痢疾。

【商品规格】

本品不分等级，均为统货。

【鉴别经验】

正品　根呈长锥形，长10~20cm，直径0.6~1cm。表面红棕色或土黄色，粗糙，有纵皱纹，有的略扭曲。靠近根的上部可见芦头，其上有多数茎生叶。叶为羽状复叶，叶柄细长，小叶片椭圆形或长圆形，被白色柔毛，多呈灰绿色。有时可见圆筒状的荚果，表面密被柔毛，开裂或不开裂。主根质坚韧，不易折断，断面纤维性，黄白色。口尝有豆腥气，味淡。

鸭　跖　草

本品为鸭跖草科植物鸭跖草 *Commelina communis* L. 的干燥地上部分。别名鸡舌草、鸭脚草、翠蝴蝶、地地藕、竹叶菜、淡竹叶、竹节草、水竹子、露草、帽子花。夏、秋二季采收，晒干，除去杂质。主产于山东、云南、江苏等地。具有清热泻火，解毒，利水消肿功效。用于感冒发热，热病烦渴，咽喉肿痛，水肿尿少，热淋涩痛，痈肿疔毒。

【商品规格】

本品不分等级，均为统货。

【鉴别经验】

正品　长可达60cm，表皮黄绿色或黄白色，较光滑。茎有纵棱，直径约0.2cm，多有分枝或须根，节稍膨大，节间长3~9cm，质柔软，断面中部有髓。叶互生，多皱缩、破碎，完整叶片展平后呈卵状披针形或披针形，长3~9cm，宽1~2.5cm；先端尖，全缘，基部下延成膜质叶鞘，抱茎，叶脉平行。花多脱落，总苞佛焰苞状，心形，两边不相连；花瓣皱缩，蓝色。气微，味淡。

麻　黄

本品为麻黄科植物草麻黄 *Ephedra sinica* Stapf、中麻黄 *Ephedra intermedia* Schrenk et C.A.Mey. 或木贼麻黄 *Ephedra equisetina* Bge. 的干燥草质茎。别名龙沙、狗骨、卑相、卑盐。秋季采割绿色的草质茎，晒干。主产于内蒙古、东北等地。具有发汗散寒，宣肺平喘，利水消肿功效。用于风寒感冒，胸闷喘咳，风水浮肿。

【商品规格】

以淡绿或黄绿、内心色红棕、手拉不脱节、味苦涩者为佳。

本品不分等级，均为统货。

【鉴别经验】

正品　草麻黄　呈细长圆柱形，少分枝，直径0.1~0.2cm。有的带少量棕色木质茎，表面淡绿色或黄绿色，有细纵脊线，触之微有粗糙感。节明显，节间长2~6cm。节上有膜质鳞叶，长0.3~0.4cm；裂片2（稀3），锐三角形，先端灰白色，反曲，基部联合成筒状，红棕色。体轻，质脆，易折断；断面略呈纤维性，周边黄绿色，髓部红棕色，近圆形。气微香，味涩、微苦。

中麻黄　分枝，直径0.15~0.3cm，有粗糙感。节间长2~6cm，膜质鳞叶长0.2~0.3cm，裂片2（稀3），先端锐尖。断面髓部呈三角状圆形。

木贼麻黄　较多分枝，直径0.1~0.15cm，无粗糙感，节间长1.5~3cm。膜质鳞叶长0.1~0.2cm，裂片2（稀3），上部为短三角形，灰白色，先端多不反曲，基部棕红色至棕黑色。

鹿　衔　草

本品为鹿蹄草科植物鹿蹄草 *Pyrola calliantha* H.Andres 或普通鹿蹄草

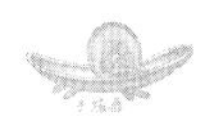

Pyrola decorate H.Andres 的干燥全草。别名鹿蹄草、小秦王草、破血丹、纸背金牛草、大肺筋草、鹿含草、鹿安茶。全年均可采挖，除去杂质，晒至叶片较软时，堆置至叶片变紫褐色，晒干。主产于浙江。具有祛风湿，强筋骨，止血，止咳功效。用于风湿痹痛，肾虚腰痛，腰膝无力，月经过多，久咳劳嗽。

【商品规格】

以紫红色或紫褐色、无杂质者为佳。

本品不分等级，均为统货。

【鉴别经验】

正品　根茎细长。茎圆柱形或具纵棱，长 10~30cm。叶基生，长卵圆形或近圆形，长 2~8cm，暗绿色或紫褐色，先端圆或稍尖，全缘或有稀疏的小锯齿，边缘略反卷，上表面有时沿脉具白色的斑纹，下表面有时具白粉。总状花序有花 4~10 朵；花半下垂，萼片 5 枚，舌形或卵状长圆形；花瓣 5 片，早落，雄蕊 10 枚，花药基部有小角，顶孔开裂；花柱外露，有环状突起的柱头盘。蒴果扁球形，直径 7~10mm，5 纵裂，裂瓣边缘有蛛丝状毛。气微，味淡、微苦。

萹　蓄

本品为蓼科植物萹蓄 *Polygonum aviculare* L. 的干燥地上部分。别名竹、蓄辩、萹竹、粉节草、萹蓄蓼、百节草、铁绵草。夏季叶茂盛时采收，除去根和杂质，晒干。全国各地均产。具有利尿通淋，杀虫，止痒功效。用于热淋涩痛，小便短赤，虫积腹痛，皮肤湿疹，阴痒带下。

【商品规格】

以质嫩、叶多、色灰绿者为佳。.

本品不分等级，均为统货。

【鉴别经验】

正品　茎呈圆柱形略扁，有分枝，长 15~40cm，直径 0.2~0.3cm。表皮灰绿色或红棕色，有细密微突起的纵纹，节部稍膨大，有浅棕色膜质的托叶鞘，具多数脉纹，节间长短不一；质硬，易折断，断面髓部白色。叶互生，叶片多脱落或皱缩破碎，完整者展平后呈长椭圆形或披针形，长 1~4cm，宽约 5mm，全缘，灰绿色或棕绿色，雄蕊 8 枚。气微，味微苦。

紫　苏　梗

本品为唇形科植物紫苏 *Perilla frutescens*（L.）Britt. 的干燥茎。别名紫苏茎、苏梗、紫苏茎枝、苏茎、紫苏杆、紫苏草。秋季果实成熟后采割，除去杂质，晒干，或趁鲜切片，晒干。主产于河北、河南、山东、安徽等地。具有理气宽中，止痛，安胎功效。用于胸膈痞闷，胃脘疼痛，嗳气呕吐，胎动不安。

【商品规格】

以外皮色紫棕、有香气者为佳。

紫苏梗个 **统货** 长短不一,表面暗紫色,香气淡,杂质不得过3%。

选货 整齐,表面紫棕色,节较少,香气浓郁,杂质不得过1%。

紫苏梗片 厚2~5mm,常呈斜长方形,杂质不得过3%。

【鉴别经验】

正品 呈方柱形四棱,四棱钝圆,长短不一,直径0.5~1.5cm。表面紫棕色或暗紫色,四面有纵沟及细纵纹,节部稍膨大,有对生的枝痕和叶痕。断面裂片状。切片厚2~5mm,常呈斜长方形,木部黄白色,射线细密,呈放射状,髓部白色,疏松或脱落。气微香,味淡。

锁 阳

本品为锁阳科植物锁阳 *Cynomorium songaricum* Rupr. 的干燥肉质茎。别名琐阳、不老药、锈铁棒、地毛球、黄古狼、锁严子、羊锁不拉。春季采挖,除去花序,切段,晒干。主产于甘肃、青海、内蒙古、新疆等地。具有补肾阳,益精血,润肠通便功效。用于肾阳不足,精血亏虚,腰膝痿软,阳痿滑精,肠燥便秘。

【商品规格】

以条粗壮、体重、质硬、断面显油润者为佳。

统货 除去花序,肉质茎长度≥5cm,直径≥1.5cm,个体大小粗细不等,条形整齐性差。

一等 肉质茎条形整齐、粗壮。肉质茎长度≥20cm,直径≥2.5cm。每1kg 3~12根。

二等 肉质茎条形整齐性差。肉质茎长度≥5cm,直径为1.5~2.5cm。每1kg≥10根。

【鉴别经验】

正品 呈扁圆柱形,微弯曲,长5~15cm,直径1.5~5cm。表面黄棕色或棕褐色,粗糙,具明显纵沟及不规则凹陷,有的残存三角形的黑棕色鳞片。体重,质脆,难折断,断面浅棕色或棕褐色,有黄色三角状维管束。气微,味甘而涩。

蒲 公 英

本品为菊科植物蒲公英 *Taraxacum mongolicum* Hand.-Mazz.、碱地蒲公英 *Taraxacum borealisinense* Kitam. 或同属数种植物的干燥全草。别名凫公英、蒲公草、地丁、仆公英、孛孛丁菜、婆婆丁、黄花地丁、蒲公丁、黄狗头、鬼灯笼。春至秋季花初开时采挖,除去杂质,洗净,晒干。主产于山东、河北、河南。具有清热解毒,消肿散结,利尿通淋功效。用于疔疮肿毒,乳痈,瘰疬,目赤,咽痛,

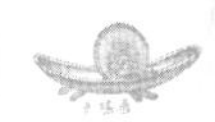

肺痈,肠痈,湿热黄疸,热淋涩痛。

【商品规格】

以叶多、色灰绿、根长者为佳。

本品不分等级,均为统货。

【鉴别经验】

正品　本品呈皱缩卷曲的团块。根呈圆锥状,多弯曲,长 3~7cm;表面棕褐色,抽皱;根头部有棕褐色或黄白色的茸毛,有的已脱落。叶基生,多皱缩破碎,完整叶片呈倒披针形,绿褐色或暗灰绿色,先端尖或钝,边缘浅裂或羽状分裂,基部渐狭,下延呈柄状,下表面主脉明显。花茎 1 至数条,每条顶生头状花序,总苞片多层,内面一层较长,花冠黄褐色或淡黄白色。有的可见多数具白色冠毛的长椭圆形瘦果。气微,味微苦。野生蒲公英叶片较小,头状花序较多;栽培蒲公英叶片较大,头状花序较少。

矮　地　茶

本品为紫金牛科植物紫金牛 *Ardisia japonica*(Thunb.)Blume 的干燥全草。别名平地木、叶下红、雪里珠、矮脚草、矮茶、金牛草、叶下珍珠、凉伞盖金珠。夏、秋二季茎叶茂盛时采挖,除去泥沙,干燥。主产于长江以南各地区。具有化痰止咳,清利湿热,活血化瘀功效。用于新久咳嗽,喘满痰多,湿热黄疸,经闭瘀阻,风湿痹痛,跌打损伤。

【商品规格】

本品不分等级,均为统货。

【鉴别经验】

正品　根茎呈圆柱形,疏生须根。茎略呈扁圆柱形,稍扭曲,长 10~30cm,直径 0.2~0.5cm;表面红棕色,有细纵纹、叶痕及节;质硬,易折断。叶互生,集生于茎梢;叶片略卷曲或破碎,灰绿色、棕褐色或浅红棕色,完整者展平后呈椭圆形,长 3~7cm,宽 1.5~3cm;先端尖,基部楔形,边缘具细锯齿;近革质。茎顶偶有红色球形核果。气微,味微涩。

豨　莶　草

本品为菊科植物豨莶 *Siegesbeckia orientalis* L.、腺梗豨莶 *Siegesbeckia pubescens* Makino 或毛梗豨莶 *Siegesbeckia glabrescens* Makino 的干燥地上部分。别名火莶、虎膏、火枕草、猪膏草、黏糊菜、希仙、肥猪苗。夏、秋二季花开前和花期均可采割,除去杂质,晒干。主产于山东、河北。具有祛风湿,利关节,解毒功效。用于风湿痹痛,筋骨无力,腰膝酸软,四肢麻痹,半身不遂,风疹湿疮。

【商品规格】

以叶多、枝嫩、色深绿者为佳。

本品不分等级，均为统货。

【鉴别经验】

正品　本品茎略呈方柱形，多分枝，长30~110cm，直径0.3~1cm；表面灰绿色、黄棕色或紫棕色，有纵沟和细纵纹，被灰色柔毛；节明显，略膨大；质脆，易折断，断面黄白色或带绿色，髓部宽广，类白色，中空。叶对生，叶片多皱缩、卷曲，展平后呈卵圆形，灰绿色，边缘有钝锯齿，两面皆有白色柔毛，主脉3出。有的可见黄色头状花序，总苞片匙形。气微，味微苦。

墨旱莲

本品为菊科植物鳢肠 *Eclipta prostrata* L. 的干燥地上部分。别名金陵草、鳢肠、莲子草、旱莲草、白旱莲、猪牙草、莲草、墨斗草、墨烟草。花开时采割，晒干。主产于山东、河北、河南、安徽等地。具有滋补肝肾，凉血止血功效。用于肝肾阴虚，牙齿松动，须发早白，眩晕耳鸣，腰膝酸软，阴虚血热吐血、衄血、尿血，血痢，崩漏下血，外伤出血。

【商品规格】

以墨绿、叶多者为佳。

本品不分等级，均为统货。

【鉴别经验】

正品　全体被白色茸毛。茎呈圆柱形，有纵棱，直径0.2~0.5cm。表面绿褐色或墨绿色，质脆，易折断，中央为白色疏松的髓部，有时中空。叶对生，多卷缩或破碎，墨绿色，完整叶片展平后呈披针形，长3~10cm，宽0.5~2.5cm。全缘或稍有细锯齿，近无柄。头状花序单生于枝端，直径6~11mm，总花梗细长，总苞片5~6枚，黄绿色或棕褐色，花冠多脱落。瘦果扁椭圆形，棕色，表面有小瘤状突起。气微香，味淡、微咸涩。

翻白草

本品为蔷薇科植物翻白草 *Potentilla discolor* Bge. 的干燥全草。别名鸡腿儿、湖鸡腿、天藕儿。夏、秋二季开花前采挖，除去泥沙和杂质，干燥。全国各地有野生，主产于河北、安徽、山东等地。具有清热解毒，止痢，止血功效。用于湿热泻痢，痈肿疮毒，血热吐衄，便血，崩漏。

【商品规格】

以根肥大、叶色灰绿者为佳。

本品不分等级，均为统货。

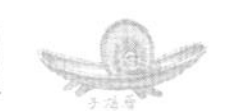

【鉴别经验】

正品　为带根的全草，根呈纺锤形或圆锥形，有时分枝，长约5~8cm。表面暗红棕色，扭曲而皱缩，无明显的茎。叶根生，奇数羽状复叶，约2~5对，叶柄基部较宽而抱合，小叶片两枚对生，长椭圆形，具短柄，顶端有一枝较大，向下逐渐变小，叶片长1~2.5cm，宽约0.7cm，皱缩，多从中脉向内对折，上表面暗绿色，下面灰白色，密布毛茸，边缘具粗锯齿，根头部及叶柄均被白色毛茸。质稍脆，易碎。气微臭，味涩。

混淆品　委陵菜　为蔷薇科植物委陵菜 *Potentilla chinensis* Ser. 的干燥全草。主产于山东济南、烟台、莱阳，以及辽宁、安徽等地。根呈长圆柱形，长约10cm，栓皮呈片状剥落，暗红棕色。羽状复叶，小叶8~11对，狭长椭圆形，羽状深裂，干燥时小叶片亦对折，边缘稍向外反卷，叶片背面密被白色柔毛。

其他说明　山东地区习用品为委陵菜，使用历史久远。委陵莱年收购量较大，除自用外多调往广东等地。

薄　荷

本品为唇形科植物薄荷 *Mentha haplocalyx* Briq. 的干燥地上部分。别名蕃荷菜、南薄荷、升阳菜、鸡苏、夜息花、接骨草、鱼香草、香薷草。夏、秋二季茎叶茂盛或花开至三轮时，选晴天，分次采割，晒干或阴干。全国各地均有栽培。具有疏散风热，清利头目，利咽，透疹，疏肝行气功效。用于风热感冒，风温初起，头痛，目赤，喉痹，口疮，风疹，麻疹，胸胁胀闷。

【商品规格】

以叶多、色深绿、气味浓者为佳。

统货　茎多呈方柱形，叶呈黄棕色、灰绿色，揉搓后清凉香气淡，味辛凉，叶片≥30%。

一等　茎表面呈紫棕色或绿色，叶上表面深绿色，下表面灰绿色，揉搓后有浓郁的特殊清凉香气，叶片≥40%。

二等　茎表面呈淡绿色，叶上表面淡绿色，下表面黄绿色，揉搓后清凉香气淡，叶片35%~40%。

【鉴别经验】

正品　本品茎呈方柱形，有对生分枝，长15~40cm，直径0.2~0.4cm；表面紫棕色或淡绿色，棱角处具茸毛，节间长2~5cm；质脆，断面白色，髓部中空。叶对生，有短柄；叶片皱缩卷曲，完整者展平后呈宽披针形、长椭圆形或卵形，长2~7cm，宽1~3cm；上表面深绿色，下表面灰绿色，稀被茸毛，有凹点状腺鳞。轮伞花序腋生，花萼钟状，先端5齿裂，花冠淡紫色。揉搓后有特殊清凉香气，味辛凉。

瞿　　麦

本品为石竹科植物瞿麦 *Dianthus superbus* L. 或石竹 *Dianthus chinensis* L. 的干燥地上部分。别名巨句麦、大兰、山瞿麦、瞿麦穗、南天竺草、龙须。夏、秋二季花果期采割，除去杂质，干燥。主产于山东、河北、河南等地。具有利尿通淋，活血通经功效。用于热淋，血淋，石淋，小便不通，淋沥涩痛，经闭瘀阻。

【商品规格】

以色黄绿、穗及叶多者为佳。

本品不分等级，均为统货。

【鉴别经验】

瞿麦　茎圆柱形，上部有分枝，长 30~60cm；表面淡绿色或黄绿色，光滑无毛，节明显，略膨大，断面中空。叶对生，多皱缩，展平叶片呈条形至条状披针形。枝端具花及果实，花萼筒状，长 2.7~3.7cm；苞片 4~6 枚，宽卵形，长约为萼筒的 1/4；花瓣棕紫色或棕黄色，卷曲，先端深裂成丝状。蒴果长筒形，与宿萼等长。种子细小，多数。气微，味淡。

石竹　萼筒长 1.4~1.8cm，苞片长约为萼筒的 1/2；花瓣先端浅齿裂。

四、花类

丁　　香

本品为桃金娘科植物丁香 *Eugenia caryophyllata* Thunb. 的干燥花蕾。别名丁子香、雄丁香、公丁香、百里馨。当花蕾由绿色转红时采摘，晒干。原产于印度尼西亚，已被引种到世界各地的热带地区。具有温中降逆，补肾助阳功效。用于脾胃虚寒，呃逆呕吐，食少吐泻，心腹冷痛，肾虚阳痿。

【商品规格】

以完整、朵大、色紫红、油性足、香气浓郁者为佳。

本品不分等级，均为统货。

【鉴别经验】

正品　呈棒状，长 1~2cm，花蕾圆球形，直径 0.3~0.5cm，棕褐色至褐黄色，花瓣内为雄蕊和花柱，破碎后可见众多黄色碎颗粒的花药。萼筒圆柱状，略扁，有的稍弯曲，长 0.7~1.4cm，直径 0.3~0.5cm，红棕色或棕褐色，上部有 4 枚三角状的萼片，十字状分开。质坚实，富油性。气芳香浓烈，味辛辣、有麻舌感。

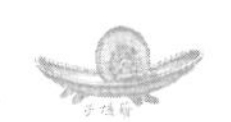

其他说明　市场上曾有将丁香提取丁香油后的丁香渣出售,价格便宜,应注意鉴别。

月　季　花

本品为蔷薇科植物月季 *Rosa chinensis* Jacq. 的干燥花蕾。别名月月红。全国各地多有栽培。具有活血调经,疏肝解郁功效。用于气滞血瘀,月经不调,痛经,闭经,胸胁胀痛。

【商品规格】

以色泽鲜艳、未开放的花蕾、香气浓郁者为佳。

本品不分等级,均为统货。

【鉴别经验】

正品　本品呈类球形或卵圆形,直径 1.5~2.5cm,紫红色或淡紫红色、粉红色。花瓣多数,覆瓦状排列,有的散落,长圆形;中有雄蕊多数,黄色。花托壶形或长圆形,萼片 5,暗绿色,先端渐尖,体轻而脆,易碎。气清香,味微苦而涩。

合　欢　花

本品为豆科植物合欢 *Albizia julibrissin* Durazz. 的干燥花序或花蕾。别名夜合花、芙蓉花。夏季花开放时择晴天采收或花蕾形成时采收,及时晒干。前者习称“合欢花”,后者习称“合欢米”。主产于江苏、安徽,山东亦有栽培和野生。具有解郁安神功效。用于心神不安,忧郁失眠。

【商品规格】

以色淡黄棕、梗短者为佳。

本品不分等级,均为统货。

【鉴别经验】

正品　为头状花序簇生,皱缩成团。花细长而弯曲,长 0.7~1cm,淡黄棕色至淡黄褐色,具短梗。花萼筒状,先端有 5 小齿,花冠筒长约为萼筒的 2 倍,先端 5 裂,裂片披针形;雄蕊多数,花丝细长,黄棕色至黄褐色,下部合生,上部分离,伸出花冠筒外。气微香,味淡。

混淆品　**南蛇藤果实**　为卫矛科植物南蛇藤 *Celastrus orbiculatus* Thunb. 的干燥果实。别名哈哈笑。蒴果球形或三瓣裂开成片状,完整的果实直径约 1cm。基部有时可见带有细小果柄的宿存花萼。表面橙黄色或黄绿色,果皮革质,每瓣内有种子 1~2 枚。种子卵形或椭圆形,表面光滑,棕褐色,外面包有红褐色膜质的假种皮(鲜时橘黄色)。味淡。

西　红　花

本品为鸢尾科植物番红花 *crocus sativus* L. 的干燥柱头。别名番红花、藏红花。主产于西班牙、法国、德国、印度、伊朗、日本等国。过去由印度经西藏进口,故称藏红花。目前我国上海、北京、山东青岛崂山和浙江等地已栽培成功,但提供商品较少。具有活血化瘀,凉血解毒,解郁安神功效。用于经闭癥瘕,产后瘀阻,温毒发斑,忧郁痞闷,惊悸发狂。

【商品规格】

进口西红花　一级　长度≥1.8cm,断碎药材≤5%,无残留黄色花柱。

二级　长度≥1.5cm,断碎药材≤10%,无残留黄色花柱。

三级　长度≥1.5cm,断碎药材≤15%,残留黄色花柱≤0.2cm。

四级　长度≥1.0cm,断碎药材≤30%,残留黄色花柱≤0.2cm。

国产西红花　一级　长度≥1.9cm,断碎药材≤5%,无残留黄色花柱。

二级　长度≥1.5cm,断碎药材≤10%,残留黄色花柱≤0.1cm。

三级　长度≥1.0cm,断碎药材≤30%,残留黄色花柱≤0.2cm。

【鉴别经验】

正品　为多数柱头集合成松散线状,每个柱头呈弯曲的细丝状,呈红色,三分枝,单根展开后长2~3cm,上部较宽而略扁平,顶端边缘呈不整齐的齿状,下端有时残留一段黄色花柱。体轻,质松而软,干燥后质脆易碎。具特异的香气,味微辛、微苦。若将藏红花浸入温水中,可看到由藏红花脱出的金黄色、橙黄色的色液,先呈细条状,随后扩散,色泽艳丽,药材本身呈喇叭状,上宽下窄细,顶端边缘有细齿。

混淆品　用化学纸浆、淀粉与染料制做的伪品　为先制成薄片,再用刀切制而成的伪西红花,加油少许使其发亮,呈丝状,粗细、长短不匀,紫红色,方棱或扁,刀切痕迹明显。置水中,水液不呈金黄色或橙黄色。本身不呈喇叭状,用针拨动易碎断,用手搓之显糊状。

用金针菜制丝和莲须染色制成的伪品　多为紫红色,呈丝状,少显油润,无黄色花柱,置水中易脱色,不呈喇叭状。

草红花染色制作的伪品　花呈管状,长1~2cm。表面为紫红色,明显用油拌润,草红花之臭气明显。

鸡牛牌西红花(又名新式货)　系用印度西萌草染上胶汁制成,该品呈条状,具紫红色粗梗,干燥无光泽,无芳香气。

日本产日缨牌西红花　将西红花的雄蕊染成红色,掺入柱头中,或将提取过西红花苷的劣品复经染色而伪充。

芫　花

本品为瑞香科植物芫花 *Daphne genkwa* Sieb. et Zucc. 的干燥花蕾。别名

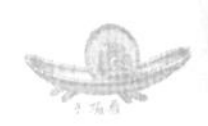

去水、芫、头痛花、赤芫、败花。春季花未开放时采收，除去杂质，干燥。主产于陕西、河南等地。具有泻水逐饮功效。外用杀虫疗疮。用于水肿胀满，胸腹积水，痰饮积聚，气逆咳喘，二便不利；外用治疥癣秃疮，痈肿，冻疮。

【商品规格】

以花蕾多而整齐、色淡紫者为佳。

本品不分等级，均为统货。

【鉴别经验】

正品　常3~7朵簇生于短花轴上，基部有苞片1~2片，多脱落为单朵。单朵棒槌状，多弯曲，长1~1.7cm，直径约1.5mm；花被筒表面淡紫色或灰绿色，密被短柔毛，先端4裂，裂片淡紫色或黄棕色。质软。气微，味甘、微辛。

谷精草

本品为谷精草科植物谷精草 *Eriocaulon buergerianum* Koern. 的干燥带花茎的头状花序。别名戴星草、文星草、珍珠草、鱼眼草、谷精子。秋季采收，将花序连同花茎拔出，晒干。主产于浙江、江苏等地。具有疏散风热，明目退翳功效。用于风热目赤，肿痛羞明，眼生翳膜，风热头痛。

【商品规格】

以珠大而紧、色灰白、花茎短、色淡黄者为佳。

本品不分等级，均为统货。

【鉴别经验】

正品　头状花序呈半球形，直径4~5mm。底部有苞片层层紧密排列，苞片淡黄绿色，有光泽，上部边缘密生白色短毛；花序顶部灰白色。揉碎花序，可见多数黑色花药和细小黄绿色未成熟的果实。花茎纤细，长短不一，直径不及1mm，淡黄绿色，有数条扭曲的棱线。质柔软。气微，味淡。

辛夷

本品为木兰科植物望春花 *Magnolia biondii* Pamp.、玉兰 *Magnolia denudata* Desr. 或武当玉兰 *Magnolia sprengeri* Pamp. 的干燥花蕾。别名房木、辛雉、迎春、木笔花、毛辛夷、姜朴花。冬末春初花未开放时采收，除去枝梗，阴干。主产于陕西、湖北、湖南等地。具有散风寒，通鼻窍功效。用于风寒头痛，鼻塞流涕，鼻鼽，鼻渊。

【商品规格】

以完整、内瓣紧密、香气浓者为佳。

忘春花　一等　花蕾长度≥3cm，花蕾完整无破碎，含杂率<1%。

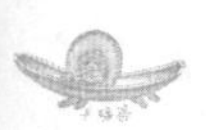

二等　2cm≤花蕾长度<3cm，花蕾偶见破碎，含杂率<1%。

三等　花蕾长度<2cm，含杂率<3%。

玉兰　统货　不分等级。

【鉴别经验】

正品　望春花　呈长卵形，似毛笔头，长1.2~2.5cm，直径0.8~1.5cm。基部常具短梗，长约5mm，梗上有类白色点状皮孔。苞片2~3层，每层2片，两层苞片间有小鳞芽，苞片外表面密被灰白色或灰绿色茸毛，内表面类棕色，无毛。花被片9枚，棕色，外轮花被片3枚，条形，约为内两轮长的1/4，呈萼片状，内两轮花被片6枚，每轮3枚，轮状排列。雄蕊和雌蕊多数，螺旋状排列。体轻，质脆。气芳香，味辛凉而稍苦。

玉兰　长1.5~3cm，直径1~1.5cm。基部枝梗较粗壮，皮孔浅棕色。苞片外表面密被灰白色或灰绿色茸毛。花被片9枚，内外轮同型。

武当玉兰　长2~4cm，直径1~2cm。基部枝梗粗壮，皮孔红棕色。苞片外表面密被淡黄色或淡黄绿色茸毛，有的最外层苞片茸毛已脱落而呈黑褐色。花被片10~12(15)枚，内外轮无显著差异。

玫　瑰　花

本品为蔷薇科植物玫瑰 *Rosa rugosa* Thunb. 的干燥花蕾。别名红玫瑰。春末夏初花将开放时分批采摘，及时低温干燥。主产于山东平阴、江苏苏州及浙江等地。具有行气解郁，和血，止痛功效。用于肝胃气痛，食少呕恶，月经不调，跌仆伤痛。

【商品规格】

以朵大、完整、色紫红、不露芯、香气浓者为佳。

历史上分头水花、二水花、三水花三等，现多不分等级，为统货。

平阴玫瑰　统货　略呈半球形或不规则团状，大小不等。残留花梗上被细柔毛，花托半球形，与花萼基部合生；萼片5枚，披针形，黄绿色或棕绿色，被有细柔毛；花瓣多皱缩，展平后宽卵形，呈覆瓦状排列；雄蕊多数，黄褐色；花柱多数，柱头在花托口集成头状，略突出，短于雄蕊。体轻，质脆。气芳香浓郁，味微苦涩。

一等　花瓣紫色，大小均匀，直径0.7~1.0cm，有残留花梗的≤3%，完整的花蕾形80%，杂质≤1.5%，气芳香浓郁。

二等　花瓣紫红色，大小较均匀，直径1.0~1.5cm，有残留花梗的不超过5%，完整的花蕾不少于70%，杂质不超过2%，气芳香略淡。

苦水玫瑰　统货　略呈半球形或不规则团状，直径0.7~1.0cm，残留花梗

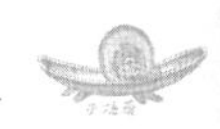

上被细柔毛，花托半球形，萼片 5 枚，披针形，黄绿色或棕绿色，被有细柔毛；花瓣多皱缩，呈覆瓦状排列，紫色。体轻，质脆。气芳香浓郁，味微苦涩。

一等　有残留花梗的≤3%，完整的花蕾形 80%，杂质≤1.5%。

二等　有残留花梗的≤5%，完整的花蕾≤70%，杂质≤2%。

【鉴别经验】

正品　略呈半球形或不规则的团块状，直径 1.5~2.5cm。花瓣多数，广卵形，覆瓦状排列，中有雄蕊多数，黄褐色，下部花托半球形，与花萼基部合生，萼片 5 枚，披针形，黄绿色或棕绿色，被有细柔毛。体轻，质脆。香气浓，味微苦涩。

松　花　粉

本品为松科植物马尾松 *Pinus massoniana* Lamb.、油松 *Pinus tabulieformis* Carr. 或同属数种植物的干燥花粉。别名松黄、松粉。春季花刚开时，采摘花穗，晒干，收集花粉，除去杂质。主产于浙江。具有收敛止血，燥湿敛疮功效。用于外伤出血，湿疹，黄水疮，皮肤糜烂，脓水淋漓。

【商品规格】

以体轻、色淡黄者为佳。

本品不分等级，均为统货。

【鉴别经验】

正品　为淡黄色的细粉。体轻，易飞扬，手捻有滑润感。气微，味淡。

闹　羊　花

本品为杜鹃花科植物羊踯躅 *Rhododendron molle* G.Don 的干燥花。别名惊羊花、石棠花、水兰花、石菊花、山茶花。4—5 月花初开时采收，阴干或晒干。主产于浙江。具有祛风除湿，散瘀定痛功效。用于风湿痹痛，偏正头痛，跌仆肿痛，顽癣。

【商品规格】

以干燥、灰黄色为佳。

本品不分等级，均为统货。

【鉴别经验】

正品　数朵花簇生于一总柄上，多脱落为单朵；灰黄色至黄褐色，皱缩。花萼 5 裂，裂片半圆形至三角形，边缘有软长的细毛；花冠钟状，筒部较长，约至 2.5cm，顶端卷折，5 裂，花瓣宽卵形，先端钝或微凹；雄蕊 5 枚，花丝卷曲，等长或略长于花冠，中部以下有茸毛，花药红棕色，顶孔裂；雌蕊 1 枚，柱头头状；花梗长 1~2.8cm，棕褐色，有短茸毛。气微，味微麻。

厚朴花

本品为木兰科植物厚朴 *Magnolia officinalis* Rehd. et Wils. 或凹叶厚朴 *Magnolia officinalis* Rehd.et Wils.var.*biloba* Rehd. et Wils. 的干燥花蕾。别名川朴花。春季花未开放时采摘，稍蒸后，晒干或低温干燥。主产于浙江、四川、陕西、湖北等地。具有芳香化湿，理气宽中功效。用于脾胃湿阻气滞，胸脘痞闷胀满，纳谷不香。

【商品规格】

以身干花蕾完整，无碎瓣、散瓣，紫红色，香气浓者为佳。

本品不分等级，均为统货。

【鉴别经验】

正品　呈长圆锥形，长 4~6cm，直径 1.5~2.5cm。红棕色至紫褐色，花瓣多为 12 枚，肉质，显油润，外层的呈长方倒卵形，内层的呈匙形。雄蕊多数，花药条形，淡黄棕色，花丝宽而短。心皮多数，分离，螺旋状排列于圆锥形的花托上。花梗长 0.5~2cm，密被灰黄色绒毛。质脆易破碎。气香，味似厚朴而稍淡。

混淆品　云南伪品厚朴花　多呈不规则的瓣片状，花瓣较厚朴花瓣大约 1 倍。花瓣基部亦厚约 1 倍以上。表面淡棕褐色，粗糙，不显油性，无厚朴花之香气，味淡。

洋金花

本品为茄科植物白花曼陀罗 *Datura metel* L. 的干燥花。别名曼陀罗花、山茄花、胡茄花、风茄花、佛花。4—11 月花初开时采收，晒干或低温干燥。主产于河北、江苏等地。具有平喘止咳，解痉定痛功效。用于哮喘咳嗽，脘腹冷痛，风湿痹痛，小儿慢惊；外科麻醉。

【商品规格】

以朵大、色黄棕、不破碎者为佳。

本品不分等级，均为统货。

【鉴别经验】

正品　呈条状，完整者长 9~15cm。花萼成筒状，长约为花冠的 2/5，灰绿色或灰黄色，先端 5 裂，基部呈纵脉纹 5 条，表面微有茸毛，花冠呈喇叭状，淡黄色或黄棕色，先端 5 浅裂，裂片有短尖，短尖下有明显的纵脉纹 3 条，两裂之间微凹。雄蕊 5 枚，花丝贴生于花冠筒内，长为花冠的 1/4。雌蕊 1 枚，柱头棒状。气微，味微苦。

荆芥穗

本品为唇形科植物荆芥 *Schizonepeta tenuisfolia* Briq. 的干燥花穗。夏、秋

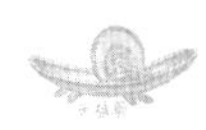

二季花开到顶、穗绿时采摘，除去杂质，晒干。主产于山东、河北、河南、江苏等地。具有解表散风，透疹，消疮功效。用于感冒，头痛，麻疹，风疹，疮疡初起。

【商品规格】

以色淡黄绿、穗密而长、香气浓者为佳。

本品不分等级，均为统货。

【鉴别经验】

正品　穗状轮伞花序呈圆柱形，长3~15cm，直径约7mm。花冠多脱落，宿萼黄绿色，钟形，质脆易碎，内有棕黑色小坚果。气芳香，味微涩而辛凉。

凌霄花

本品为紫葳科植物凌霄 *Campsis grandiflora*（Thunb.）K.Schum. 或美洲凌霄 *Campsis radicans*（L.）Seem. 的干燥花。别名紫葳花、杜灵霄花。夏、秋二季花盛开时采摘，干燥。主产于江苏、浙江、江西、湖北等地。具有活血通经，凉血祛风功效。用于月经不调，经闭癥瘕，产后乳肿，风疹发红，皮肤瘙痒，痤疮。

【商品规格】

以花朵完整、棕黄色者为佳。

本品不分等级，均为统货。

【鉴别经验】

正品　多已皱缩卷曲，长4~5cm，萼筒钟状，长2cm，暗棕色，萼齿先端不等5裂，可裂至萼筒中部，萼筒基部至萼片齿尖有5条明显的纵棱线。花冠黄色。先端5裂，裂片半圆形，下部联合呈漏斗状，表面具棕红色细脉纹。雄蕊4枚，着生在花冠上，2长2短，花药“个”字形，花柱1个。气微香，味微苦而略酸。

混淆品　泡桐花　为玄参科植物泡桐 *Paulownia fortunei*（Seem.）Hemsl. 的干燥花。多皱缩破碎，只有花冠，花萼少见。花冠管状，长约4cm，棕色或暗棕色，上部膨大，色较浅，下部弯曲色深有皱纹。花萼钟形革质，先端5裂，裂片三角形，完整的花用水浸软摊开，花冠呈漏斗状，先端5裂，基部微弯，内有紫黑色斑点，雄蕊4枚着生于花冠上，2长2短，花药“个”字形着生，花柱细长，花萼及花冠均具星状绒毛。气微弱，味淡。

菊　花

本品为菊科植物菊 *Chrysanthemum morifolium* Ramat. 的干燥头状花序。别名节华、日精、女节、阴成、甘菊、金蕊。9—11月花盛开时分批采收，阴干或焙干，或熏、蒸后晒干。药材按产地和加工方法不同，分为“亳菊”“滁菊”“贡菊”“杭菊”“怀菊”。主产于安徽、浙江、河南、河北等地。具有散风清热，平肝明目，清热解毒功效。用于风热感冒，头痛眩晕，目赤肿痛，眼目昏花，疮痈肿毒。

【商品规格】

以花朵完整、颜色鲜艳、气清香而浓者为佳。

亳菊花　一等　干货。呈圆珠笔盘或扁扇形。花朵大、瓣密、不露心、白色，近基部微带红色。体轻，质柔软。气清香，味甘微苦。无散朵、枝叶、杂质、虫蛀、霉变。

二等　干货。呈圆珠笔盘或扁扇形。花朵中等、色微黄，近基部微带红色。气芳香，味甘微苦。无散朵、枝叶、杂质、虫蛀、霉变。

三等　干货。呈圆盘形或扁扇形。花朵小，色黄或暗。间有散朵。叶棒不超过5%。无杂质、虫蛀、霉变。

滁菊花　一等　干货，呈绒球状或圆形(多为头花)，花朵大，色粉白，花心较大，黄色。质柔。气芳香，味甘微苦。不散瓣。无枝叶、杂质、虫蛀、霉变。

二等　干货。呈绒球状或圆形(即二水花)。色粉白。朵均匀，不散瓣。无枝叶、杂质、虫蛀、霉变。

三等　干货。呈绒球状，朵小、色次(即尾花)。间有散瓣、枝条。无杂质、虫蛀、霉变。

贡菊花　一等　干货。花朵较小，圆形，花瓣密、白色。花蒂绿色，花心小，淡黄色，均匀不散朵。体轻，质柔软。气芳香，味甘微苦。无枝叶、杂质、虫蛀、霉变。

二等　干货。花朵较小，圆形，色白，花心淡黄色，朵不均匀。气芳香，味甘微苦。无枝叶、杂质、虫蛀、霉变。

三等　干货。花朵小，圆形，色白，花心淡黄色，朵不均匀。气芳香，味甘微苦，间有散瓣。无枝叶、杂质、虫蛀、霉变。

药菊(怀菊、川菊、资菊)　一等　干货。呈圆形盘或扁扇形。朵大、瓣长，肥厚。花黄白色，间有淡红或棕红色。质松而柔。气芳香，味微苦。无散朵、枝叶、杂质、虫蛀、霉变。

二等　干货。呈圆形或扁扇形。朵较瘦小，色泽较暗。味微苦。间有散朵。无杂质、虫蛀、霉变。

杭白菊　一等　干货。蒸花呈压缩状。朵大肥厚，玉白色。花心较大，黄色。气清香，味甘微苦。无霜打花、蒲汤花、生花、枝叶、杂质、虫蛀、霉变。

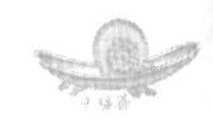

二等　干货。蒸花呈压缩状。花朵小，玉白色，心黄色。气清香，味甘微苦。间有不严重的霜打花和蒲汤花。无枝叶、杂质、虫蛀、霉变。

汤菊花　一等　干货。蒸花呈压缩状。朵大肥厚，色黄亮。气清香，味甘微苦。无严重的霜打花和蒲汤花、生花、枝叶、杂质、虫蛀、霉变。

二等　干货。蒸花呈压缩状。花朵小，较瘦薄、黄色。气清香，味甘微苦。间有严重的霜打花和蒲汤花，无黑花、枝叶、杂质、虫蛀、霉变。

【鉴别经验】

亳菊　呈倒圆锥形或圆筒形，有时呈稍压扁扇形，直径 1.5~3cm，离散。总苞碟状；总苞片 3~4 层，卵形或椭圆形，草质，黄绿色或褐绿色，外面被柔毛，边缘膜质。花托半球形，无托片或托毛。舌状花数层，雌性，位于外围，类白色，劲直，上举，纵向折缩，散生金黄色腺点；管状花多数，两性，位于中央，为舌状花所隐藏，黄色，顶端 5 齿裂。瘦果不发育，无冠毛。体轻，质柔润，干时松脆。气清香，味甘、微苦。

滁菊　呈不规则球形或扁球形，直径 1.5~2.5cm。舌状花类白色，不规则扭曲，内卷，边缘皱缩，有时可见淡褐色腺点；管状花大多隐藏。

贡菊　呈扁球形或不规则球形，直径 1.5~2.5cm。舌状花白色或类白色，斜升，上部反折，边缘稍内卷而皱缩，通常无腺点；管状花少，外露。

杭菊　呈碟形或扁球形，直径 2.5~4cm，常数个相连成片。舌状花类白色或黄色，平展或微叠，彼此粘连，通常无腺点；管状花多数，外露。

野　菊　花

本品为菊科植物野菊 *Chrysanthemum indicum* L. 的干燥头状花序。别名山菊花、千层菊、黄菊花。秋、冬二季花初开放时采摘，晒干，或蒸后晒干。主产于山东、河北、河南等地。具有清热解毒，泻火平肝功效。用于疔疮痈肿，目赤肿痛，头痛眩晕。

【商品规格】

以完整、色黄、香气浓者为佳。

统货　1% ≤ 杂质 ≤ 3%。

选货　杂质 ≤ 1%。

【鉴别经验】

正品　呈类球状，直径 0.3~1cm，棕黄色。花苞由 4~5 层苞片组成，外层苞片卵形或条形，外表面中部灰绿色或淡橙色，通常被有白毛，边缘膜质；内层苞片长椭圆形，膜质，外表面无毛。总苞基部有的残留花梗。舌状花 1 轮，黄色，皱缩卷曲；管状花多数，深黄色。体轻，气芳香，味苦。

旋覆花

本品为菊科植物旋覆花 *Inula japonica* Thunb. 或欧亚旋覆花 *Inula britannica* L. 的干燥头状花序。别名盛椹、金钱花、滴滴金、满天星。夏、秋二季花开放时采收，除去杂质，阴干或晒干。主产于山东、河北、河南等地。具有降气，消痰，行水，止呕功效。用于风寒咳嗽，痰饮蓄结，胸膈痞闷，喘咳痰多，呕吐噫气，心下痞硬。

【商品规格】

以朵大、完整、色黄绿者为佳。

本品不分等级，均为统货。

【鉴别经验】

正品　呈扁球形或类球形，直径 1~2cm。总苞由多数苞片组成，呈覆瓦状排列，苞片披针形或条形，灰黄色，长 4~11mm；总苞基部有时残留花梗，苞片及花梗表面被白色茸毛，舌状花 1 列，黄色，长约 1cm，多卷曲，常脱落，先端 3 齿裂；管状花多数，棕黄色，长约 5mm，先端 5 齿裂；子房顶端有多数白色冠毛，长 5~6mm。有的可见椭圆形小瘦果。体轻，易散碎。气微，味微苦。

密蒙花

本品为马钱科植物密蒙花 *Buddleja officinalis* Maxim. 的干燥花蕾和花序。别名蒙花。春季花未开放时采收，除去杂质，干燥。主产于湖北、四川、陕西、云南、湖南、安徽、广西等地。具有清热泻火，养肝明目，退翳功效。用于目赤肿痛，多泪羞明，目生翳膜，肝虚目暗，视物昏花。

【商品规格】

以花蕾密聚、色灰黄、茸毛多者为佳。

本品不分等级，均为统货。

【鉴别经验】

正品　由多数小花密集排列成圆锥花序，呈团块状。表面灰黄色或黄棕色，被有细密绒毛。单独散在的花蕾呈短棒状，长 3~6mm，直径 1.5mm。花萼钟状，先端 4 裂。花冠管顶端稍膨大，4 裂。质脆易碎。香气微弱，味微苦辛。

混淆品　结香花　为瑞香科植物结香 *Edgeworthia chrysantha* Lindl. 的干燥花蕾。别名新蒙花、野蒙花。主产于四川、湖北等地。花蕾由许多小花结成头状花序或单独散在，表面密被淡黄色有光泽的绢丝状毛茸。总苞片 6~8 枚，花梗多弯曲呈钩状。单独散在的花蕾呈短棒状，稍弯曲。长 0.6~0.9cm，直径 0.3cm，为单被花。花萼筒状，先端 4 裂，内有雄蕊 8 枚，排成 2 轮。质脆易折断。气微，味淡。

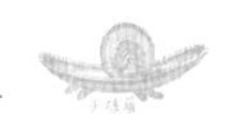

梅　　花

本品为蔷薇科植物梅 *Prunus mume*(Sieb.) Sieb. et Zucc. 的干燥花蕾。初春花未开放时采摘,及时低温干燥。主产于浙江、江苏等地。具有疏肝和中,化痰散结功效。用于肝胃气痛,郁闷心烦,梅核气,瘰疬疮毒。

【商品规格】

以完整、含苞未放、萼绿花白、气清香者为佳。

本品不分等级,均为统货。

【鉴别经验】

正品　呈圆球形,直径 0.3~0.6cm。基部有花梗,苞片 3~4 层,棕褐鳞片状萼片 5 枚,灰绿色或淡黄褐色,卵圆形,覆瓦状排列,基部与花柱愈合。花瓣 5 片或多数,卷折皱缩,淡粉红色或黄白色,倒广卵形,有红棕色脉纹从基部射出。雄蕊多数,着生于花托边缘;雌蕊 1 枚,子房长卵形,密生细毛,花柱细长。质轻,气清香,味微苦、涩。

其他说明　市场上有将腊梅花的花蕾假冒梅花的情况,应注意鉴别。

莲　　须

本品为睡莲科植物莲 *Nelumbo nucifera* Gaertn. 的干燥雄蕊。别名莲花须、莲花蕊、金樱草、莲蕊须、佛座须。夏季开花时选晴天采收,盖纸晒干或阴干。主产于湖北、湖南、福建、安徽、江西等地。具有固肾涩精功效。用于遗精滑精,带下,尿频。

【商品规格】

以干燥、完整、色淡黄,质软者为佳。

本品不分等级,均为统货。

【鉴别经验】

正品　呈线形,花药扭转,药室纵裂,长 1.2~1.5cm,直径约为 0.1cm,淡黄色或棕黄色;花丝纤细,稍弯曲,长 1.5~1.8cm,淡紫色。气微香,味涩。

蒲　　黄

本品为香蒲科植物水烛香蒲 *Typha angustifolia* L.、东方香蒲 *Typha orientalis* Presl 及同属植物的花粉。别名草蒲黄、蒲棒头花、蒲花。夏季采收蒲棒上部的黄色雄花序,晒干后辗轧,筛取花粉。主产于山东、江苏、湖北、河南、河北等地。具有止血,化瘀,通淋功效。用于吐血,衄血,咯血,崩漏,外伤出血,经闭痛经,胸腹刺痛,跌仆肿痛,血淋涩痛。

【商品规格】

以粉细、质轻、色鲜黄、滑腻感强者为佳。

本品不分等级，均为统货。

【鉴别经验】

正品 为黄色粉末，体轻，放水中则浮水面，下沉者即为掺有泥沙、滑石粉或玉米面，水显混浊。纯品手捻有滑腻感，易附着于手指上。手捻有凹凸感则说明有掺伪。

槐 米

本品为豆科植物槐 *Sophora japonica* L. 的干燥花蕾。夏初花未开放时采摘，除去杂质，及时晒干。主产于山东、河北、河南等地。具有凉血止血，清肝泻火功效。用于便血，痔血，血痢，崩漏，吐血，衄血，肝热目赤，头痛眩晕。

【商品规格】

以花头将开而未开、粒大紧缩、色黄绿者为佳。

选货 杂质<1%，不得有色泽发黑的花蕾。

统货 杂质<3%，有少许色泽发黑的花蕾，发黑的花蕾不得高于总量的2%。

【鉴别经验】

正品 呈卵圆形或椭圆形，长0.2~0.6cm，直径约0.2cm，花萼下部有数条纵纹，萼的上方为黄白色未开放的花瓣，花梗细小。体轻，气微，味微涩。

槐 花

本品为豆科植物槐 *Sophora japonica* L. 的干燥花及花蕾。别名槐蕊。夏季花开放时采收，及时干燥，除去枝、梗及杂质。主产于山东、河北、河南等地。具有凉血止血，清肝泻火功效。用于便血，痔血，血痢，崩漏，吐血，衄血，肝热目赤，头痛眩晕。

【商品规格】

以花头将开而未开、粒大紧缩、色黄绿者为佳。

本品不分等级，均为统货。

【鉴别经验】

正品 皱缩而卷曲，花瓣多散落，完整者花萼钟状，黄绿色，先端5浅裂；花瓣5片，黄色或黄白色，旗瓣较大，近圆形，先端微凹，基部心形，其余4片长圆形。翼瓣具耳，雄蕊10枚，基部稍联合，花丝细长；雌蕊圆柱形，弯曲。体轻，气微，味微苦。

款 冬 花

本品为菊科植物款冬 *Tussilago farfara* L. 的干燥花蕾。别名冬花、款花、艾东花、九九花。12月或地冻前花尚未出土时采挖，除去泥土及花梗，阴干。

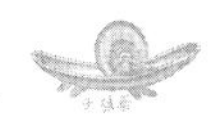

主产于陕西、山西、甘肃、河北、河南等地。具有润肺下气，止咳化痰功效。用于新久咳嗽，喘咳痰多，劳嗽咳血。

【商品规格】

以朵大、色紫红、花梗短者为佳。

统货　本品呈长圆棒状。单生或2~3个基部连生，长1~2.5cm，直径0.5~1cm。上端较粗，下端渐细或带有短梗，外面被有多数鱼鳞状苞片。苞片外表面紫红色或淡红色，内表面密被白色絮状茸毛。体轻，撕开后可见白色茸毛。气香，味微苦而辛。

一等　花蕾较大，无开头。黑头≤3%，总花梗长度≤0.5cm。

二等　花蕾大小不等。开头≤3%、黑头≤3%，总花梗长度≤2cm。

【鉴别经验】

正品　呈长圆棒状，头状花序单生或2~3个连生，长1~2.5cm，直径0.5~1cm。上端较粗，下端渐细或带有花梗，外面被有多数鱼鳞状苞片。苞片外面紫红色或淡红色，内表面密被白色絮状茸毛。体轻，撕开后可见白色茸毛。气香，味微苦而辛。

葛　花

本品为豆科植物野葛 *Pueraria lobata* L. 的干燥花。秋后花未全开放时采摘，去掉枝叶，干燥。主产于河南、湖南、山东、广东、广西、四川等地。具有解酒毒，醒胃止渴功效。用于酒毒烦渴，肠风下血。

【商品规格】

以朵大、淡紫色、花未全开放、无梗叶杂质者为佳。

本品不分等级，均为统货。

【鉴别经验】

正品　呈不规则扁长形或扁肾形，长0.5~1.5cm，宽0.3~0.6cm。花萼钟状，灰绿色，萼齿5裂，其中2齿合生，表面被白色或黄色茸毛。花瓣5片，淡棕色、紫红色或蓝紫色。旗瓣近圆形或椭圆形，翼瓣和瓣近镰刀状。雄蕊10枚，其中9枚连合；雌蕊细长微弯曲。气微，味淡。

其他说明　市场上有将扁豆花假冒葛花者，应注意鉴别。

蜡　梅　花

本品为蜡梅科植物蜡梅 *Chimonanthus praecox*（Linn.）Link 的干燥花蕾。1—2月采摘，晒干或烘干。主产于江苏、浙江、四川等地，我国各地多有栽培。

【商品规格】

本品不分等级，均为统货。

【鉴别经验】

正品　呈圆形、矩形或倒卵形，长1~1.5cm，宽约0.4cm，花被片约16片，较小，近圆形，上部花被呈叠合状，黄棕色，下半部花被片呈黄褐色，膜质鳞片状，略显三角形，有微毛，花托结合为壶状，雄蕊5~6枚，花丝短。气香，味微甜而后苦，稍有油腻感。

其他说明　市场上常有将梅花与蜡梅花相混的情况，应注意鉴别。

五、皮类

土荆皮

本品为松科植物金钱松 *Pseudolarix amabilis*（Nelson）Rehd. 的干燥根皮或近根树皮。别名金松、水树。夏季剥取，晒干。生产于江苏、浙江、安徽、江西、湖南、广东等地。具有杀虫，止痒功效。用于治疗疥癣瘙痒。

【商品规格】

本品不分等级，均为统货。

【鉴别经验】

正品　根皮呈不规则的长条状，扭曲而稍卷，大小不一，厚2~5mm。外表面灰黄色，粗糙，有皱纹和灰白色横向皮孔样突起，粗皮常呈鳞片状剥落，剥落处红棕色；内表面黄棕色至红棕色，平坦，有细致的纵向纹理。质韧，折断面呈裂片状，可层层剥离。气微，味苦而涩。

树皮呈板片状，厚约至8mm，粗皮较厚。外表面龟裂状，内表面软粗糙。

地骨皮

本品为茄科植物枸杞 *Lycium chinense* Mill. 或宁夏枸杞 *Lycium barbarum* L. 的干燥根皮。别名野枸杞根皮、狗奶子根皮。春初或秋后采挖根部，洗净，剥取根皮，晒干。主产于山东、山西、河南、浙江、四川、陕西等地。具有凉血除蒸，清肺降火功效。用于阴虚潮热，骨蒸盗汗，肺热咳嗽，咯血，衄血，内热消渴。

【商品规格】

以皮厚、色黄者为佳。

本品不分等级，均为统货。

【鉴别经验】

正品　地骨皮　呈筒状、半筒状的卷片，长4~10cm，宽0.5~2cm，厚0.1~0.4cm，外表面灰黄色或黄棕色，粗糙，具纵横皱纹，易成鳞片状脱落。内表

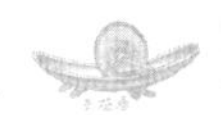

面灰黄色或黄白色，有浅纵条纹。体轻，质脆易折断。断面颗粒性，外层栓皮棕黄褐色，内层灰白色。气微香，味微甜而后微苦。

混淆品　毛玉叶探春（茎皮） 为木犀科植物黄素馨 *Jasminum giraldii* Diels 的干燥根皮。根皮呈筒状或槽状，长 3~10cm，厚 0.1~0.3cm。外表皮灰黄色至棕黄色，粗糙，有不规则的纵裂纹，不易剥落。内表面浅黄棕至棕褐色，较平坦。体轻，质脆，易折断。断面不平坦，外层浅黄棕色，内层棕褐色。气微香，味微苦涩。

其他说明 有的省区个别县的乡镇误将香五加皮作地骨皮。有的地区曾由安徽宣州误调入（当地习用）玉叶探春的根皮作地骨皮使用。

肉　桂

本品为樟科植物肉桂 *Cinnamomum cassia* Presl 的干燥树皮。别名肉桂皮、桂皮、玉桂。多于秋季剥取，阴干。主产于广西、广东、台湾等地。进口品产于越南清化、中圻、会安等地，斯里兰卡亦产。具有补火助阳，引火归原，散寒止痛，温通经脉功效。用于阳痿宫冷，腰膝冷痛，肾虚作喘，虚阳上浮，眩晕目赤，心腹冷痛，虚寒吐泻，寒疝腹痛，痛经经闭。

【商品规格】

以肉厚、体重、油性大、香气浓、嚼之渣少者为佳。

本品不分等级，均为统货。

企边桂 槽状，板边平整有卷起，厚度 0.3~0.8cm。

桂通 卷筒状，单筒或双筒，厚度 0.2~0.8cm。

【鉴别经验】

正品　肉桂 呈槽状或卷筒状，长 30~40cm，宽或直径 3~10cm，厚 0.2~0.8cm。表面灰棕色，稍粗糙，有不规则的细皱纹及横向突起的皮孔，有的可见灰白色的斑纹。内表面红棕色，略平坦，有细纵纹，划之显油痕。质硬而脆，易折断，断面不平坦。外层棕色较粗糙，内层红棕色而油润，两层间有一条黄棕色线纹。气香浓烈，味甜而辛。进口清化肉桂，皮质细薄，有青白色大型花斑（地衣斑），饱含紫油，经久不干。香气浓烈，味辛而甜，嚼之无渣。

混淆品　香料用桂皮 为樟科植物川桂 *Cinnamomum wi1sonii* Gamble、土肉桂 *Cinnamomum osmophloeum* Kanehira 或天竺桂 *Cinnamomum japonicum* Sieb. 的干燥树皮。主产于四川、广东、广西、湖南、湖北、浙江等地。呈不规则的板片状、半筒状，或不规则的块状。长约 30~80cm，宽 10~16cm，厚约 1.5~8cm。外皮黑褐色，有灰白色地衣斑，有的表面栓皮成鱼鳞状脱落，而显龟纹状凹斑。内表面呈暗红棕色，断面的外层黑褐色，内层红棕色，嚼之硬，渣甚多。气清香，具樟脑气，味微辛而不甜，与肉桂显著不同。

其他说明　香科用桂皮在不少地方误做肉桂药用，应注意区别。

杜　仲

本品为杜仲科植物杜仲 *Eucommia ulmoides* Oliv. 的干燥树皮。别名丝棉皮。4—6 月剥取，刮去粗皮，堆置"发汗"至内皮呈紫褐色，晒干。主产于四川、云南、贵州、陕西、湖北等地。具有补肝肾，强筋骨，安胎功效。用于肝肾不足，腰膝酸痛，筋骨无力，头晕目眩，妊娠漏血，胎动不安。

【商品规格】

以皮厚、内表面色暗紫者为佳。

特等　整张长 70~80cm，宽 50cm 以上，厚 0.7cm 以上。

一等　整张长 40cm 以上，厚 0.5cm 以上。

二等　整张长 4cm 以上，宽 30cm 以上，厚 0.3cm 以上。

三等　凡不符合特一、二等标准者，厚度最薄不得小于 0.2cm。

【鉴别经验】

正品　呈板片状，少数为弯曲的薄片，大小不等，厚 0.2~0.8cm。外表淡棕色或灰棕色，薄树皮具稀疏横裂的皮孔及纵皱，厚树皮具纵裂槽纹。内表面紫棕色或黑棕色，平滑。质硬而脆，易折断，断面有细密银白色富有弹性的橡胶丝。味稍苦，嚼之有胶状感。

混淆品　土杜仲　为夹竹桃科植物杜仲藤 *Parabarium micranthum*（Wall.）Pierre 的树皮及根皮。呈单筒状或槽状，长 2~8cm，直径 1~2cm，厚 0.2~0.5cm。外表面带栓皮者灰棕色或灰褐色，有纵皱纹及横长皮孔，刮掉栓皮红棕色。内表面红棕色，有细纵纹。质硬而易折断，断面有白胶丝相连，但胶丝少且弹性不大。味微苦。

紫花络石　为夹竹桃科植物紫花络石 *Trache lospermum* axillare Hook. f 的干燥树皮及根皮。呈单或双卷的筒状或槽状，长短不等，厚 0.2~4cm。外表面灰褐色，有明显凸起的横长或圆形皮孔，并有微凸起的横纹。内表面黄色，有细皱纹。质硬而脆，折断时有白色胶丝拉之即断，无弹力。无臭，味微苦。

牡　丹　皮

本品为毛茛科植物牡丹 *Paeonia suffruticosa* Andr. 的干燥根皮。别名凤丹皮、粉丹皮、刮丹皮、丹皮。秋季采挖根部，除去细根和泥沙，剥取根皮，晒干或刮去粗皮，除去木心，晒干。前者习称连丹皮，后者习称刮丹皮。主产于安徽、

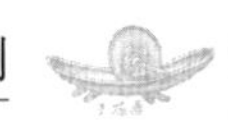

重庆、四川、甘肃、陕西、湖北、湖南、山东、贵州等地。以安徽产量大、质量好，四川、山东产量亦大，除自足外常调各地。具有清热凉血，活血化瘀功效。用于热入营血，温毒发斑，吐血衄血，夜热早凉，无汗骨蒸，经闭痛经，跌仆伤痛，痈肿疮毒。

【商品规格】

以条粗、肉厚、断面色白、粉性足、香气浓者为佳。

历史上规格较多，常以产地区分。如产于安徽铜陵者称凤丹皮，产于四川者称川丹皮，产于山东者称东丹皮，产于湖南者称湖丹皮，产于甘肃、陕西者称西丹皮。

凤丹皮　干货。呈圆筒状，条均匀，微弯，两端剪平，纵形隙口紧闭，皮细肉厚。表面褐色，质硬而脆。断面粉白色，粉质足，有亮银星，香气浓，味微苦涩。

一等　长 6cm 以上，中部围粗 2.5cm 以上。无木心、青丹、杂质、霉变。

二等　长 5cm 以上，中部围粗 1.8cm 以上。无木心、青丹、杂质、霉变。

三等　长 4cm 以上，中部围粗 1cm 以上。无木心、杂质、霉变。

四等　凡不合一、二、三等的细条及断支碎片均属此等。但是最小围粗不低于 0.6cm。无木心、碎末、杂质、霉变。

连丹皮　干货。呈筒状或半筒状，条均匀，稍弯曲，表面灰褐色或棕褐色，栓皮脱落处呈粉棕色。质硬而脆，断面粉白或淡褐色，有粉性。有香气，味微苦涩。

一等　长 6cm 以上，中部围粗 2.5cm 以上，碎节不超过 5%。去净木心。无杂质、霉变。

二等　长 5cm 以上。中部围粗 1.8cm 以上，碎节不超过 5%。无青丹、木心、杂质、霉变。

三等　长 4cm 以上。中部围粗 1cm 以上，碎节不超过 5%。无青丹、木心、杂质、碎末、杂质、霉变。

四等　凡不合一、二、三等的细条及断支碎片均属此等。但最小围粗不低于 0.6cm。无木心、碎末、杂质、霉变。

刮丹皮　干货。呈圆筒状，条均匀，刮去外皮。表面粉红色，在节疤，皮孔根痕处，偶有未去净的栓皮，形成棕褐色的花斑。质坚硬，断面粉白色，有粉性。气香浓，味微苦涩。

一等　长 6cm 以上，中部围粗 2.4cm 以上。皮刮净，色粉红，碎节不超过 5%。无木心、杂质、霉变。

二等　长5cm以上，中部围粗1.7cm以上，皮刮净，色粉红，碎节不超过5%。无木心、杂质、霉变。

三等　长4cm以上，中部围粗0.6cm以上，皮刮净，色粉红，碎节不超过5%。无木心、杂质、霉变。

四等　凡不和一、二、三等长度的断支碎片均属于此等。无木心、碎末、杂质、霉变。

【鉴别经验】

正品　赤丹皮　呈筒状或半筒状，有纵向的裂缝，略向内卷曲或张开，长5~20cm，中部围粗1~2cm，厚0.1~0.4cm。外表面灰褐色或黄褐色，有多数横长皮孔及细根痕，栓皮脱落处粉红色，内表面淡灰黄色或浅棕色，有明显的细纵纹，常发现有银亮的结晶。质硬而脆，易折断，断面较平坦，粉性，淡红色。气芳香，味微苦而涩。

刮丹皮　呈圆筒状，已刮去外皮。表面粉红色，在节疤皮孔根痕处偶有未去净的栓皮，呈褐色的花斑。质坚硬，断面粉红色，有粉性。气味同赤丹皮。

西丹皮　主产甘肃天水，陕西宝鸡、秦岭等地，多系野生。20世纪50年代多由宝鸡集散。根皮呈不规则的软筒状和块片，碎者较多，较赤丹皮瘦小，外皮褐色，肉薄，内表面纹理细密，有的稍有粉性，有丹皮的香气，但较淡弱。

混淆品　西昌丹皮　多呈筒状和半筒状，少数为块片状，有的呈双层卷筒状，外皮褐色，内表面粗糙，纵沟深多而粗，呈紫色，无亮星，皮薄。质脆，易折断，无粉性，味微苦涩，有似芍药皮之气，与牡丹皮的香气不同。

芍药皮　性状、气味同西昌丹皮。

其他说明　历史上早有以芍药的细根刮去外皮用刀纵割一条沟缝来伪充粉丹皮。20世纪50年代以后，大量出现西昌丹皮，亦称康丹皮，实多为芍药皮，应注意区别。

厚　朴

本品为木兰科植物厚朴 *Magnolia officinalis* Rehd. et Wils. 或凹叶厚朴 *Magnolia officinalis* Rehd. et Wils. var. *biloba* Rehd. et Wils. 的干燥干皮、根皮及枝皮。别名川朴、温朴、紫油朴。主产于四川、浙江、福建、湖南、云南、贵州、江西等地。具有燥湿消痰，下气除满功效。用于湿滞伤中，脘痞吐泻，食积气滞，腹胀便秘，痰饮喘咳。

【商品规格】

以肉厚、内表面紫棕色、油性足、断面有小亮星、香气浓者为佳。

历史上主要分川朴、温朴两大类。根据树皮的不同部位和加工的不同，又

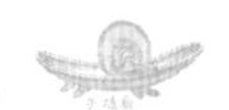

分单卷朴、双卷朴和刮皮单卷朴、双卷朴，亦称筒朴。此外尚有靴筒朴、耳朴、脑朴、枝朴等。枝朴常以 20% 与筒朴 80% 混搭。

温厚朴　一等　重 800g 以上。

二等　重 500g 以上。

三等　重 200g 以上。

四等　凡不符合以上规格者以及碎片。

川厚朴　一等　重 500g 以上。

二等　重 200g 以上。

三等　重不低于 100g。

四等　凡不符合以上规格者以及碎片。

莞朴　一等　重 2 000g 以上。

二等　重 2 000g 以下。

三等　重 500g 以上。

根朴　一等　条长 70cm，重 400g 以上。

二等　长短不分，重 400g 上。

【鉴别经验】

正品　干皮：呈卷筒状或双卷筒状，长 30~50cm，厚 0.2~0.4cm，习称筒朴，近根部的干皮一端展开，形如喇叭口状，长 13~25cm，厚 0.3~0.8cm，习称靴筒朴。表面灰棕色或褐色，粗糙，有时呈鳞片状，较易剥落，有明显椭圆形皮孔和纵皱纹，剥去粗皮者显黄棕色。内表面紫棕色或紫褐色，较平滑，具细密纵纹，划之显油痕。质多坚硬，易折断，断面显颗粒状，外层灰棕色，内层紫褐色或棕色，显油性，有的可见多数的小亮星。气香，味辛辣，微苦。根朴：呈卷筒状长条，表面土黄色或灰褐色，长 10~20cm，厚 0.1~0.2cm，内表面深紫色，质韧，断面油润，显纤维性。气香，味苦辛。耳朴：为近根部的干皮，呈块片状或半卷形，多似耳状，大小不一。表面灰棕色或灰褐色，内表面淡紫色。断面紫棕色，显油润，纤维少。气香，味苦辛。

混淆品　形状不尽相同，呈卷筒状或片块状，厚薄长短不等。表面有的粗糙，有的光滑，灰褐色、棕黄色等。内表面淡黄棕色，有的紫褐色，与正品同，但不显油润和亮星。断面多呈纤维状，不显颗粒状，有的常可层层剥离。气腥或特异，不具厚朴的香气，有的只苦不辛，有的只辛不苦，有的有姜辣味，均不具备厚朴的香气、辛辣、微苦三者同时并存的特点。

其他说明　由于货源短缺价格昂贵，各地乱砍、乱伐现象相当严重，幼小的厚朴树被大量盗伐，严重地毁坏了厚朴资源。此外有的地区大量收购伪品厚朴运销各地。对不属正品厚朴者统称“柴朴”“川柴朴”。伪品厚朴的原植物有数十种之多,如大叶木兰、山玉兰、滇康木兰、圆叶木兰、小花玉兰和其他非木兰科植物的树皮,严重影响了用药的安全有效,应注意区别。

秦　皮

本品为木犀科植物苦枥白蜡树 *Fraxinus rhynchophylla* Hance、白蜡树 *Fraxinus chinensis* Roxb.、尖叶白蜡树 *Fraxinuss zaboana* Lingelsh. 或宿柱白蜡树 *Fraxinus stylosa* Lingelsh. 的干燥枝皮或干皮。别名柎皮。春、秋二季剥取,晒干。主产于河北、山西、河南、陕西等地,山东亦有分布。具有清热燥湿,收涩止痢,止带,明目功效。用于湿热泻痢,赤白带下,目赤肿痛,目生翳膜。

【商品规格】

以条长呈筒状、皮薄而光滑者为佳。

统货　不规则的条或块状,厚薄不均。

一等　主要为枝皮,呈筒状或槽状,厚 1.5~3mm。外表面光滑、灰白色、灰棕色至黑棕色或相间呈斑状,平坦或稍粗糙,有灰白色圆点状皮孔及细斜皱纹,部分具分枝痕。

二等　主要是干皮,为长条状块片或半筒状,厚 3mm 以上。外表面灰棕色,具龟裂状沟纹及红棕色圆形或横长的皮孔。

【鉴别经验】

正品　枝皮呈半筒状或卷筒状,长短不等,厚 0.2~0.3cm。外表面稍光滑,灰褐色或灰棕色,有大块灰白色的地衣斑相间,散有圆点状棕色皮孔及细斜的皱纹。有时可见大椭圆形叶柄痕及粗糙突起的枝痕,老干皮上可见不规则的龟裂。内表面平滑,浅棕色或棕色,有不明显的细纵纹。质硬而脆,断面纤维性,易成层状分离。气微弱,味苦。水浸液显黄绿色,有蓝色荧光。

六、叶类

人 参 叶

本品为五加科植物人参 *Panax ginseng* C.A.Mey. 的干燥叶。别名人参苗、参叶。秋季采收,晾干或烘干。主产于四川、陕西等地。具有补气,益肺,祛暑,生津功效。用于气虚咳嗽,暑热烦躁,津伤口渴,头目不清,四肢倦乏。

【商品规格】

以干燥、色绿、完整、气香者为佳。

本品不分等级,均为统货。

【鉴别经验】

正品 常扎成小把，呈束状或扇状，长12~35cm。掌状复叶带有长柄，暗绿色，3~6枚轮生。小叶通常5枚，偶有7或9枚，呈卵形或倒卵形。基部的小叶长2~8cm，宽1~4cm；上部的小叶大小相近，长4~16cm，宽2~7cm。基部楔形，先端渐尖，边缘具细锯齿及刚毛，上表面叶脉生刚毛，下表面叶脉隆起。纸质，易碎。气清香，味微苦而甘。

大 青 叶

本品为十字花科植物菘蓝 *Isatis indigotica* Fort. 的干燥叶。别名靛叶(蓼蓝)。夏、秋二季分2~3次采收，除去杂质，晒干。主产于河北、江苏、山东等地。具有清热解毒，凉血消斑功效。用于温病高热，神昏，发斑发疹，痄腮，喉痹，丹毒，痈肿。

【商品规格】

以叶完整而大、色暗灰绿者为佳。

本品不分等级，均为统货。

【鉴别经验】

正品 叶皱缩卷曲，有的破碎，完整叶片展平后呈长椭圆形至长圆状倒披针形，长5~20cm，宽2~6cm。表面暗灰绿色，有的可见色较深稍突起的小点，先端钝，全缘或微波状，基部狭窄延至叶柄呈翼状，叶柄长4~10cm，淡棕黄色。质脆。气微，味微酸、苦涩。

大 叶 紫 珠

本品为马鞭草科植物大叶紫珠 *Callicarpa macrophylla* Vahl 的干燥叶或带叶嫩枝。夏、秋二季采摘，晒干。主产于广东、福建、贵州、云南等地。具有散瘀止血，消肿止痛功效。用于衄血，咯血，吐血，便血，外伤出血，跌仆肿痛。

【商品规格】

本品不分等级，均为统货。

【鉴别经验】

正品 多皱缩、卷曲，有的破碎。完整叶片展平后呈长椭圆形至椭圆状披针形，长10~30cm，宽5~11cm，上表面灰绿色或棕绿色，被短柔毛，较粗糙；下表面淡绿色或淡棕绿色，密被灰白色绒毛，主脉和侧脉突起，小脉伸入齿端，两面可见腺点。先端渐尖，基部楔形或钝圆，边缘有锯齿。叶柄长0.8~2cm。纸质。气微，味辛、微苦。

山 楂 叶

本品为蔷薇科植物山里红 *Crataegus pinnatifida* Bge. var. *major* N.E.Br. 或

山楂 *Crataegus pinnatifida* Bge. 的干燥叶。夏、秋二季采收，晾干。主产于山东、河北。具有活血化瘀，理气通脉，化浊降脂功效。用于气滞血瘀，胸痹心痛，胸闷憋气，心悸健忘，眩晕耳鸣，高脂血症。

【商品规格】

本品不分等级，均为统货。

【鉴别经验】

正品　本品多已破碎，完整者展开后呈宽卵形，长 6~12cm，宽 5~8cm，绿色至黄棕色，先端渐尖，基部宽楔形，具 2~6 羽状裂片，边缘具尖锐重锯齿；叶柄长 2~6cm，托叶卵圆形，至卵状披针形。气微，味涩、微苦。

木芙蓉叶

本品为锦葵科植物木芙蓉 *Hibiscus mutabilis* L. 的干燥叶。夏、秋二季采收，干燥。主产于浙江、江西。具有凉血，解毒，消肿，止痛功效。用于治痈疽焮肿，缠身蛇丹，烫伤，目赤肿痛，跌打损伤。

【商品规格】

本品不分等级，均为统货。

【鉴别经验】

正品　叶片多卷缩，易破碎，完整者展平后呈卵圆状心形，直径 10~20cm，掌状浅裂，裂片 3~7 个。呈三角形，边缘有锯齿，表面暗黄绿色，下表面灰绿色，叶脉 7~11 条于两面凸起。全叶具细绒毛，叶柄长 5~20cm。气微，味微辛。

艾　叶

本品为菊科植物艾 *Artemisia argyi* Levl. et Vant. 的干燥叶。夏季花未开时采摘，除去杂质，晒干。主产于山东、河北、河南等地。具有温经止血，散寒止痛功效。外用祛湿止痒。用于吐血，衄血，崩漏，月经过多，胎漏下血，少腹冷痛，经寒不调，宫冷不孕；外用治皮肤瘙痒。

【商品规格】

以背面灰白色、绒毛多、香气浓郁、无杂质者为佳。

本品不分等级，均为统货。

【鉴别经验】

正品　多皱缩，有短柄。完整叶片展平后呈卵状椭圆形，羽状深裂，裂片椭圆状，披针形，边缘有不规则的粗锯齿，上表面灰绿色或深黄棕色，有稀疏的柔毛及腺点；下表面密布灰白色绒毛，质柔软。气清香，味苦。

石　韦

本品为水龙骨科植物庐山石韦 *Pyrrosia sheareri*（Bak.）Ching、石韦

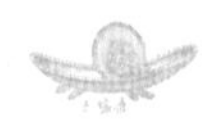

Pyrrosia lingua(Thunb.) Farwell 或有柄石韦 *Pyrrosia petiolosa*(Christ) Ching 的干燥叶。别名石皮、石兰、金汤匙。全年均可采收,除去根茎和根,晒干或阴干。主产于江西、浙江等地。具有利尿通淋,清肺止咳,凉血止血功效。用于热淋,血淋,石淋,小便不通,淋沥涩痛,肺热喘咳,吐血,衄血,尿血,崩漏。

【商品规格】

以叶厚、完整者为佳。

本品不分等级,均为统货。

【鉴别经验】

正品　庐山石韦　叶片略皱缩,展平后呈披针形,长 10~25cm,宽 3~5cm。先端渐尖,基部耳状偏斜,全缘,边缘常向内卷曲;上表面黄绿色或灰绿色,散布有黑色圆形小凹点;下表面密生红棕色星状毛,有的侧脉间布满棕色圆点状的孢子囊群。叶柄具四棱,长 10~20cm,直径 1.5~3mm,略扭曲,有纵槽。叶片革质。气微,味微涩苦。

石韦　叶片披针形或长圆披针形,长 8~12cm,宽 1~3cm。基部楔形,对称。孢子囊群在侧脉间,排列紧密而整齐。叶柄长 5~10cm,直径约 1.5mm。

有柄石韦　叶片多卷曲呈筒状,展平后呈长圆形或卵状长圆形,长 3~8cm,宽 1~2.5cm。基部楔形,对称。下表面侧脉不明显,布满孢子囊群。叶柄长 3~12cm,直径约 1mm。

石　楠　叶

本品为蔷薇科植物石楠 *Photinia serrulata* Lindl. 的干燥叶。摘取叶,晒干,扎成小把。主产于浙江、江苏等地。具有祛风,通经,益肾功效。用于风痹腰背酸痛,肾虚脚弱,偏头痛,风疹。

【商品规格】

以色棕黄、无杂质者为佳。

本品不分等级,均为统货。

【鉴别经验】

正品　呈椭圆形或长倒卵形,长 8~20cm,宽 0.3~0.6cm。先端短尖,基部近圆形或宽楔形,边缘有细密尖锐的锯齿。上表面浅绿棕色至紫棕色,较光滑,下表面色较浅,主脉突起,革质而脆。气微,味苦。

巫山淫羊藿

本品为小檗科植物巫山淫羊藿 *Epimedium wushanense* T.S.Ying 的干燥叶。夏、秋季茎叶茂盛时采收,除去杂质,晒干或阴干。主产于四川等地。具有补肾阳,强筋骨,祛风湿功效。用于肾阳虚衰,阳痿遗精,筋骨痿软,风湿痹痛，麻木拘挛，绝经期眩晕。

【商品规格】

以叶多、色黄绿、不破碎者为佳。

本品不分等级，均为统货。

【鉴别经验】

正品　为二回三出复叶，小叶片披针形至狭披针形，长9~23cm，宽1.8~4.5cm，先端渐尖或长渐尖，边缘具刺齿，侧生小叶基部的裂片偏斜，内边裂片小，圆形，外边裂片大，三角形，渐尖。下表面被绵毛或秃净。近革质。气微，味微苦。

枇　杷　叶

本品为蔷薇科植物枇杷 *Eriobotrya japonica*（Thunb.）Lindl. 的干燥叶。别名巴叶、芦桔叶。全年可采收，晒至七、八成干时，扎成小把，再晒干。晒干后存储，需置干燥处。主产于浙江、江苏、福建等地。具有清肺止咳，降逆止呕功效。用于肺热咳嗽，气逆喘急，胃热呕逆，烦热口渴。

【商品规格】

以叶大、色灰绿、不破碎者为佳。

本品不分等级，均为统货。

青叶　上表面灰绿色，带黄棕色或黄褐色；下表面密被黄色绒毛。

黄叶　上表面黄棕色、红棕色或红褐色；下表面密被黄色或棕黄色绒毛。

【鉴别经验】

正品　叶呈长椭圆形或倒卵形，长12~30cm，宽3~9cm。先端尖，基部楔形，边缘上部有疏锯齿，基部全缘。上表面灰绿色、黄棕色或红棕色，有光泽，下表面淡灰色或棕绿色，密被黄色茸毛。主脉于下表面显著突起，侧脉羽状。叶柄极短，被棕黄色茸毛。革质而脆，容易折断。微有清香气，味微苦。

侧　柏　叶

本品为柏科植物侧柏 *Platycladus orientalis*（L.）Franco 的干燥枝梢及叶。别名柏叶、扁柏叶。多在夏、秋季采收，阴干。主产于山东、河北等地。具有凉血止血，化痰止咳，生发乌发功效。用于吐血，衄血，咯血，便血，崩漏下血，肺热咳嗽，血热脱发，须发早白。

【商品规格】

以叶嫩、色青绿、无碎末者为佳。

本品不分等级，均为统货。

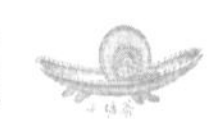

【鉴别经验】

正品　多分枝，小枝扁平，长短不一。叶细小鳞片状，背腹向叶两面露出部分为斜方形，叶片中央具腺槽，先端钝，交互对生，排列成4列，紧密贴伏于小枝上；成熟枝上叶渐稀疏，深绿色或黄绿色。质脆，易折断。气微清香，味苦、涩，微辛。

罗布麻叶

本品为夹竹桃科植物罗布麻 *Apocynum venetum* L. 的干燥叶。夏季采收，除去杂质，晒干。主产于山东、河北、新疆等地，多系野生。具有平肝安神，清热利水功效。用于肝阳眩晕，心悸失眠，浮肿尿少。

【商品规格】

本品不分等级，均为统货。

【鉴别经验】

正品　多皱缩卷曲，有的破碎，完整叶片展平后呈椭圆状披针形或卵圆状披针形，长2~5cm，宽0.5~2cm，淡绿色或灰绿色，先端钝，有小芒尖，基部钝圆或楔形，边缘具细齿，常反卷，两面无毛，叶脉于下表面突起；叶柄细，长约4mm。质脆。气微，味淡。

枸骨叶

本品为冬青科植物枸骨 *Ilex cornuta* Lindl.ex Paxt. 的干燥叶。别名功劳叶、猫儿刺、八角茶、十大功劳叶。秋季采收，晒干。主产于浙江、江苏、湖北、安徽等地。具有清热养阴，益肾，平肝功效。用于肺痨咯血，骨蒸潮热，头晕目眩。

【商品规格】

以叶大、色绿者为佳。

本品不分等级，均为统货。

【鉴别经验】

正品　呈类长方形或矩圆形长方形，偶有长卵圆形，长3~8cm，宽1.5~4cm，先端具三枚较大的硬刺齿，顶端一枚常反曲，基部平截或宽楔形，两侧有时各具刺齿1~3枚，边缘稍反卷。长卵形叶常无刺齿，上面黄绿色或绿褐色，有光泽，下表面灰黄色或灰绿色。叶脉羽状，叶柄较短，叶片革质，硬而厚。气微，味微苦。

荷叶

本品为睡莲科植物莲 *Nelumbo nucifera* Gaertn. 的干燥叶。夏、秋二季采收，晒至七、八成干时，除去叶柄，折成半圆形或折扇形，干燥。主产于山东、河北、湖北、河南等地。具有清暑化湿，升发清阳，凉血止血功效。用于暑热烦渴，暑湿泄泻，脾虚泄泻，血热吐衄，便血崩漏。

【商品规格】

以叶大、色绿、无斑点、不破碎者为佳。

本品不分等级，均为统货。

【鉴别经验】

正品　呈半圆形或折扇形，直径20~50cm，全缘或稍成波状，上表面深绿色或黄绿色，较粗糙；下表面淡灰棕色，较光滑，有粗脉21~22条，自中心向四周射出，中心有突起的叶柄残基。质脆，易破碎。稍有香气，味微苦。

桑　　叶

本品为桑科植物桑 *Morus alba* L. 的干燥叶。别名铁扇子、蚕叶。初霜后采收，除去杂质，晒干。主产于山东、河北等地。具有疏散风热，清肺润燥，清肝明目功效。用于风热感冒，肺热燥咳，头晕头痛，目赤昏花。

【商品规格】

以叶片完整、大而厚、色黄绿者为佳。

本品不分等级，均为统货。

【鉴别经验】

正品　多卷曲皱缩，易破碎。完整者有柄，叶片展平后呈卵形或宽卵形，长8~15cm，宽7~13cm。先端渐尖，基部截形、圆形或心形，边缘有锯齿，有的不规则分裂，上表面黄绿色或黄棕色，有的有小疣状突起；下表面颜色较浅，叶脉突出，小脉网状，脉上被疏毛，脉腋具簇毛。质脆，气微，味淡、微苦涩。

银　杏　叶

本品为银杏科植物银杏 *Ginkgo biloba* L. 的干燥叶。别名白果叶。秋季叶尚绿时采收，及时干燥。主产于山东、河北等地。具有活血化瘀，通络止痛，敛肺平喘，化浊降脂功效。用于瘀血阻络，胸痹心痛，中风偏瘫，肺虚咳喘，高脂血症。

【商品规格】

以色黄绿、完整者为佳。

本品不分等级，均为统货。

【鉴别经验】

正品　呈扇形，长3~5cm，宽5~8cm。黄绿色或淡棕黄色，叶顶端常两裂，边缘呈不规则的波状弯曲，具两叉状平行叶脉，叶基楔形，叶柄长2~6cm。质薄而软。气微，味微涩。

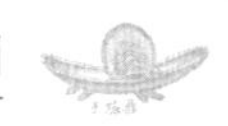

棕　榈

本品为棕榈科植物棕榈 *Trachycarpus fortunei*(Hook.f.) H.Wendl. 的干燥叶柄。别名栟榈木皮、棕毛、棕皮。采收时割取叶柄下延部分和鞘片，除去纤维状的棕毛，晒干，习称棕边。主产于福建、广东、广西、浙江、台湾等地。具有收敛止血功效。用于吐血，衄血，尿血，便血，崩漏。

【商品规格】

以片大、质厚、棕红色为佳，棕毛以深黑、陈久者为佳。

本品不分等级，均为统货。

【鉴别经验】

正品　呈长条状，一端较窄而厚，另一端较宽而薄，大小不一，表面红棕色粗糙，有纵直皱纹；一面有明显的突出纤维，纤维的两侧着生多数棕色茸毛。质硬而韧，不易折断，断面纤维性。气微，味淡。

淡 竹 叶

本品为禾本科植物淡竹叶 *Lophatherum gracile* Brongn. 的干燥茎叶。别名竹叶门冬青、迷身草、山鸡米、竹叶麦冬。夏季未抽花穗前采割，晒干。主产于浙江、江苏、湖南、湖北等地。具有清热泻火，除烦止渴，利尿通淋功效。用于热病烦渴，小便短赤涩痛，口舌生疮。

【商品规格】

以叶多、色绿者为佳。

本品不分等级，均为统货。

【鉴别经验】

正品　本品长 25~75cm，茎呈圆柱形，有节，表面淡黄绿色，断面中空。叶鞘开裂。叶片披针形，有的皱缩卷曲，长 5~20cm，宽 1~3.5cm；表面浅绿色或黄绿色。叶脉平行，具横行小脉，形成长方形的网格状，下表面尤为明显。体轻，质柔韧。气微，味淡。

紫 苏 叶

本品为唇形科植物紫苏 *Perilla frutescens*(L.) Britt. 的干燥叶(或带嫩枝)。别名苏、苏叶、紫菜。夏季枝叶茂盛时采收，除去杂质，晒干。主产于河北、山东、河南等地。具有解表散寒，行气和胃功效。用于风寒感冒，咳嗽呕恶，妊娠呕吐，鱼蟹中毒。

【商品规格】

以叶完整、色紫、香气浓者为佳。

散紫苏叶　统货　叶片多皱缩卷曲，破碎度<10%。有少许嫩枝。色淡

紫,颜色暗。

选货　叶片稍卷曲、比较完整,破碎度<3%。无嫩枝。色紫,颜色鲜明。

齐紫苏叶　叶片叠齐,平直,捆扎成小扎,完整。

【鉴别经验】

正品　叶片多皱缩卷曲,破碎。完整者,展平后呈卵圆形,长4~11cm,宽2.5~9cm,尖端长尖或急尖,基部圆形或宽楔形,边缘具圆锯齿,两面紫色或上表面绿色,下面紫色。质脆。带嫩枝,枝的直径0.2~0.5cm,紫绿色,断面中部有髓。气清香,味微辛。

番　泻　叶

本品为豆科植物狭叶番泻 *Cassia angustifolia* Vahl 和尖叶番泻 *Cassia acutifolia* Delile 的干燥小叶。别名杏叶、泻叶。狭叶番泻叶在开花前摘取叶,阴干;尖叶番泻叶在果实成熟时,剪下枝条,摘取叶片,干燥。主产于印度、埃及、苏丹,我国广东、云南等地有栽培。具有泻热行滞,通便,利水功效。用于热结积滞,便秘腹痛,水肿胀满。

【商品规格】

以叶尖长、绿色,无叶轴、小枝及杂质者为佳。

本品不分等级,均为统货。

【鉴别经验】

狭叶番泻叶　小叶片呈长卵形或卵状披针形,长1.5~5cm,宽0.4~2cm。全缘,叶端极尖,叶基稍不对称。上表面黄绿色,下表面浅黄绿色,无毛或近无毛。叶脉稍隆起,叶片革质。气微弱而特异,味微苦,稍有黏性。

尖叶番泻叶　小叶片呈披针形或长卵形,略卷曲,叶端短尖或微凸,叶基不对称,叶两面均有细短毛茸。

混淆品　圆叶番泻叶　为豆科植物耳叶番泻 *Cassia auriculata* L. 的干燥小叶。又名耳叶番泻叶。小叶呈椭圆形或倒卵形,长1~2.5cm,宽0.5~2cm。全缘,叶端钝圆或微凹而具刺突,基部对称或不对称。上表面黄绿色,下表面灰绿色,久贮变淡棕色。主脉突出,两面均有较多的毛茸,主脉基部及小叶柄处毛茸多而密。气微,味淡,稍有黏性。

淫　羊　藿

本品为小檗科植物淫羊藿 *Epimedium brevicornu* Maxim.、箭叶淫羊藿 *Epimedium sagittatum*(Sieb. et Zucc.)Maxim.、柔毛淫羊藿 *Epimedium pubescens* Maxim. 或朝鲜淫羊藿 *Epimedium koreanum* Nakai 的干燥叶。别名刚前、仙灵脾、黄连祖、三枝九叶草、羊角风、鸡爪莲、乏力草。夏、秋茎叶茂盛

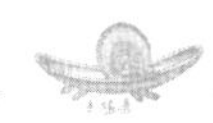

时采收，晒干或阴干。主产于东北、四川等地。具有补肾阳，强筋骨，祛风湿功效。用于肾阳虚衰，阳痿遗精，筋骨痿软，风湿痹痛，麻木拘挛。

【商品规格】

以叶多、色黄绿、不破碎者为佳。

本品不分等级，均为统货。

【鉴别经验】

正品　淫羊藿　三出复叶，小叶片卵圆形，长 3~8cm，宽 2~6cm；先端微尖，顶生小叶基部心形，两侧小叶较小，偏心形，外侧较大，呈耳状，边缘具黄色刺毛状细锯齿；上表面黄绿色，下表面灰绿色，主脉 7~9 条，基部有稀疏细长毛，细脉两面突起，网脉明显；小叶柄长 1~5cm。叶片近革质。气微，味微苦。

箭叶淫羊藿　三出复叶，小叶片长卵形至卵状披针形，长 4~12cm，宽 2.5~5cm；先端渐尖，两侧小叶基部明显偏斜，外侧呈箭形。下表面疏被粗短伏毛或近无毛。叶片革质。

柔毛淫羊藿　叶下表面及叶柄密被绒毛状柔毛。

朝鲜淫羊藿　小叶较大，长 4~10cm，宽 3.5~7cm，先端长尖，叶片较薄。

满　山　红

本品为杜鹃花科植物兴安杜鹃 *Rhododendron dauricum* L. 的干燥叶。别名映山红、迎山红、东北满山红、达子香。夏、秋二季采收，阴干。主产于黑龙江、吉林、内蒙古、山东、河北等地。具有止咳祛痰功效。用于咳嗽气喘痰多。

【商品规格】

本品不分等级，均为统货。

【鉴别经验】

正品　多反卷呈筒状，有的皱缩破碎，完整叶片展平后呈椭圆形或倒卵形，长 2~7.5cm，宽 1~3cm。先端钝，基部近圆形或宽楔形，全缘。上表面暗绿色至褐绿色，散生浅黄色腺鳞，下表面灰绿色，腺鳞甚多。叶柄 0.3~1cm，近革质。气芳香特异，味极苦、微辛。

蓼 大 青 叶

本品为蓼科植物蓼蓝 *Polyonum tinctorium* Ait. 的干燥叶。夏、秋二季枝叶茂盛时采收两次，除去茎枝和杂质，干燥。主产于河北安国。具有清热解毒，凉血消斑功效。用于温病发热，发斑发疹，肺热咳喘，喉痹，痄腮，丹毒，痈肿。

【商品规格】

以叶完整而大、色暗灰绿者为佳。

本品不分等级，均为统货。

【鉴别经验】

正品　本品多皱缩、破碎，完整者展平后呈椭圆形，长 3~8cm，宽 2~5cm。蓝绿色或黑蓝色，先端钝，基部渐狭，全缘。叶脉浅黄棕色，于下表面略突起。叶柄扁平，偶带膜质托叶鞘。质脆。气微，味微涩而稍苦。

七、藤木类

丁公藤

本品为旋花科植物丁公藤 *Erycibe obtusifolia* Benth. 或光叶丁公藤 *Erycibe schmidtii* Craib 的干燥藤茎。别名包公藤、麻辣仔藤、斑鱼烈。全年均可采收，切段或片，晒干。主产于广东、广西、云南。具有祛风除湿，消肿止痛功效。用于风湿痹痛，半身不遂，跌仆肿痛。

【商品规格】

本品不分等级，均为统货。

【鉴别经验】

正品　本品为斜切的段或片，直径 1~10cm。外皮灰黄色、灰褐色或浅棕褐色，稍粗糙，有浅沟槽及不规则纵裂纹或龟裂纹，皮孔点状或疣状，黄白色，老的栓皮呈薄片剥落。质坚硬，纤维较多，不易折断，切面椭圆形，黄褐色或浅黄棕色，异型维管束呈花朵状或块状，木质部导管呈点状。气微，味淡。

大血藤

本品为木通科植物大血藤 *Sargentodoxa cuneata*（Oliv.）Rehd. et Wils. 的干燥藤茎。别名血藤、红藤、见血飞、血通、大活血、黄省藤、红血藤。秋、冬两季采收，除去侧枝，截断，干燥。主产于湖北、四川、河南等地。具有清热解毒，活血，祛风止痛功效。用于肠痈腹痛，热毒疮疡，经闭，痛经，跌仆肿痛，风湿痹痛。

【商品规格】

以中等条粗如竹竿，略有纵棱、质硬、色棕红、刀切处有红黑色汁痕者为佳。云南产者质优。

本品不分等级，均为统货。

【鉴别经验】

正品　呈圆柱形，略弯曲，直径 1~3cm。表面灰棕色或棕色，粗糙，有浅纵沟及明显的横裂纹，栓皮有时呈片状，剥落面露出暗棕色或红棕色的皮层。横切面皮部红棕色，有数处向内嵌入木部，木部黄白色，有多数细孔状导管，射线呈放射状排列。质坚，体轻，断面裂片状。气微，味微涩。

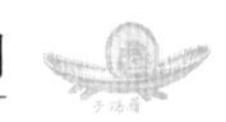

川 木 通

本品为毛茛科植物小木通 *Clematis armandii* Franch. 或绣球藤 *Clematis montana* Buch.-Ham. 的干燥藤茎。别名淮木通、油木通、白木通。春、秋二季采收，除去粗皮，晒干，或趁鲜切薄片，晒干。主产于四川都江堰、成都温江区、彭州市，贵州铜仁，湖南桑植，湖北襄樊等地。具有利尿通淋，清心除烦，通经下乳功效。用于淋证，水肿，心烦尿赤，口舌生疮，经闭乳少，湿热痹痛。

【商品规格】

以断面色鲜黄、无颜色变黑者为佳。

本品不分等级，均为统货。

【鉴别经验】

正品　呈长圆柱形，略扭曲，长 50~100cm，直径 0.8~3.5cm。表面灰黄色或黄棕色，有纵向凹沟及棱线，节处多膨大，有叶痕及侧枝痕。残存皮部易撕裂。质坚硬，不易折断。断面黄白色，皮部薄，木部导管孔大小不一，均被狭窄的射线隔开。髓部小，几乎不可见。无臭，味淡。

天 仙 藤

本品为马兜铃科植物马兜铃 *Aristolochia debilis* Sieb. et Zucc. 或北马兜铃 *Aristolochia contorta* Bunge. 的干燥地上部分。别名马兜铃藤、青木香藤。秋季采割，除去杂质，晒干。主产于山东、河北等地。具有行气活血，通络止痛功效。用于脘腹刺痛，风湿痹痛。

【商品规格】

以质脆、表面黄绿色、气清香者为佳。

本品不分等级，均为统货。

【鉴别经验】

正品　本品茎呈细长圆柱形，略扭曲，直径 1~3mm；表面黄绿色或淡黄褐色，有纵棱及节，节间不等长；质脆，易折断，断面有数个大小不等的维管束。叶互生，多皱缩、破碎，完整叶片展平后呈三角状狭卵形或三角状宽卵形，基部心形，暗绿色或淡黄褐色，基生叶脉明显，叶柄细长。气清香，味淡。

关 木 通

本品为马兜铃科植物东北马兜铃 *Aristolochia manshuriensis* Kom 的干燥藤茎。别名木通、万年藤、马木通。主产于吉林、黑龙江、辽宁等地。具有清心火，利小便，通经下乳功效。用于口舌生疮，心烦尿赤，水肿，热淋涩痛，白带，经闭，乳少，湿热痹痛。

【商品规格】

以条匀粗细适中、表面色黄、断面色鲜黄者为佳。

本品不分等级，均为统货。

【鉴别经验】

正品　呈圆柱形，稍弯曲，长1~2m。表面灰黄色或棕黄色，有浅纵沟及棕色残余粗皮的斑点。节部稍膨大，有一枝痕。体轻质硬，不易折断，断面黄色或浅黄色，皮部薄，木部宽广，有多层环状排列的导管，射线放射状，髓部不明显。摩擦残余粗皮，有樟脑样臭气。气微，味苦。

西　河　柳

本品为柽柳科植物柽柳 *Tamarix chinensis* Lour. 的干燥细嫩枝叶。别名柽柳、赤柽柳、山川柳、三春柳、西湖柳、红筋条、长寿仙人柳、观音柳。夏季未开花时采收，阴干。主产于山东、河北等地。具有发表透疹，祛风除湿功效。用于麻疹不透，风湿痹痛。

【商品规格】

以茎枝表面灰绿色、质脆者为佳。

本品不分等级，均为统货。

【鉴别经验】

正品　茎枝呈细圆柱形，直径0.05~0.15cm。表面灰绿色，有多数鳞片状的互生小叶，长约0.1cm，卵状三角形，先端尖，基部抱茎。偶见直径0.1~1.8cm的枝，表面红褐色，叶片常脱落而残留突起的叶基。质脆，易折断，断面黄白色，中心有髓。气微，味淡。

竹　　茹

本品为禾本科植物青秆竹 *Bambusa tuldoides* Munro、大头典竹 *Sinocalamus beecheyanus*（Munro）McClure var. *pubescens* P.F.Li 或淡竹 *Phyllostachys nigra*（Lodd.）Munro var. *henonis*（Mitf.）Stapf ex Rendle 的茎秆的干燥中间层。别名竹皮、青竹茹。全年均可采制，取新鲜茎，除去外皮，将稍带绿色的中间层刮成丝条，或削成薄片，捆扎成束，阴干。前者称“散竹茹”，后者称“齐竹茹”。主产于浙江、江苏、湖南等地。具有清热化痰，除烦，止呕功效。用于痰热咳嗽，胆火夹痰，惊悸不宁，心烦失眠，中风痰迷，舌强不语，胃热呕吐，妊娠恶阻，胎动不安。

【商品规格】

以丝细均匀、色绿质柔软、有弹性者为佳。

齐竹茹　统货。

散竹茹　统货。

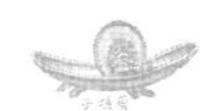

【鉴别经验】

正品　为卷曲成团的不规则丝条或呈长条形薄片状。宽窄厚薄不等，浅绿色、黄绿色或黄白色。纤维性，体轻松，质柔韧，有弹性。气微，味淡。

苏　木

本品为豆科植物苏木 *Caesalpinia sappan* L. 的干燥心材。别名苏方、苏方木、棕木、赤木、红柴、落文木。多为秋季采伐，除去白色边材，干燥。主产于广西、广东、云南、台湾等地。具有活血祛瘀，消肿止痛功效。用于跌打损伤，骨折筋伤，瘀滞肿痛，经闭痛经，产后瘀阻，胸腹刺痛，痈疽肿痛。

【商品规格】

以质坚硬、表面色红、横断面有光泽者为佳。

本品不分等级，均为统货。

【鉴别经验】

正品　呈长圆柱体或对剖的圆柱形，长 10~100cm，直径 3~12cm。表面黄红色或棕红色，具刀削痕和枝的脱落痕，常见纵向裂缝。横断面略具光泽，年轮明显，有的可见暗棕色、质松、带亮星的髓部。质坚硬。无臭，味微涩。

皂 角 刺

本品为豆科植物皂荚 *Gleditsia sinensis* Lam. 的干燥棘刺。别名鸡栖子、皂角、悬刀等。全年均可采收，干燥，或趁鲜切片，干燥。主产于吉林、辽宁、山东、河北、安徽等地。具有消肿托毒，排脓，杀虫功效。用于痈疽初起或脓成不溃；外用治疥癣麻风。

【商品规格】

一等　主刺长 10~15cm 或更长，直径 ≥ 0.5cm，分刺长 1~6cm。

二等　主刺长 4~8cm 或更长，直径 ≥ 0.4cm，分刺长 1~4cm。

三等　主刺长 2~5cm 或更长，直径 ≥ 0.3cm，分刺长 1~3cm。

统货　大小不等。

【鉴别经验】

正品　枝条长约 2~15cm，直径 0.2~0.7cm。表皮呈灰白色或灰绿色，有纵条纹及白色横向皮孔，皮部薄，木部宽广浅黄绿色，髓小，浅棕色。主刺呈圆锥形或扁圆柱形，有极细的纵纹。主刺长 3~15cm 或更长，直径 0.3~1cm，分枝刺长 1~6cm，切片厚 0.1~0.3cm，直径约 0.1cm。全刺表面呈红褐色或棕褐色，体轻，质脆，易折断，断面木部黄白色，髓部疏松，棕色。气微，味淡。

其他说明　市场常有用野皂角刺和日本皂角刺假冒皂角刺，亦有将非药用皂角的嫩枝切片，掺入皂角刺片内，应注意鉴别。

沉　香

国产沉香为瑞香科植物白木香 *Aquilaria sinensis*（Lour.）Gilg 含有树脂的木材。进口沉香为瑞香科植物沉香树 *Aquilaila agallocha* Roxb. 含有多量棕黑色树脂的木材。别名土沉香、海南沉香、女儿香、牙香、沉水香。国产沉香主产于海南万宁、三亚崖州区，广东茂名等地。此外广西、福建有少量生产。进口沉香主产于印度尼西亚、马来西亚、越南、柬埔寨等地。具有行气止痛，温中止呕，纳气平喘功效。用于胸腹胀闷疼痛，胃寒呕吐呃逆，肾虚气逆喘急。

【商品规格】

以质重、色棕黑油润、燃之有油渗出、香气浓烈、味苦者为佳。

统货　本品呈不规则块、片状、梭状或盔帽状，有的为小碎块。表面凹凸不平，有明显刀痕，可见红褐色或黑褐色树脂与黄白色木质部相间的斑纹，凹窝或一侧表面呈朽木状。质较坚实，断面刺状。气芳香，微苦。燃烧冒油。

一等　结香面颜色红褐色、褐色或黑褐色，黄白色木质部少于 50%。燃烧时有浓厚黑色烟雾，无木质味。

二等　结香面颜色浅褐色、浅红褐色、褐色或浅色，黄白色木质部超过 50%。燃烧时有黑色烟雾或青色烟雾，有木质味。

【鉴别经验】

正品　国产沉香　呈朽木状，大小不一，有的呈不规则块状或圆片状。块片的一面坚实，有刀凿过的痕迹，黄棕色至棕黑色，微有光泽。块片的另一面凹凸不平，有裂纹，有时可见蜂窝状小洞，气芳香，味苦。

一等　遍体呈棕黑色，有时微有棕黄色斑点，质坚而重，半沉水，点燃有大量的油渗出，浓烟，气芳香浓郁，熄后燃烧处上端残留大量的油脂泡。嚼之味苦，木纤维少，棕黑色油格占 80%。

二等　表面棕褐色，质坚较重，燃之有浓烟，有较多油渗出，气芳香，味苦，木纤维较少，棕色油格占 60%。

三等　表面显棕褐色与黄白色相间的斑纹，密布均匀，无枯废白木，燃之有油渗出，木纤维较多，棕褐色油格占 40%。

四等　表面黄棕色，质轻松，不显油润，无成块枯废白木，燃之少有油渗出，烟少，香微、苦淡，多为木纤维，棕褐色油格占 24% 以上。

等外品　表面淡黄棕色，质轻，不显油润，有成块白木，燃之香气微，边沿有少量油点渗出，棕褐色油格很少，质量不合标准。

进口沉香　呈长条块状或片块状，少有圆柱状。长短大小不一，两端或表面有刀削的痕迹，表面黄棕色至棕黑色，密布断续的棕黑色细纵纹，纵剖面尤

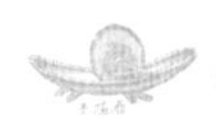

为明显。质地硬而体重，有特异的香气，燃之香气更浓。进口沉香中伽南香质量最优，为上档沉香雕琢而成。质坚硬体重，置水则沉，表面光滑，色黑，油性强，经久而不走油，香气浓郁幽雅而持久，用刀刮削之粉末呈棕黑色，捏之能成团。嚼之香气浓，味苦无纤维感。20 世纪 40 年代存至现今的伽南香油润、乌黑，光泽、香气无任何变化。目前的进口沉香质量无法与其相比。

【鉴别经验】

正品　将沉香置手中试之，沉似骨，有坠手感，体重而坚硬，两块相击珰珰作响而音脆，观其色棕黑而油润，显光泽。嗅之气香。以火燃试有浓烟及较多油状物渗出，且显泡状，香气浓烈；熄灭后燃烧边缘处常留有泡痕残灰，黑色焦状。嚼之味苦。木纤维愈少者愈佳。体质轻松腐朽，两块相击朽木声响，色黄白，嗅之无香气，以火燃试冒白烟，无油渗出，朽木气呛鼻，灰白色，吹之飞扬，即系枯朽白木，不堪入药，国产劣质沉香以此为多。

混淆品　沉香白木　系用沉香树的正常木材制作。用圆柱形的木棒锯成长约 5~10cm、直径 3~10cm 的木段，或半圆柱形的木块及长条状木块，混杂于沉香内。其主要特征是体轻松，一端锯口明显(不得有锯口)。

染色沉香　系用沉香树的木材加工制作。规则的长条木块，长约 5~15cm，直径 2~5cm，用特制的颜色遍涂于白木全体，将黄白色的表面染成灰黑色，为了显光泽，表面已上蜡，混杂于沉香内。用温水洗之则退色，用刀削表面，内层为黄白色。

油浸沉香　用沉香树的木材制作。锯成柱形木段或劈成木块，大小长短不等，用污油浸泡，使淡棕色的木块颜色变深而显油性。体轻松，锯断面油浸痕迹明显，甚者浸透直径的 1/3。燃试污油气明显。

伪品　经广西贩运全国各地，来源不详。呈圆柱形或不规则块状，多弯曲，圆柱形者底部多有锯痕，长者可达 40cm，直径可达 7cm 以上。表面黑褐色，有明显的纵皱纹，凸凹不平，有刀痕，一端常有孔洞，洞内呈朽木状。质坚实沉重，多沉水或半沉水，难折断，断面刺状，气微，嗅之不具沉香之芳香气，燃试冒黑烟，有油渗出，微有香气，但与沉香之香气显著不同。其醇溶性浸出物可达 30%~40% 以上，虽符合《中华人民共和国药典》规定的醇溶性浸出物标准，但非沉香，应严格注意区别。

其他说明　历史上沉香以进口为主。进口沉香规格较多，如紫油伽南香、绿油伽南香、大盔、中盔、小盔等。体重沉水者质优。中华人民共和国成立后，由于药用量增加，资源减少，进口量增加，标准放宽，致使质量大大降低，落水沉香难得一见，即使现在的特级沉香也无沉水者。

忍 冬 藤

本品为忍冬科植物忍冬 *Lonicera japonica* Thunb. 的干燥茎枝。别名老翁须、金钗股、大薜荔、水杨藤、千金藤、鸳鸯藤、忍冬草、金银花藤、二花藤等。秋、冬二季采割，晒干。主产于山东、河南、河北等地。具有清热解毒，疏风通络功效。用于温病发热，热毒血痢，痈肿疮疡，风湿热痹，关节红肿热痛。

【商品规格】

本品不分等级，均为统货。

【鉴别经验】

正品　长圆柱形，多分枝，常缠绕成束，直径 0.15~0.6cm。表面棕红色或暗棕色，有的灰绿色，光滑或被茸毛，外皮易剥落，枝上多节，节间长 6~9cm，有残叶及叶痕。质脆，易折断，断面黄白色。气微。老枝味微苦，嫩枝味淡。

鸡 血 藤

本品为豆科植物密花豆 *Spatholobus suberectus* Dunn 的干燥藤茎。别名大血藤、血枫藤(广州)。秋、冬二季采收，除去枝叶，切片，晒干。主产于云南、广西、河南、四川等地。具有活血补血，调经止痛，舒筋活络功效。用于月经不调，痛经，经闭，风湿痹痛，麻木瘫痪，血虚萎黄。

【商品规格】

以树脂状分泌物多者为佳。

进口野生　统货　片型大小不等，直径多在 4~15cm，有同心环或偏心环 3~13 个。

大片　片型大小均匀，长轴直径平均在 10cm 以上，短轴直径平均>5cm。有同心环或偏心环>8 个。

中片　片型大小均匀，长轴直径平均在 6~10cm，短轴直径平均为 3.5~5cm。有同心环或偏心环 5~8 个。

小片　片型大小均匀，长轴直径平均在 6cm 以下，短轴直径<3.5cm。有同心环或偏心环<5 个。

【鉴别经验】

正品　为椭圆形、长矩圆形或不规则的斜片，厚 0.3~1.5cm，外皮灰棕色，有的可见白色斑。栓皮脱落处可见红棕色。切面木质部浅棕色或棕色，有多数小孔，树脂状分泌物红棕色或黑棕色，与木质部相间排列呈 3~8 个半圆形环，髓部偏向一侧，质坚硬。气微，味涩。

国产野生品　椭圆形片状，质坚实。切面木部红棕色或棕色，导管孔多数；韧皮部有树脂状分泌物呈红棕色至黑棕色，与木部相间排列呈数个同心性

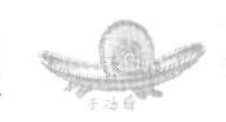

椭圆形环或偏心性半圆形环。气微,味涩。

国产栽培品　椭圆形片状,质坚实。切面木部红棕色或棕色,导管孔多数;韧皮部有树脂状分泌物,呈红棕色至黑棕色,与木部相间排列呈数个同心性椭圆形环或偏心性半圆形环。同心环或偏心环较规则,环数多在5圈以下。片直径多在4~8cm。气微,味涩。

混淆品　大血藤　为木通科植物大血藤 *Sargentodoxa cuneata*(Oliv.) Rehd.et Wils. 的干燥藤茎。别名活血藤、大活血。藤茎呈圆柱形,略弯曲,长30~60cm,直径1~5cm。表面灰棕色、粗糙,外表皮呈鳞片状剥落,剥落处暗红棕色,有时可见膨大的节及略凹陷的枝痕或叶痕。质硬,断面皮部红棕色,有数处向内嵌入木部,木质部黄白色,有多数细孔及红棕色放射状纹理。气微,味微涩。

其他说明　有的省区历史上曾长期误用大血藤为鸡血藤,现已纠正。常春油麻藤亦曾误用,后被纠正。

青　风　藤

本品为防己科植物青藤 *Sinomenium acutum*(Thunb.) Rehd. et Wils. 和毛青藤 *Sinomenium acutum*(Thunb.) Rehd. et Wils. var. *cinereum* Rehd. et Wils. 的干燥藤茎。别名大风藤。秋末冬初采割,扎把或切长段,晒干。主产于湖北、江苏、陕西等地。具有祛风湿,通经络,利小便功效。用于风湿痹痛,关节肿胀,麻痹瘙痒。

【商品规格】

以条匀、外皮色绿褐者为佳。

本品不分等级,均为统货。

【鉴别经验】

正品　青风藤　茎藤细长圆柱形,直径0.6~2cm。表面灰褐色或棕褐色,有纵皱纹及横向皮孔。茎上有节,节处稍膨大,并有分枝或分枝痕。体轻质实而脆,易折断,断面灰黄色或浅灰棕色,不平坦。横切面韧皮部很窄,木质部导管与射线呈均匀放射状排列,形成车轮纹,导管大,中央为圆形的髓。气弱,味微苦。

混淆品　华防己　为防己科植物华防己 *Diploclisia chinensis* Merr. 的藤茎。别名湘防己、过山龙、穿山藤、秤钩风。主产于湖南、广东等地。茎藤为圆柱形,长10~30cm。表面灰棕色,有不规则的沟纹、裂隙和疤痕。质坚硬,不易折断。切断面导管明显,维管束呈放射状,显清晰的多层环纹,一般为2~7圈,偏心性。气微弱,味微苦。

其他说明　大部分地区习用的为正品，但有时饮片内掺有少量华防己的藤茎，应注意区别。

油松节

本品为松科植物油松 *Pinus tabulieformis* Carr. 或马尾松 *Pinus massoniana* Lamb. 的干燥瘤状节或分枝节。别名黄松木节，松郎头。全年均可采收，锯取后阴干。主产于吉林、辽宁、甘肃、陕西、青海等地。具有祛风除湿，通络止痛功效。用于风寒湿痹，历节风痛，转筋挛急，跌打伤痛。

【商品规格】

本品不分等级，均为统货。

【鉴别经验】

正品　本品呈扁圆节段状或不规则的块状，长短粗细不一。外表面黄棕色、灰棕色或红棕色，有时带有棕色至黑棕色油斑，或有残存的栓皮。质坚硬。横截面木部淡棕色，心材色稍深，可见明显的年轮环纹，显油性；髓部小，淡黄棕色。纵断面具纵直或扭曲纹理。有松节油香气，味微苦辛。

降香

本品为豆科植物降香檀 *Dalbergia odorifera* T.Chen 树干和根部的干燥心材。别名降真香、紫藤香、降真、花梨母。全年均可采收，除去边材，阴干。主产于广东、海南等地，过去多从印度进口。具有化瘀止血，理气止痛功效。用于吐血，衄血，外伤出血，肝郁胁痛，胸痹刺痛，跌仆伤痛，呕吐腹痛。

【商品规格】

本品不分等级，均为统货。

【鉴别经验】

正品　呈圆柱形稍弯曲或不规则块状，表面紫色、棕紫色或红褐色，有纵长线纹，有光泽，断面粗糙，能沉水。气芳香，味稍苦。燃之香气浓烈，有油流出，烧完留有白灰。

混淆品　紫檀：呈条块状，长短不一，内外均呈鲜红色，久贮者呈暗红色至带绿色光泽；横断面具孔点，纵剖面呈线条状纹理，并有油滴状的红色树脂样物质。质致密而重，以水煮之溶液不显赤色。气微，无降香香气，味淡。

其他说明　目前市场多有掺伪品，边材或其木材燃之多无降香气味；口尝降香气味皆不具备。

钩藤

本品为茜草科植物钩藤 *Uncaria rhynchophylla*（Miq.）Miq. ex Havil.、大叶钩藤 *Uncaria macrophylla* Wall.、毛钩藤 *Uncaria hirsuta* Havil.、华钩藤 *Uncaria*

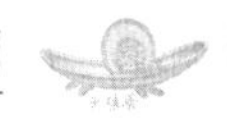

sinensis(Oliv.)Havil. 或无柄果钩藤 *Uncaria sessilifrudus* Roxb. 的干燥带钩茎枝。别名吊藤、钓藤、钩藤钩子、钓钩藤、钓藤钩、莺爪风、双钩藤等。秋、冬两季采收，去叶，切段，晒干。主产于广东、广西、湖南、浙江等地。具有息风定惊，清热平肝功效。用于肝风内动，惊痫抽搐，高热惊厥，感冒夹惊，小儿惊啼，妊娠子痫，头痛眩晕。

【商品规格】

本品不分等级，均为统货。

【鉴别经验】

正品　钩藤　茎枝呈圆柱形或类方柱形，长 2~3cm，直径 0.2~0.6cm。表皮红棕色至紫红色或棕褐色，有细纵纹，光滑无毛枝上具略突起环节，对生两个向下弯曲的钩，或仅一侧有钩，长约 1~2cm，形如船锚，先端渐尖，基部较阔；钩基部的枝上可见叶柄脱落后的窝点状痕迹和环状的托叶痕。质坚韧，断面黄棕色，皮部纤维性，髓部黄白色或中空。无臭，味淡。

大叶钩藤　呈方柱形，直径 0.1~0.5cm。表面灰棕色至棕色，两侧有较深的纵钩，被褐色毛，尤以节部及钩端多，长 1.7~3.5cm，钩向内深弯曲成长圆形或圆形，末端膨大成小球，断面髓部多中空。

毛钩藤　茎枝少，呈方柱形或近似圆柱形，直径 0.2~0.5cm。表面灰棕色或稍成灰白色，粗糙，被褐色毛，钩长 1.4~2cm。

络　石　藤

本品为夹竹桃科植物络石 *Trachelos permum jasminoides*(Lindl.)Lem. 的干燥带叶茎藤。别名白花藤、爬墙虎(镇江)、爬山虎(河南)。冬季至次春采割，除去杂质，晒干。主产于江苏、湖北、山东、安徽、江西、浙江等地。具有祛风通络，凉血消肿功效。用于风湿热痹，筋脉拘挛，腰膝酸痛，喉痹，痈肿，跌仆损伤。

【商品规格】

以叶多、色绿者为佳。

本品不分等级，均为统货。

【鉴别经验】

正品　茎呈圆柱形，弯曲，多分枝，长短不一，直径 0.1~0.5cm。表面红褐色，有点状皮孔及不定根。质硬，断面淡黄白色，常中空。叶对生，有短柄，平展后呈椭圆形或卵状披针形，长 1~8cm，宽 0.7~3.5cm，全缘，略反卷，上表面暗绿色或棕色，下表面颜色较淡，革质。气微，味微苦。

地区习用品　薜荔(络石藤)　为桑科植物薜荔 *Fious Rumila* L. 带叶的不

育茎枝。茎枝呈圆柱形，细长而弯曲，长短不等，直径0.1~0.5cm，有分枝。表面棕褐色，节处可见攀缘根及点状突起的根痕。质坚韧或脆，断面可见髓部呈圆点状，偏于一边，叶互生或已脱落，叶片椭圆形常卷曲，革质，棕绿色或黄褐色，全缘，下表面叶脉呈网状突起，形成许多小凹窝。气微，味淡。

扶芳藤　为卫矛科植物扶芳藤 *Euonymus fortunei*（Turcz.）Hand.-Mazz.的干燥茎枝。江苏、山东、河南部分地区使用。茎枝长短不等，粗大。直径1~2cm，新枝浅绿色，老枝灰褐色，常带有许多细根，小枝有细密突起的皮孔。叶片浅绿色多已破碎，完整的平展后呈椭圆形，小叶对生。叶薄，革质，复聚伞花序。

爬山虎　为葡萄科植物爬山虎 *Parthenocissus tricuspidata*（Sieb.et Zucc.）Planch 的茎藤。茎藤圆柱形，有纵棱，有纵向突起的皮孔，表面红棕色或棕褐色，每个结节处着生不定根状卷须，扭曲盘绕。

其他说明　历史上山东济南地区使用的络石藤为络石和薜荔两种。青岛等地使用的为葡萄科植物爬墙虎。

鬼　箭　羽

本品为卫矛科植物卫矛 *Euonymus alatus*（Thunb.）Sieb. 的具翅状物的枝条或翅状附属物。别名卫矛、鬼箭、六月凌、四面锋、见肿消等。秋季割取带翅状的枝条晒干，或将翅状物取下晒干。主产于山东、河北、河南等地。具有行血通经，散瘀止痛功效。用于经闭，癥瘕，产后瘀滞腹痛，虫积腹痛。

【商品规格】

本品不分等级，均为统货。

【鉴别经验】

正品　具翅状物的圆柱形枝条，顶端多分枝，长约40~60cm，枝条直径0.2~0.6cm。表面较粗糙，暗灰绿色至灰黄绿色，有纵纹及皮孔，皮孔纵生灰白色，略突起而微向外反卷，翅状物扁平状，靠近基部稍厚，宽0.1~1cm，厚约0.2cm。表面微棕色至暗棕色，具细长的纵直纹理或微波状弯曲，翅极易剥落，枝条上常见断痕，质坚硬而韧，难折断，断面淡黄白色，粗纤维性。气微，味微苦。

桂　　枝

本品为樟科植物肉桂 *Cinnamomum cassia* Presl 的干燥嫩枝。别名柳桂。春、夏两季采收，除去叶，晒干，或切片晒干。主产于我国广东、广西等地。越南亦产。具有发汗解肌，温通经脉，助阳化气，平冲降气功效。用于风寒感冒，脘腹冷痛，血寒经闭，关节痹痛，痰饮，水肿，心悸，奔豚。

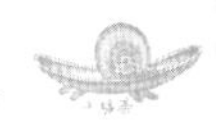

【商品规格】

一等　表面红棕色，切面木部浅黄棕色，片形较为完整，直径≤0.5cm，香气浓，破碎率≤10%。

二等　表面红棕色，切面木部浅黄棕色，片形较为完整，直径0.5~0.7cm，香气较浓，破碎率≤10%。

三等　表面棕色，木部黄白色，直径0.7~1.5cm。香气较弱，破碎率≤30%。

【鉴别经验】

正品　呈长圆柱体，多分枝，长30~75cm，粗端直径0.3~1cm。表面棕色至红棕色，有纵棱线、细皱缩及小疙瘩状的叶痕、枝痕、牙痕，皮孔点状。质硬而脆，易折断，切片厚0.2~0.4cm，断面红棕色，木部黄白色浅黄棕色，髓部略成方形。有特异香气，味甜、微辛，皮部味较浓。

海　风　藤

本品为胡椒科植物风藤 *Piper kadsura*（Choisy）Ohwi 的干燥藤茎。别名巴岩香。夏、秋二季采割，除去根、叶，晒干。主产于福建、浙江、台湾等地。具有祛风湿，通经络，止痹痛功效。用于风寒湿痹，肢节疼痛，筋脉拘挛，屈伸不利。

【商品规格】

以香气浓者为佳。

本品不分等级，均为统货。

【鉴别经验】

正品　本品呈扁圆柱形，微弯曲，10~60cm，直径0.3~2cm。表面灰褐色或褐色，粗糙，有纵向棱状纹理及明显的节，节间长3~12cm，节部膨大，上生不定根。体轻质脆，易折断，断面不整齐，皮部窄，木部宽广，灰黄色，导管孔多数，射线灰白色，放射状排列，皮部与木部交界处常有裂隙，中心有灰褐色髓。气香，味微苦辛，似有胡椒香气。

混淆品　松萝　为松萝科植物松萝 *Usnea diffracta* Vain 的干燥叶状体。别名老君须、海风藤。主产于湖北等地。具有祛风湿，通经络，止痹痛功效。叶状体为丝状，缠绕成团，长15~40cm，主枝基部直径0.8~1.5cm，向下呈二叉状分枝，至先端渐细，细如头发。表面绿色或黄绿色，微有枯草气，味酸。

伪品　山蒟　为胡椒科植物山蒟的带叶藤茎。茎呈圆柱形，细长，直径1~3mm；表面灰褐色，有纵纹，节膨大，有不定根，节间长2~10cm；质脆易断，断面灰褐色，较薄，木部灰白色，有许多小孔。叶多皱缩，有的破碎，完整叶片展平后狭椭圆形或卵状披针形，长4~12cm，宽2~5cm；先端渐尖，基部近楔形，常偏斜；上表面墨绿色，下表面灰绿色；质脆。气清香，味辛辣。

其他说明　有的省区曾误调入老君须（松萝）作海风藤使用。

通　草

本品为五加科植物通脱木 *Tetrapanax papyrifer*（Hook.）K.Koch 的干燥茎髓。别名通花、通草棍、方通、通丝、实心通草、小通草棍。秋季割取茎，截成段，趁鲜取出髓部，理直，晒干。主产于云南、湖南、贵州、四川、河北、广西等地。具有清热利尿，通气下乳功效。用于湿热淋证，水肿尿少，乳汁不下。

【商品规格】

以条粗、色白者为佳。

本品不分等级，均为统货。

【鉴别经验】

正品　通脱木　茎髓呈圆柱形，长 20~40cm，直径 1~2.5cm。表面洁白或淡黄色，有纵沟纹。体轻软有弹性，易折断，断面平坦，边缘处银白色，中部有直径 0.6~1.5cm，空心或白色半透明薄膜，纵剖面梯状排列。无气味。

方通　呈类方形的纸片状，白色，半透明，微有光泽。

通草丝　呈细长碎纸条状，宽 3~5mm，长短不等。

小通草棍　呈细长圆柱形，长短不一，直径 0.4~1cm。银白色或微黄色，表面平坦无纹理。质松软，可弯曲，用手指捏之能使之变形。断面银白色，无空心，水浸后外表皮及断面均有黏滑感。无气味。

桑 寄 生

本品为桑寄生科植物桑寄生 *Taxillus chinensis*（DC.）Danser 的干燥带叶茎枝。别名广寄生、老寄生、桑上寄生。冬季至次春采割，除去粗茎，切段，干燥，或蒸后干燥。主产于广东、广西、浙江等地。具有补肝肾，强筋骨，祛风湿，安胎元功效。用于风湿痹痛，腰膝酸软，筋骨无力，崩漏经多，胎动不安等。

【商品规格】

以条均匀、色红褐、不碎者为佳，老粗者次。

选货　未脱落的叶片较多，茎枝较小且大小、粗细较均匀。

统货　叶片多已脱落，茎枝大小、粗细不等。

【鉴别经验】

正品　茎枝呈圆柱形，长 3~5cm，直径 0.3~1cm。表面红褐色或灰褐色，有多数小点状的皮孔及细纵皱纹。枝梢间或被有棕色的绒毛。质坚硬，断面不整齐，皮部薄，棕褐色，木部淡红棕色，中央有小型的髓，色稍深。叶片革质，

完整者呈卵圆形或椭圆形，具短柄，表面黄褐色。无臭，味淡，微涩。

槲寄生

本品为桑寄生科植物槲寄生 *Viscum coloratum*（Komar.）Nakai 的干燥带叶茎枝。别名北寄生、北桑寄生、柳寄生。冬季至次春采割，除去粗茎，切段，干燥，或蒸后干燥。主产于东北，以及河北、河南、江苏等地。具有祛风湿，补肝肾，强筋骨，安胎元功效。用于风湿痹痛，腰膝酸软，筋骨无力，崩漏经多，妊娠漏血，胎动不安，头晕目眩。

【商品规格】

以枝细嫩、色黄绿、嚼之发黏者为佳。

本品不分等级，均为统货。

【鉴别经验】

正品　茎枝呈圆柱形，2~5 叉状分枝，长约 30cm，直径 0.3~1cm。表面黄绿色、金黄色或黄棕色，有纵皱纹。节膨大，节上有分枝或枝痕。体轻质脆，易折断，断面不平坦，皮部黄色，木部色较浅。叶对生于枝梢，易脱落，无柄，叶片长椭圆状披针形，长 2~7cm，宽 0.5~1.5cm，先端钝圆，基部楔形，全缘。表面黄绿色，有细皱纹，主脉 5 出，中间 3 条明显，革质。浆果球形，皱缩。无臭，味微苦，嚼之有黏性。

檀香

本品为檀香科植物檀香 *Santalum album* L. 树干的干燥心材。别名白檀、白檀木。除去杂质，镑片或锯成小段，劈成小碎块。主产于印度尼西亚、印度等地。具有行气温中，开胃止痛功效。用于寒凝气滞，胸膈不舒，胸痹心痛，脘腹疼痛，呕吐食少。

【商品规格】

本品不分等级，均为统货。

【鉴别经验】

正品　本品为长短不一的圆柱形木段，有的略弯曲，一般长约 1m，直径 10~30cm。外表面灰黄色或黄褐色，光滑细腻，有的具疤节或纵裂，横截面呈棕黄色，显油迹；棕色年轮明显或不明显，纵向劈开纹理顺直。质坚实，不易折断。气清香，燃烧时香气更浓；味淡，嚼之微有辛辣感。

八、树脂类

干漆

本品为漆树科植物漆树 *Toxicodendron vernicifluum*（Stokes）F.A.Barkl. 的

树脂经加工后的干燥品。别名漆树。收集盛漆器具底留下的漆渣，干燥。煅后使用。主产于江苏、安徽、江西、四川、湖北等地。具有破瘀通经，消积杀虫功效。用于瘀血经闭，癥瘕积聚，虫积腹痛。

【商品规格】

以块整，色黑、坚硬、漆臭重者为佳。

本品不分等级，均为统货。

【鉴别经验】

正品　呈不规则块状，黑褐色或棕褐色，表面粗糙，有蜂窝状细小孔洞或呈颗粒状，质坚硬，不易折断，断面不平坦，具特异臭气。

天　竺　黄

本品为禾本科植物青皮竹 *Bambusa textilis* McClure 或华思劳 *Schizostachyum chinense* Rendle 等秆内的分泌液经干燥后的块状物。别名竹黄。秋、冬二季采收。主产于我国云南、广西。进口品主要来自越南北圻，印度尼西亚苏门答腊，新加坡，中国香港。具有清热豁痰，清心定惊功效。用于热病神昏，中风痰迷，小儿痰热惊痫、抽搐、夜啼。

【商品规格】

本品不分等级，均为统货。

【鉴别经验】

正品　天竺黄　呈不规则的片块、颗粒和少量粉末。片块大小不一，表面灰蓝色、灰黄色或灰白色，有的洁白色，半透明，带光泽。体轻，质硬而脆，易破碎，吸湿性强，粘舌。

合成天竺黄　呈不规则的块状，一般较天然品大，体重质硬，色白，吸水性稍差，亦粘舌。

混淆品　竹黄　为肉座菌科真菌竹黄 *Shiraia bambusicola* Henn 的子座。别名竹花。子座呈不规则的瘤状，有的似蜗牛，有的似老蚕。表面苍白色或苍白红色，断面粉红色，周边色深，味淡。

其他说明　历史上进口货掺水较少，有进口后再掺水者。目前进口时掺水较多，据报道高者达 50% 以上，应严格控制含水量在 15% 以内。上海合成天竺黄，20 世纪 70 年代大量调往各地，该品是以硅酸盐凝胶为基础制备而成，其疗效究竟如何尚需时间的检验，一般认为与天然品有异。

血　竭

本品为棕榈科植物麒麟竭 *Daemonorops draco* Bl. 果实中渗出的树脂经加工而成。别名麒麟竭。采收其果实，置蒸笼内蒸煮，使树脂渗出；或取果实

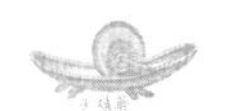

捣烂，置布袋内，榨取树脂，然后煎熬成糖浆状，冷却凝固成块状。亦有将茎砍破或钻若干小孔，使树脂自然渗出，凝固而成。主产于印度尼西亚的爪哇、苏门答腊、加里曼丹及马来西亚等地。多由印度、新加坡等地进口。具有活血定痛，化瘀止血，生肌敛疮功效。用于跌打损伤，心腹瘀痛，外伤出血，疮疡不敛。

【商品规格】

历史上进口者多为手牌、皇冠牌，少有原装血竭。规格分为加工血竭一等品、二等品。质量低劣的血竭商标为B级、金鱼牌、AA牌、AAA牌、鸡牌、A牌等。

【鉴别经验】

正品　加工血竭　略呈类圆四方形，表面印贴手牌或皇冠牌等金色商标。方砖形者无商标。表面暗红色，有光泽，附有因摩擦而成的红粉。质硬而脆，破碎面红色，研成细粉则为朱红色。无臭，味淡。

原装血竭　呈扁圆形、四方形等不规则块状，体轻重不一。表面铁黑色，附有一些红色粉末。断面多有光泽而粗糙，破碎面黑红色，研成粉末血红色。无臭，味淡。

混淆品　达玛树脂制伪品　其性状与正品相似，是以松香或达玛树脂为基质加入多种染料仿正品的形状加工而成。呈类圆球形，表面暗红色，具有光泽，表面印有黄色或金色圆形印章“A”或“AA”“皇冠”等。底部有包扎成型的纵皱纹，体坚质脆，破碎面粉红色至暗红色，可见夹杂有土黄色及大红色的颗粒状物，研细粉末呈粉红色。具松香气，味淡。

松香染料制伪品　呈不规则的扁块状，大小不一，表面光滑，有光泽，紫红色，断面具玻璃状光亮，手搓呈淡紫色粉末。

其他说明　广西产血竭来源与进口血竭不同，性状、色泽有显著差异，目前一些省尚未应用。

1. **火试鉴别**　取样品少许置锡箔纸上，下面用火柴燃烧加热。正品血竭受热后熔化呈血红色透明的液体，无杂质者为佳。如呈淡红色或灰土色，粉末发黄即杂质多。另取粉末置白纸上，用火纸烘烤即熔化，但无扩散的油迹，对光照视呈鲜艳的红色，以火燃烧则发生呛鼻的烟气为正品。伪品在燃烧时烟大、黑浓，有明显的松香气，熔化后显黑红色等，不呈鲜艳的血红色。另取少许置白纸上，用火隔纸烘烤则熔化，对光照视不透明，呈红黄色，有油痕。

2. **水试鉴别**　用烧杯装半杯沸水，取粉末少许置烧杯中，正品水液不着色，伪品水液呈红色，并有油样物浮于水面。

安息香

本品为安息香科植物白花树 *Styrax tonkinensis*(Pierre) Craib ex Hart. 的干燥树脂。别名拙贝罗香。树干经自然损伤或夏、秋二季割裂树干,收集流出的树脂,阴干。主产于泰国、印度尼西亚苏门答腊等地。具有开窍醒神,行气活血,止痛功效。用于中风痰厥,气郁暴厥,中恶昏迷,心腹疼痛,产后血晕,小儿惊风。

【商品规格】

本品不分等级,均为统货。

【鉴别经验】

正品　本品为不规则的小块,稍扁平,常黏结成团块。表面橙黄色,具蜡样光泽(自然出脂);或为不规则的圆柱状、扁平块状,表面灰白色至淡黄白色(人工割脂)。质脆,易碎,断面平坦,白色,放置后逐渐变为淡黄棕色至红棕色。加热则软化熔融。气芳香,味微辛,嚼之有沙砾感。

芦荟

本品为百合科植物库拉索芦荟 *Aloe barbadensis* Miller 或好望角芦荟 *Aloe ferox* Miller 叶的汁液浓缩干燥物。别名卢会、讷会、象胆、奴会、劳伟。原产非洲北部地区,目前南美洲西印度群岛广泛栽培。我国云南、广东、广西亦有栽培。具有泻下通便,清肝泻火,杀虫疗疳功效。用于热结便秘,惊痫抽搐,小儿疳积;外用治癣疮。

【商品规格】

本品不分等级,均为统货。

【鉴别经验】

正品　**老芦荟**　呈不规则的块状,常破裂为多角形,大小不一。表面呈暗红色或深褐色,不显光泽,体轻,质硬,不易破碎,断面粗糙或显麻点状纹理,富吸湿性。有特殊臭气,味极苦。

新芦荟　呈暗褐色且略显绿色,有光泽,体轻,质松,易破碎,断面如玻璃样,可见层纹。

苏合香

本品为金缕梅科枫香属植物苏合香树 *Liquidambar orientalis* Mill. 的树干渗出的香树脂,经加工精制而成。别名帝膏、苏合油、苏合香油、帝油流。初夏将树皮割裂,深达木部,使分泌香脂,浸润皮部。至秋季剥下树皮,榨取香脂;残渣加水煮后再榨,除去杂质和水分,即为苏合香的初制品。主产于小亚西亚南部,我国广西亦有栽培。具有开窍,辟秽,止痛功效。用于中风痰厥,猝然昏

倒，胸痹心痛，胸腹冷痛，惊痫。

【商品规格】

本品不分等级，均为统货。

【鉴别经验】

正品　半流动性的浓稠液体，棕黄色或暗棕色，半透明，质黏稠，挑起呈胶样，连绵不断，较水为重。气芳香，味略苦，嚼之粘牙。

没　药

本品为橄榄科植物没药树 *Commiphora myrrha* Engl. 或哈地丁树 *C. molmol* Engl. 的树干皮部渗出的油胶树脂。别名末药。11 月至翌年 2 月或 6—7 月采收，由树皮裂缝自然渗出或将树皮割破，树脂从伤口渗出凝固成硬块，除净树皮杂质，置通风处，干燥保存。主产于阿拉伯半岛、索马里、非洲和亚洲西部。具有散瘀定痛，消肿生肌功效。用于胸痹疼痛，胃脘疼痛，痛经经闭，产后瘀阻，癥瘕腹痛，风湿痹痛，跌打损伤，痈肿疮疡。

【商品规格】

本品不分等级，均为统货。

【鉴别经验】

天然没药　呈不规则颗粒状团块，大者长 6cm，表面黄棕色或黑棕色，近半透明，部分呈棕黑色，附有黄色粉尘状物，质坚而脆，破碎面不整齐。香气特异，味苦而微辛。

胶质没药　呈不规则块状，大小不一，表面深棕色，不透明。质坚实或疏松，破碎面不整齐，有特异香气，味苦而有黏性。

其他说明　中华人民共和国成立前曾用狗皮没药，20 世纪 50 年代以后因杂质过多不再使用。

阿　魏

本品为伞形科植物新疆阿魏 *Ferula sinkiangensis* K.M.Shen 或阜康阿魏 *Ferula fukanensis* K.M.Shen 的树脂。别名熏渠、魏去疾、哈昔泥、五彩魏、臭阿魏。春末夏初盛花期至初果期，分次由茎上部往下斜割，收集渗出的乳状树脂，阴干。主产于我国新疆。伊朗、阿富汗等地亦产。具有消积，化癥，散痞，杀虫功效。用于肉食积滞，瘀血癥瘕，腹中痞块，虫积腹痛。

【商品规格】

本品不分等级，均为统货。

【鉴别经验】

正品　呈不规则的块状，颜色深浅不一，表面蜡黄色至棕黄色。体轻，质地似蜡，断面稍有孔隙，具强烈持久的蒜样特异臭气，味辛辣，嚼之有灼烧感。

枫　香　脂

本品为金缕梅科植物枫香树 *Liquidambar formosana* Hance 的干燥树脂。别名白胶香、枫脂、白胶、芸香、胶香。7—8 月割裂树干，使树脂流出，10 月至次年 4 月采收，阴干。生产于浙江等地。具有活血止痛，解毒生肌，凉血止血功效。用于跌仆损伤，痈疽肿痛，吐血，衄血，外伤出血。

【商品规格】

本品不分等级，均为统货。

【鉴别经验】

正品　本品呈不规则块状，淡黄色至黄棕色，半透明或不透明。质脆，断面具光泽。气香，味淡。

乳　　香

本品为橄榄科植物乳香树 *Boswellia carterii* Birdw. 及同属植物 *Boswellia bhaw-dajiana* Birdw 树皮渗出的树脂。分为索马里乳香和埃塞俄比亚乳香。别名乳头香、天泽香、多伽罗香、浴香、塌香、马思答吉等。春季采收，由树干的皮部由下向上开一条狭沟，使树脂流入沟内，数天后即凝固，即可采收。主产于索马里、埃塞俄比亚等地。具有活血定痛，消肿生肌功效。用于胸痹心痛，胃脘疼痛，痛经经闭，产后瘀阻，癥瘕腹痛，风湿痹痛，筋脉拘挛，跌打损伤，痈肿疮疡。

【商品规格】

历史分：乳香珠，质优；原乳香较次，有树皮等杂质。

【鉴别经验】

正品　呈长卵形滴乳状，类圆形颗粒或黏合成大小不等的块状。乳香珠长达 2cm，原乳香 5cm，表面黄白色，半透明，被有黄白色粉末，久存颜色加深，质脆，遇热软化，破碎面有玻璃样或蜡样光泽。具特异香气，味微苦。

九、动物类

九　香　虫

本品为蝽科昆虫九香虫 *Aspongopus Chinensis* Dallas 的干燥体。别名瓜里香、打屁虫、屁斑虫。11 月至次年 3 月前捕捉，置适宜容器内，用酒少许将其闷死，取出阴干；或置沸水中烫死，取出，干燥。主产于贵州、重庆、湖北、广西、云南等地。具有理气止痛，温中助阳功效。用于胃寒胀痛，肝胃气痛，肾虚阳痿，腰膝酸痛。

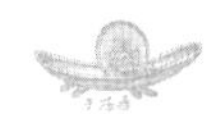

【商品规格】

本品不分等级，均为统货。

【鉴别经验】

正品　体略呈六角状扁椭圆形，长 1.6~2cm，体宽约 1cm。表面棕褐色或棕黑色，略有光泽。头部小，与胸略呈三角形，复眼突出，卵圆形，单眼 1 对，触角 1 对、各 5 节，多已脱落。背部有翅 2 对，外面的 1 对基部较硬，内部 1 对为膜质，透明。胸部有足 3 对，多已脱落。腹部棕色至棕黑色，每节近边沿处有突起的小点。质脆，折断后腹内有浅棕色的内含物。气特异，味微咸。

伪品　历史古籍中未见有伪品的记载。20 世纪 60 年代山东潍坊收购了大量小皱蝽充九香虫，称小九香虫，外调许多省市，造成了九香虫的混淆。后全国进行了纠正。目前又有出现，应注意区别。

小皱蝽　为蝽科昆虫小皱蝽 *Cyclopelta parva* Distant 的干燥体。虫体与九香虫相比明显小，呈椭圆形，前端渐尖，后端钝圆，表面棕褐色至棕黑色，长 1~1.3cm，宽 0.5~0.8cm。头小，略呈半圆形，有单眼 1 对，呈点状突起。背部有膜质半透明的翅 2 对，棕褐色或棕黑色。胸部有足 3 对，多已脱落。腹部棕黑色，近边缘有浅棕色的斑纹，有 5~6 节，每节边缘有一突起的黑色小点。质脆，折断后腹内有棕色内含物或中空。有臭气。

干　蟾

本品为蟾蜍科动物中华大蟾蜍 *Bufo bufo gargarizans* Cantor 的干燥体。癞蛤蟆、蟾蜍皮。春、夏、秋均可捕捉，除去内脏，干燥。主产于山东、河北、河南等地。具有破结，行水，解毒，杀虫，定痛的功效。用于疔疮，发背，阴疽，瘰疬，水肿，恶疮，小儿疳积。

【商品规格】

以个大、身干、完整者为佳。

【鉴别经验】

正品　呈矩圆形扁平，长 7~10cm，宽 3~4cm。头略呈钝三角形，鼓膜大而明显，顶部略平滑，两端有长的耳后腺，紧靠于眼后缘，表皮粗糙，有多数疣状突起，背部灰褐色，腹部色稍浅，有明显的黑色斑纹，四肢屈曲向外，伸出前肢较长，指长顺序为 3cm、1cm、4cm、2cm，后肢粗大，趾向蹼不发达。除去内脏呈扁片状，可见突起的中央脊椎。质韧，不易折断。气腥，味咸而麻舌。

其他说明　黑框蟾蜍亦作干蟾用。

土　鳖　虫

本品为鳖蠊科地鳖 *Eupolyphaga sinensis* Walker 及冀地鳖 *Steleophaga*

plancyi(Boleny)的雌虫干燥体。别名土元、地鳖虫、簸箕虫、蛰虫。捕捉后，置沸水中烫死，晒干或烘干。主产于山东平阴、长清，湖北襄阳，以及江苏、河南、河北、浙江等地。具有破血逐瘀，续筋接骨功效。用于跌打损伤，筋伤骨折，血瘀经闭，产后瘀阻腹痛，癥瘕痞块。

【商品规格】

本品不分等级，均为统货。

【鉴别经验】

正品　地鳖　呈扁平卵形，长1.3~3cm，宽1.2~2.4cm。前端较窄，后端较宽，背部紫褐色，具光泽，无翅，前胸背板较发达，盖住头部，腹背板9节，呈覆瓦状排列。腹面红棕色。头部较小，有丝状触角1对，常脱落。胸部有足3对，具细毛和刺，腹部有横环节。质松脆易碎。气腥臭，味微咸。

冀地鳖　长2.2~3.7cm，宽1.4~2.5cm。背部黑棕色，通常在边缘有淡黄褐色斑块及黑色小点。

混淆品　赤边水蟞　为姬蠊科动物赤边水蟞 *Opisthoplatia orientalis* Burm的雌虫干燥体。呈椭圆形扁而微弯，长约3cm，宽约2cm。背面黑棕色，腹面红棕色，前胸背板前缘有一黄色镶边。为南方一些地区习用品，山东等省不用。

东方龙虱　为龙虱科动物东方龙虱 *Cybister tripunctatus orientalis* Gschwendtn的干燥体。呈长卵形，长为宽的两倍，背面黑绿色，有1对较厚的鞘翅，鞘翅的边缘有黄棕色的狭边。

其他说明　历史上有的地区误用东方龙虱为土鳖虫，生产大黄䗪虫丸，后进行了纠正。家养土元常肚大，内有麸皮，亦有灌水泥和塞入钢珠者，应注意检验。

马　宝

本品为马科动物马 *Equus caballus*(L.)胃肠中的结石。别名马结石。收集马胃肠中的结石，晒干。主产于新疆、内蒙古等地。具有清热解毒，镇惊化痰功效。用于癫狂惊痫，神志昏迷，恶疮肿毒及失血等症。

【商品规格】

本品不分等级，均为统货。

【鉴别经验】

正品　呈球形、卵圆形或扁圆形，大小不一，一般直径6~20cm，重250g~2 500g，亦有小如豆粒者。表面灰白色、油棕色或青黑色，有的光滑，有的凹凸不平，常附有杂乱的细草纹。质坚硬，体重，剖面灰白色，具玻璃样光泽，有线状纹理及同心层纹，俗称“涡纹”。气微，显尿气，味淡，嚼之有渣感。

其他说明　市场曾发现水泥伪制品，但层纹厚薄不匀，粗糙，应注意鉴别。

五　倍　子

本品为漆树科植物盐肤木 *Rhus chinensis* Mill.、青麸杨 *Rhus potaninii* Maxim. 或红麸杨 *Rhus punjabensis* Stew. var. *sinica*（Diels）Rehd. et Wils. 叶上的虫瘿，主要由五倍子蚜 *Melaphis chinensis*（Bell）Baker 寄生而形成。秋季采摘，置沸水中略煮或蒸至表面呈灰色，杀死蚜虫，取出，干燥。按外形不同，分为“肚倍”和“角倍”。主产于贵州、四川、云南。具有敛肺降火，涩肠止泻，敛汗，止血，收湿敛疮功效。用于肺虚久咳，肺热痰嗽，久泻久痢，自汗盗汗，消渴，便血痔血，外伤出血，痈肿疮毒，皮肤湿烂。

【商品规格】

肚倍　选货　长≥4.5cm，直径 2.5~4cm，单个重量> 4.5g，大小较均匀一致。每 500g<95 个。破碎率<10%。

统货　长 2.5~9cm，直径 1.5~4cm，大小不等。每 500g ≥ 95 个。破碎率<20%。

角倍　选货　长≥5cm，直径 2.5~4cm，单个重量>4g，大小较均匀一致。每 500g<115 个。破碎率<15%。

统货　长 2.5~9cm，直径 1.5~4cm，大小不等。每 500g ≥ 115 个。破碎率<25%。

【鉴别经验】

正品　肚倍　呈长圆形或纺锤形囊状，长 2.5~9cm，直径 1.5~4cm。表面灰褐色或灰棕色，微有柔毛。质硬而脆，易破碎，断面角质样，有光泽，壁厚 0.2~0.3cm，内壁平滑，有黑褐色死蚜虫及灰色粉状排泄物。气特异，味涩。

角倍　呈菱形，具不规则的钝角状分枝，柔毛较明显，壁较薄。

五　灵　脂

本品为鼯鼠科动物复齿鼯鼠 *Trogopterus xanthipes* Milne-Edwards 的干燥粪便。别名灵脂、寒号鸟粪。全年均可采收，除去杂质，干燥。主产于山西、北京、河南等地。具有活血，化瘀，止痛功效。用于胸胁、脘腹刺痛，痛经，闭经，产后血瘀疼痛，跌仆肿痛，蛇虫咬伤。

【商品规格】

商品分灵脂米、灵脂块（糖灵脂）。

【鉴别经验】

正品　灵脂米　呈长椭圆形，两端钝圆，长 0.5~1.5cm，0.3~0.6cm。表面黑棕色或灰棕色，微粗糙，可见淡黄色的斑点，体轻质松，断面黄褐色，纤维性。臭微，有似侧柏叶之香气，味微苦。

灵脂块　呈不规则的团块，大小不一。表面黑棕色或红棕色，凹凸不平，质硬，断面不平坦，可见散在的粪粒，呈纤维性。气微腥臭，味苦。

混淆品　圆粒灵脂　为鼠兔科动物红耳鼠兔 *Ochotana erythrotis* Buchner 的干燥粪便。呈圆球形或略呈长圆形，直径 0.3~0.5cm。有的黏连成块。表面灰褐色或棕褐色。体轻质松，可破碎，破碎面纤维性。无臭，味淡。

小粒灵脂块　为鼯鼠科动物飞鼠 *Pteromys volans* Linnaeus 的干燥粪便。为粪尿黏结干燥而成的团块，大小不一，表面黑褐色，凹凸不平，可见众多的小颗粒。质硬，不易破碎，破断面可见散在的粪粒，长 0.3~0.4cm，直径 0.1~0.2cm。淡黄色，纤维性。臭微，味苦涩。

混淆品　泥灵脂　为金龟子科昆虫幼虫小青龙潜 *Dicranobia potanini*（Kr.）的干燥粪便。粪粒呈细长椭圆形，略扁，两端钝圆或近平截，长 0.3~0.5cm，直径 0.15~0.25cm。表面灰色或黑灰色，光滑无斑点。体轻，质硬，易破碎，断面平坦，泥状。无臭，无味。

其他说明　历史上北方地区伪品、混淆品少见，20 世纪 60 年代初发现以飞鼠、红耳鼠兔、金龟子科昆虫的粪便充五灵脂药用。1964 年曾进行了普遍纠正，但目前仍时有所见，应注意区别。

瓦　楞　子

本品为蚶科动物毛蚶 *Arca subcrenata* Lischke、泥蚶 *Arca granosa* Linnaeus 或魁蚶 *Arca inflata* Reeve 的贝壳。别名瓦屋子等。秋、冬至次年春捕捞，洗净，置沸水中略煮，去肉，干燥。主产于山东、河北、辽宁等地。具有消痰化瘀，软坚散结，制酸止痛功效。用于顽痰胶结，黏稠难咯，瘿瘤，瘰疬，癥瘕痞块，胃痛泛酸。

【商品规格】

本品不分等级，均为统货。

【鉴别经验】

正品　毛蚶　略呈三角形或扇形，长 5~4cm，高 3~4cm。壳外面隆起，有棕色茸毛或已脱落，壳顶突出向内卷曲，自壳顶至腹面有延伸的放射肋 30~34 条，壳内面平滑，白色，壳缘与壳外面直棱相对应的凹陷，铰合部具小齿 1 列，质坚。气微，味淡。

泥蚶　长 2.5~4cm，高 2~3cm，壳外面无棕色茸毛，放射肋 18~21 条，肋上有颗粒状突起。

魁蚶　长 9~10cm,高 6~8cm,壳外面放射肋 42~48 条。

牛　黄

本品为牛科动物牛 *Bos taurus domesticus* Gmelin 的干燥胆结石。别名丑宝、西黄、心黄、胆黄。宰牛时,如发现有牛黄,即滤去胆汁,将牛黄取出,除去外部薄膜,阴干。主产于北京、内蒙古、辽宁、黑龙江、吉林、山东、陕西、甘肃、青海等地。进口牛黄产于加拿大、阿根廷、乌拉圭、巴拉圭、智利、玻利维亚、埃塞俄比亚、印度尼西亚、印度。具有清心、豁痰、开窍、凉肝、息风、解毒功效。用于热病神昏,中风痰迷,惊痫抽搐,癫痫发狂,咽喉肿痛,口舌生疮,痈肿疔疮。

【商品规格】

历史上国产牛黄有京黄、西黄之分,产于北京、河北等地者为京黄,产于陕西、甘肃者称西黄,以京黄为佳。

现分一、二等。

一等　个黄间有碎块。

二等　管黄及个黄吃胆者,过去吃胆者多因色黑而不收购使用。

【鉴别经验】

正品　国产牛黄　呈卵形、球形、菱形、栗形、方形、颗粒状等,形状不一、大小不匀,有的完整或破碎成瓣片状,大者 30g 左右,多为球形,50g 以上者少见。表面金黄至棕黄色,细腻,稍有光泽,有的外部挂有一层黑色光亮的薄膜,习称“乌金衣”。有的表面有裂纹呈麻面而不光滑,体轻,质松脆,断面棕黄色或金黄色,可见紧密细腻的同心层纹。气清香,味苦而后甜,嚼之不粘牙。

管黄　呈管状或小块片状,表面黄褐色或棕褐色,红棕色者少,不光滑,有裂纹及小突起,断面亦有层纹。有的中空,手捻易碎。清香气微,味苦。

进口金山黄　形似国产牛黄,色泽略逊,表面呈黄褐色,稍有光泽,但不细腻,质松脆,断面粗糙,黄褐色或稍深,层纹较厚,有的层纹起白碱。香气小,味苦清凉,嚼之不粘牙,质量不及国产牛黄。

印度黄　一般个较大而不整齐,黑亮的片块较多,色泽较金山黄为次,表面棕黄色,光滑或麻面,体较重而脆,断面灰黄色,有明显较厚的层纹,并有白碱。味苦,无清香气,微有土腥气,嚼之不粘牙。

混淆品　假个黄　历史上采用黄芩粉、大黄粉、牛胆汁、蛋清、树胶伪制而成。性状似真品,多呈不规则的圆球形,表面色泽不一,呈土黄色,粗糙,质坚而重。断面无明显层纹。印度尼西亚、澳大利亚来样断面有浅灰色厚层纹,味苦,无清香气,嚼之粘牙,有黏糊感。新近发现以培植牛黄掺入充天然牛黄(价格悬殊)。此外尚有湖南造个黄(伪品)层纹厚,色泽不鲜艳。

假管黄 为肝管内的沉积物及肝管的干燥品或用柠檬黄等物质伪造而成。呈管状、半管状、块状和碎片,表面黄褐色、暗红色、棕褐色、浅黑色,有裂纹及小突起,颇似自然生成。但是断面层纹不明显,口嚼即溶化,味苦,无清凉感,颜色黄绿色。真假牛黄区别要点见表1。

表1 真假牛黄的鉴别要点

鉴别要点	正品牛黄	伪品牛黄	正品管牛黄	伪品管牛黄
性状	卵圆形、球形、菱形、方形,断面有明显的层纹,金黄或棕黄色	多呈圆球形,不规则,土黄色,断面无明显层纹	呈管状,断面有层纹	部分呈管状,多为碎片,断面无层纹
口尝	嚼之不粘牙,气清香,味苦而后甜	嚼之粘牙,味苦,微有清香气	嚼之不粘牙味苦,微有清香气	嚼之粘牙,味微苦,无清凉气
挂甲试验	取小块牛黄沾水涂指甲即染成黄色,不易脱落,俗称“挂甲”	不挂甲	能挂甲	涂指甲之上现黄绿色且搓之即掉,不能挂甲
水试	取完整小粒牛黄置烧杯内,冷水中浸泡8小时仍完整不碎,不染水;热水浸泡,表面有裂纹,但不碎,不染水	置水中溶散快,水呈土黄色且浑浊	同正品牛黄	置水中溶散快,水全部被染成黄色;肝管沉积物不染水

其他说明 进口牛黄过去分金山黄和印黄。现统称天然牛黄,进口与国产不分。历史上造假牛黄多为个黄。造假管黄者实属罕见,因其产量极少,价格低廉,但1986年以来却大量出现,应引起重视。

乌 梢 蛇

本品为游蛇科动物乌梢蛇 *Zaocys dhumnades*(Cantor)的干燥体。别名乌蛇、黑花蛇、黑风蛇、乌花蛇、青蛇。多于夏、秋二季捕捉,剖开腹部或先剥皮留头尾,除去内脏,盘成圆盘状,干燥。主产于浙江、安徽、江苏、贵州、湖北、江西等地。具有祛风,通络,止痉功效。用于风湿顽痹,麻木拘挛,中风口眼歪斜,半身不遂,抽搐痉挛,破伤风,麻风,疥癣。

【商品规格】

选货 蛇盘、鳞片完整,色泽鲜亮。

统货 外观有部分皮肉脱落,鳞片略有脱落。

【鉴别经验】

正品　蛇体多卷成圆盘状，盘径约16cm。表面黑褐色或绿黑色，密被菱形鳞片，无光泽。头盘在中间，形扁圆，似龟头。口内有多数刺状牙齿，眼大不闭、不陷而有光泽。脊部高耸成屋脊状。腹部剖开，边缘向内卷曲，脊肌肉厚，黄白色或淡棕色，可见排列整齐的肋骨，尾部渐细而长。气腥味淡。剥皮者仅留头尾的皮部，中部光滑。伪品多不留皮。

背鳞前、中、后的列数是鉴别带皮乌蛇的可靠特征，是我国已知的唯一具有偶数背鳞的蛇种。

其他说明　历史上因保留蛇皮伪品少见，近些年允许去皮后，发现以灰鼠蛇、赤链蛇、毛锦蛇、黑眉锦蛇、红点锦蛇、草游蛇、水赤链游蛇等去外皮伪充乌梢蛇，应注意区别。

水　蛭

本品为水蛭科动物蚂蟥 *Whitmania pigra* Whitman、水蛭 *Hirudo nipponica* Whitman 或柳叶蚂蟥 *Whitmania acranulata* Whitman 的干燥全体。夏、秋二季捕捉，用沸水烫死，晒干或低温干燥。主产于山东、江苏、湖南、湖北等地。具有破血通经，逐瘀消癥功效。用于血瘀经闭，癥瘕痞块，中风偏瘫，跌仆损伤。

【商品规格】

蚂蟥　**一等**　呈扁平纺锤形，长≥7cm，宽≥1.5cm，无破碎，每1kg≤350只。

二等　呈扁平纺锤形，长4~7cm，宽0.5~1.5cm，破碎率≤10%，每1kg>350只。

水蛭　扁长圆柱形，有光泽。体多弯曲扭转。破碎率≤5%。

柳叶蚂蟥　大小不等，破碎率≤5%。

统货　大小不等，破碎率≤3%。

【鉴别经验】

正品　**蚂蟥**　呈扁平纺锤形，有多数环节，长4~10cm，宽0.5~2cm。背部黑褐色或黑棕色，稍隆起，用水浸后，可见黑色斑点排成5条纵纹。腹面平坦，棕黄色。两侧棕黄色，前端略尖，后端钝圆，两端各具1个吸盘，前吸盘不显著，后吸盘较大。质脆，易折断，断面胶质状。气微腥。

水蛭　扁长圆柱形，体多弯曲扭转，长2~5cm，宽0.2~0.3cm。

柳叶蚂蟥　狭长而扁，长5~12cm，宽0.1~0.5cm。

水　牛　角

本品为牛科动物水牛 *Bubalus bubalis* Linnaeus 的角。别名沙牛角。取角后，水煮，除去角塞，干燥。主产于浙江、湖南、湖北等地，南方多省均产。具有清热凉血，解毒，定惊功效。用于温病高热，神昏谵语，发斑发疹，吐血衄血，惊风，癫狂。

【商品规格】

本品不分等级，均为统货。

【鉴别经验】

正品　呈稍扁平而弯曲的锥形，长短不一，表面棕灰色或灰黑色，一侧有数条横向的沟槽，另一侧有密集的横向凹陷条纹，上部渐尖有纵纹，基部略呈三角形，中空，角质坚硬。气微腥，味淡。

石　决　明

本品为鲍科动物杂色鲍（光底海决）*Haliotis diversicolor* Reeve、皱纹盘鲍（毛底海决）*Haliotis discus hannai* Ino、羊鲍（大海决）*Haliotis ovina* Gmelin、澳洲鲍 *Haliotis ruber*（Leach）、耳鲍 *Haliotis asinina* Linnaeus 或白鲍 *Haliotis laevigata*（Donovan）的贝壳。别名海决明、鲍鱼壳。夏、秋二季捕捞，去肉，洗净，干燥。主产于广东、福建、辽宁、山东等地。具有平肝潜阳，清肝明目功效，用于头痛眩晕，目赤翳障，视物昏花，青盲雀目。

【商品规格】

以个大、壳厚、内面光彩鲜艳者为佳。

【鉴别经验】

正品　杂色鲍　呈长卵圆形，内侧面观呈耳状，长 7~9cm，宽 5~6cm，高约 2cm。表面暗红色，有不规则的螺肋和细密生长线，螺旋部小，体螺部顶处向右排列有 30 余个疣状突起，末端 6~9 个开孔，孔口与壳面平。内面光滑，具珍珠样彩色光泽，外唇较薄，内唇厚，壳较厚，质坚硬，不易破碎。无臭，味微咸。

皱纹鲍　呈长卵圆形，长 8~12cm，宽 6~8cm，高约 2~3cm。表面灰棕色，有多数粗糙而不规则皱纹，生长线明显，常有苔藓类或灰虫等附着物，末端具 3~5 个开孔，孔口呈管状，突出壳面，外唇较薄，壳薄，质稍脆。

羊鲍　呈椭圆形，长 4~8cm，宽 3~6cm，高约 0.8~2cm。表面浅灰绿色或浅灰褐色，壳顶位于近中部稍高于壳面，螺旋部与体螺各占 1/2，从螺旋部边缘向右有两行整齐的突起，尤以上部较为明显，末端具 4~5 个开孔，孔口呈管状，突出壳面，外唇薄，内唇呈宽大的遮缘面，壳略薄。

澳洲鲍　呈卵圆形，长 13~17cm，宽 11~14cm，高约 3.5~6cm。表面红棕

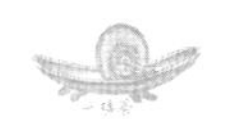

色，粗糙，壳顶钝，螺旋部与体螺部各占 1/2，生长线呈波状隆起，具开孔 7~9 个，孔口突出壳面，内表面凹凸不平，外唇厚内唇呈宽大的遮缘面，壳略厚。

耳鲍　呈长卵圆形，内侧面观呈耳状，长 5~8cm，宽 2.5~3.5cm，高约 1cm。表面光滑，具翠绿色、紫色及褐色等多种色泽组成的斑纹，螺旋部小，体螺部大，有开孔 5~7 个，孔口与壳平，多为椭圆形。内表面光滑，具珍珠样彩色光泽，外唇厚，内唇呈狭长的遮缘面，壳薄，质较脆。

白鲍　呈卵圆形，长 11~18cm，宽 8.5~11cm，高 3~6.5cm。表面灰白色或砖红色，略光滑，壳顶高于壳面，生长线颇为明显，螺旋部约为壳面的 1/3，有开孔九个，孔口与壳平，壳厚，质硬。

其他说明　非正品有多种，应注意鉴别，市场常见。

龙　涎　香

本品为抹香鲸科动物抹香鲸肠道内分泌物凝结的干燥品。别名龙腹香、抹香鲸。多从海内捞取或捕后杀死，收取其肠中分泌物，经干燥后，即成蜡状的硬块龙涎香。东海、南海及各大洋均有分布。具有化痰平喘，行气散结，利水通淋功效。用于咳喘气逆，胸闷气结，癥瘕积聚，心腹疼痛，神昏，淋证。

【商品规格】

本品不分等级，均为统货。

【鉴别经验】

正品　呈不规则块状，大小不一，表面灰褐色、棕褐色或黑棕色，常附着白色点或片状斑。体轻，不透明，似蜡，手触有油腻感，易破碎，断面有颜色深浅相间的不规则的弧形层纹、白色点或片状斑，少数灰褐色。样品可见墨鱼嘴样角质物嵌于其中，遇热软化，加热熔成黑色黏性油膏状，微具特异香气，燃烧时显蓝色火焰，香气浓郁。

地　　龙

本品为钜蚓科动物参环毛蚓 *Pheretima aspergillum*（E.Perrier）、通俗环毛蚓 *Pheretima vulgaris* Chen、威廉环毛蚓 *Pheretima guillelmi*（Michaelsen）或栉盲环毛蚓 *Pheretima pectinifera* Michaelsen 的干燥体。前一种习称“广地龙”，后三种习称“沪地龙”。别名蚯蚓。广地龙春季至秋季捕捉，沪地龙夏季捕捉，及时剖开腹部，除去内脏和泥沙，洗净，晒干或低温干燥。主产于广西、广东。具有清热定惊，通络，平喘，利尿功效。用于高热神昏，惊痫抽搐，关节痹痛，肢体麻木，半身不遂，肺热喘咳，水肿尿少。

【商品规格】

以条大、肉厚者为佳。

【鉴别经验】

正品　广地龙　呈长条状薄片，弯曲，边缘略卷，长15~20cm，宽1~2cm。全体具环节，背部棕褐色至紫灰色，腹部浅黄棕色；第14~16环节为生殖带，习称“白颈”，较光亮。体前端稍尖，尾端钝圆，刚毛圈粗糙而硬，色稍浅。雄生殖孔在第18环节腹侧刚毛圈一小孔突上，外缘有数环绕的浅皮褶，内侧刚毛圈隆起，前面两边有横排（一排或二排）小乳突，每边10~20个。受精囊孔2对，位于7/8至8/9环节间一椭圆形突起上，约占节周5/11。体轻，略呈革质，不易折断。气腥，味微咸。

沪地龙　长8~15cm，宽0.5~1.5cm。全体具环节，背部棕褐色至黄褐色，腹部浅黄棕色；第14~16环节为生殖带，较光亮。第18环节有一对雄生殖孔。通俗环毛蚓的雄交配腔能全部翻出，呈花菜状或阴茎状；威廉环毛蚓的雄交配腔孔呈纵向裂缝状；栉盲环毛蚓的雄生殖孔内侧有1个或多个小乳突。受精囊孔3对，在6/7至8/9环节间。

虫白蜡

本品为介壳虫科昆虫白蜡虫 *Ericerus pela*（Chavannes）Guerin 的雄虫群栖于木犀科植物白蜡树 *Fraxinus chinensis* Roxb.、女贞 *Ligustrum lucidum* Ait.，或女贞属他种植物枝干上分泌的蜡，经精制而成。别名白蜡、虫蜡、木蜡、树蜡、蜡膏。雄白蜡虫定干后即开始泌蜡，到处暑、白露节前后，蜡花表面开始出现白色蜡丝，应采收蜡花。采收时间最好在晨露未干和雨后。主产于云南、四川。用于赋形剂，制丸、片的润滑剂。

【商品规格】

本品不分等级，均为统货。

【鉴别经验】

正品　本品呈块状，白色或类白色。表面平滑，或稍有皱纹，具光泽。体轻，质硬而稍脆，搓捻则粉碎。断面呈条状或颗粒状。气微，味淡。

全蝎

本品为钳蝎科动物东亚钳蝎 *Buthus martensii* Karsch 的干燥体。别名杜伯、主簿虫、全虫、蝎子。春末至秋初捕捉，除去泥沙，置沸水或沸盐水中，煮至全身僵硬，背中央有凹槽时捞出，阴干。具有息风镇痉，通络止痛，攻毒散结功效。用于肝风内动，痉挛抽搐，小儿惊风，中风口㖞，半身不遂，破伤风，风湿顽痹，偏正头痛，疮疡，瘰疬。

【商品规格】

一等　体长≥5.5cm。体表无盐霜、大小均匀、完整，破碎率≤15%。

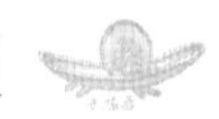

二等　体长4.5~5.5cm。体表有少量盐霜,破碎率≤30%。

统货　背面绿褐色,后腹部棕黄色,气微腥,无异味。

“淡全蝎”舌舔无盐味。

“盐全蝎”干后体表可见盐霜,无盐粒、无泥沙等杂质。个体大小不一,完整者体长≥4.5cm,破碎率≤40%。

【鉴别经验】

正品　本品头胸部与前腹部呈扁平长椭圆形,后腹部呈尾状,皱缩弯曲,完整者体长约6cm。头胸部呈绿褐色,前面有1对短小的螯肢及1对较长的钳状脚须,形似蟹螯,背面覆有梯形背甲,腹面有足4对,均为7节,末端各具2爪钩;前腹部由7节组成,第7节色深,背甲上有5条隆脊线;背面绿褐色,后腹部棕黄色,6节,节上均有纵沟,末节有锐钩状毒刺,毒刺下方无距,气微腥,味咸。

牡　蛎

本品为牡蛎科动物长牡蛎 *Ostrea gigas* Thunberg、大连湾牡蛎 *Ostrea talienwhanensis* Crosse 或近江牡蛎 *Ostrea rivularis* Gould 的贝壳。全年均可捕捞,去肉,洗净,晒干。主产于山东、河北、辽宁等地。生牡蛎具有重镇安神,潜阳补阴,软坚散结功效。用于惊悸失眠,眩晕耳鸣,瘰疬痰核,癥瘕痞块。煅牡蛎具有收敛固涩,制酸止痛功效。用于自汗盗汗,遗精滑精,崩漏带下,胃痛吞酸。

【商品规格】

本品不分等级,均为统货。

【鉴别经验】

正品　**长牡蛎**　呈长片状,背腹缘几平行,长10~50cm,高4~15cm。右壳较小,鳞片坚厚,层状或层纹状排列。壳外面平坦或具数个凹陷,淡紫色、灰白色或黄褐色。内面瓷白色,壳顶二侧无小齿。左壳凹陷深,鳞片较右壳粗大,壳顶附着面小。质硬,断面层状,洁白。无臭,味微咸。

大连湾牡蛎　呈类三角形,背腹缘呈八字形。右壳外面淡黄色,具疏松的同心鳞片,鳞片起伏成波浪状,内面白色。左壳同心鳞片坚厚,自壳顶部有放射肋数个,明显,内面凹下呈盒状,铰合面小。

近江牡蛎　呈圆形、卵圆形或三角形等。右壳外面稍不平,有灰、紫、棕、黄色等,环生同心鳞片,幼体者鳞片薄而脆,多年生长后鳞片层层相叠,内面白色,边缘有的淡紫色。

龟　甲

本品为龟科动物乌龟 *Chinemys reevesii*(Gray)的背甲及腹甲。别名龟壳、龟下甲、龟板、乌龟壳。全年均可捕捉,以秋、冬二季为多,捕捉后杀死,或用沸水烫死,剥取背甲和腹甲,除去残肉,晒干。主产于湖北、江苏、安徽等地。具有滋阴潜阳,益肾强骨,养血补心,固经止崩功效。用于阴虚潮热,骨蒸盗汗,头晕目眩,虚风内动,筋骨痿软,心虚健忘,崩漏经多。

【商品规格】

以块大、无残肉者为佳。

【鉴别经验】

正品　背甲及腹甲由甲桥相连,背甲稍长于腹甲,与腹甲常分离。背甲呈长椭圆形拱状,长 7.5~22cm,宽 6~18cm。外表面棕褐色或黑褐色,脊棱 3 条。颈盾 1 块,前窄后宽。椎盾 5 块,第 1 椎盾长大于宽或近相等,第 2~4 椎盾宽大于长。肋盾两侧对称,各 4 块。缘盾每侧 11 块。臀盾 2 块。腹甲呈板片状,近长方椭圆形,长 6.4~21cm,宽 5.5~17cm。外表面淡黄棕色至棕黑色,盾片 12 块,每块常具紫褐色放射状纹理,腹盾、胸盾和股盾中缝均长,喉盾、肛盾次之,肱盾中缝最短。内表面黄白色至灰白色,有的略带血迹或残肉,除净后可见骨板 9 块,呈锯齿状嵌接。前端钝圆或平截,后端具 5 角形缺刻,两侧残存呈翼状向斜上方弯曲的甲桥。质坚硬。气微腥,味微咸。

鸡内金

本品为雉科动物家鸡 *Gallus gallus domesticus* Brisson 的干燥沙囊内壁。别名鸡合子、鸡肫皮。杀鸡后,取出鸡肫,立即剥下内壁,洗净,干燥。全国各地皆产。具有健胃消食,涩精止遗,通淋化石功效。用于食积不消,呕吐泻痢,小儿疳积,遗尿,遗精,石淋涩痛,胆胀胁痛。

【商品规格】

选货　90% 以上完整。

统货　90% 以下完整。

【鉴别经验】

正品　沙囊内壁呈不规则的囊形或片状,完整者长约 3.5cm,宽约 3cm。内表面金黄、黄褐或黄绿色,有明显的纵条棱状皱纹,呈波浪形。角质薄而脆,易碎,断面有光泽。气微腥,味淡微苦。

混淆品　鸭沙囊内壁　为鸭科动物鸭 *Anas domestica* L. 的沙囊内壁。呈蝶形片状,较鸡内金大而厚。表面黑绿色,或紫黑色,皱纹少,质硬,断面角质样。气腥,味微苦。

其他说明　肉食鸡的鸡内金质薄,由于加工去油不净常留有败油气味,多不收购。

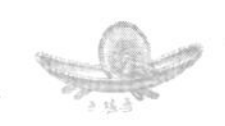

鱼 脑 石

本品为脊椎动物鱼纲石首鱼科大黄鱼 *Pseudosciaena crocea*（Richardson）或小黄鱼 *Pseudosciaena polyactis* Bleeker 头盖骨内的耳石。别名鱼首石、鱼枕骨。在黄鱼汛期收集，将头骨中耳石取出，洗净、晾干。主产于南海、东海、黄海、渤海。大黄鱼浙江舟山较多，小黄鱼黄海、渤海较多。具有利尿通淋功效。用于石淋，小便淋沥不畅，鼻炎，化脓性中耳炎。

【商品规格】

以个大、色白、无破碎者为佳。

本品不分等级，均为统货。

【鉴别经验】

正品　呈近椭圆形，前端宽圆，后端狭尖，里缘及外缘弧形；背面隆起，有横形嵴棱；腹面有一蝌蚪形印迹（小者不太明显），“尖”区昂仰，伸达前缘，“尾”区为一“T”字形浅沟，“尾”端扩大，圆形，中间有一圆形突起。边缘沟宽短而显著，位于腹面里侧缘。白色或黄白色，质硬。

混淆品　黄姑鱼耳石　为石首鱼科黄姑鱼的耳石。呈椭圆形，与黄花鱼耳石相似，只是前端宽圆，后端稍大，背面有不规则的颗粒状突起，腹面不平坦，中部微有凸起，用手触摸一端，另一端即翘起。色白，质硬。

皮氏叶姑鱼耳石　呈类三角形。全体瓷白色，两端尖。长 0.5~1cm，中间最宽处 0.5~0.7cm。在棱细而稍长的一端近底部有一个圆锥形的孔洞。色白，质硬。

鳗鱼耳石　呈长椭圆形，一端稍宽，形同葵花子，全体瓷白色，长 1.1~1.8cm，最宽处 0.4~0.8cm。在腹视面靠稍宽一端有一“V”形凹槽，背视面靠稍宽一端有约占耳石全体 2/3 面积的密集丝状突起。

其他说明　历史上未见有伪品的报道，近来发现有混淆品掺入，应注意区别。

金钱白花蛇

本品为眼镜蛇科动物银环蛇 *Bungarus multieinetus multicinctus* Blyth 的幼蛇除去内脏后的干燥蛇体。别名小花蛇、白花蛇。夏、秋二季捕捉，剖开腹部，除去内脏，擦净血迹，用乙醇溶液浸泡处理后，盘成圆形，用竹签固定，干燥。主产于广西、广东等地。具有祛风，通络，止痉功效。用于风湿顽痹，麻木拘挛，中风，口眼㖞斜，半身不遂，抽搐痉挛，破伤风，麻风，疥癣。

【商品规格】

药材多分大、中、小三种规格，大者圆盘直径 10~15cm，中者直径 6~7cm，小者约 3cm。大者称白花蛇，按斤计量。中者亦称白花蛇。小者称金钱白花蛇,均按条计。

【鉴别经验】

正品　呈圆盘状,盘径 3~15cm,蛇体直径 0.3~2cm。头盘在中间,尾细长,纳入口内。背面黑色或灰黑色,有多数白色环纹,并有一条显著突起的脊棱,鳞片细密,有光泽。腹部黄白色,鳞片稍大。气微腥,味微咸。

混淆品　大白花蛇、水蛇伪造的金钱蛇　呈圆盘状,盘径 2~5cm。头在盘中稍跷起,蛇头灰黑色,鼻间鳞一片,呈菱形,位于鼻鳞之后。蛇体仅有 9~16 个白色环纹,用水将蛇盘泡开,可见蛇头与蛇体分为两部分,蛇头为水蛇属幼体的头部,蛇体展开后可见其两端有截断的痕迹,为大白花蛇的蛇体。

其他说明　20 世纪 80 年代曾出现大量伪造品,不少单位受骗造成很大损失,应注意区别。

珍　珠

本品为珍珠贝科动物马氏珍珠贝 *Pteria martensii*(Dunker.)、蚌科动物三角帆蚌 *Hyriopsis cumingii*(Lea)或褶纹冠蚌 *Cristaria plicata*(Leach)等双壳类动物受刺激形成的珍珠。别名真珠、蚌珠、湖珍珠。自动物体内取出,洗净,干燥。海水珠主产于我国广西、海南、台湾等沿海地区。墨西哥、日本、斯里兰卡、印度、伊朗等国亦产。淡水珠主产于浙江诸暨、湖南常德、江苏苏州、湖北、安徽等地。具有安神定惊,明目消翳,解毒生肌,润肤祛斑功效。用于惊悸失眠,惊风癫痫,目赤翳障,疮疡不敛,皮肤色斑。

【商品规格】

以粒大、圆形、色白、光泽足、破开层纹明显、无核者为佳。

历史上以产地分规格,等级较多。

目前的规格分老港珠 7 毛至 2 毛,新港珠 7 毛至 2 毛,老光珠、新光珠、马牙珠等 20 多个规格,国产淡水珠分一 ~ 五等。20 世纪 50 年代由日本进口珍珠壳,其珠壳薄(胚已除去)。

【鉴别经验】

正品　呈圆球形或近圆球形、长圆形、卵圆形及棒形。直径 0.15~0.8cm,表面类白色、浅粉红色、淡黄绿色或浅蓝色,半透明,光滑或微有凹凸,具特有的彩色光泽。质坚硬,破碎面显层纹。无臭,无味。

混淆品　玻璃伪造品　采用玻璃制成内芯,经加工而成。表面光泽较暗,烧时不爆裂,冒黑烟之后,玻璃内芯即现。

新港伪珍珠　表面有点状凹陷,具金属样光泽。破面较平坦,无层纹,火烧无爆烈声响,表面黑灰色,破面白色,不成片状。

其他说明　历史上鱼目混珠者较多，亦有以玻璃珠伪造者，现已绝迹，但出土珍珠有之，多不堪入药，应注意区别。

珍　珠　母

本品为蚌科动物三角帆蚌 *Hyriopsis cumingii*（Lea）、褶纹冠蚌 *Cristaria plicata*（Leach）或珍珠贝科动物马氏珍珠贝 *Pteria martensii*（Dunker）的贝壳。别名珠母、珠牡、真珠母、明珠母。去肉，洗净，干燥。具有平肝潜阳，安神定惊，明目退翳功效。用于头痛眩晕，惊悸失眠，目赤翳障，视物昏花。

【商品规格】

以片大色白、酥松而不碎、有“珠光”者为佳。

【鉴别经验】

正品　三角帆蚌　略呈不等边四角形。壳面生长轮呈同心环状排列。后背缘向上突起，形成大的三角形帆状后翼。壳内面外套痕明显。前闭壳肌痕呈卵圆形，后闭壳肌痕略呈三角形。左右壳均具两枚拟主齿，左壳具两枚长条形侧齿，右壳具一枚长条形侧齿。具光泽，质坚硬。气微腥，味淡。

褶纹冠蚌　呈不等边三角形。后背缘向上伸展成大型的冠。壳内面外套痕略明显。前闭壳肌痕大呈楔形，后闭壳肌痕呈不规则卵圆形，在后侧齿下方有与壳面相应的纵肋和凹沟。左、右壳均具一枚短而略粗后侧齿及一枚细弱的前侧齿，均无拟主齿。

马氏珍珠贝　呈斜四方形，后耳大，前耳小，背缘平直，腹缘圆，生长线极细密，成片状。闭壳肌痕大，长圆形，具一凸起的长形主齿。平滑。质脆，折断时成粉屑或小片状，半透明。臭微，味淡。

哈 士 蟆 油

本品为蛙科动物中国林蛙 *Rana temporaria chensinensis* David 雌蛙干燥的输卵管，经加工而成。别名哈蟆油、田鸡油。秋季捕捉，选肥大的雌蛙，用麻绳从口部穿过，挂于露天处风干，再用热水浸润，立即捞起，闷润一夜，次日割开腹皮，取出输卵管，去净卵子及其内脏，置通风处阴干。主产于我国吉林、辽宁、黑龙江内河、珠河等地。朝鲜亦产。具有益肝肾，养肺阴功效。用于病后、产后虚弱，肺痨咳嗽吐血、盗汗。

【商品规格】

过去以每 0.5kg 哈士蟆个数分等级，如一等每 0.5kg 32~36 只。分一、二、三等，以大者为优。

哈士蟆油以油块的大小、色泽好次分一～四等。

【鉴别经验】

正品　呈相互重叠的干燥块状，显脂肪样光泽，油块长2~3cm，厚0.2~0.5cm。一面平坦，常连有灰白色筋膜，深黄色至淡棕色，久贮褐色，有油脂味，手搓具滑腻感，水泡膨胀成白色棉絮状，体柔，具特异腥气。味微甘，嚼之黏滑。本品水浸数小时体积可膨胀15~20倍，在30℃常温下存放浸泡48小时，即有腐变现象，气腥臭。

混淆品　假哈蟆油　为蟾蜍科动物中华大蟾蜍 *Bufo bufo gargarizans* Cantor 雌体的干燥输卵管。呈不规则扁圆形颗粒，排列成螺旋形，有明显的似肠膜样的纤维状物贯穿其中，每串长4~6cm不等，淡黄色至淡棕色，无脂肪样光泽。手搓无滑腻感，微具特异腥气，味淡，嚼之微有黏滑感。水浸泡膨胀慢，呈鸡肠样，体积膨胀约10倍。在30℃常温存放72小时，尚无腐变现象。

穿山甲

本品为鲮鲤科动物穿山甲 *Manis pentadactyla* Linnaeus 的鳞甲。别名鲮鲤甲、山甲、甲片、麒麟片等。收集鳞甲，洗净，晒干。主产于我国广西。越南等地亦产。具有活血消癥，通经下乳功效。用于经闭癥瘕，乳汁不通。痈疮肿毒，风湿痹痛，中风瘫痪，麻木拘挛。

【商品规格】

选货　大小均匀，片形完整、均匀，长宽3~5cm，无皮肉附着。

统货　大小不均匀，片形各异，长宽0.7~5cm，附着少量皮肉。

【鉴别经验】

正品　本品呈扇面形、三角形、菱形或盾形的扁平片状或半折合状，中间较厚，边缘较薄，大小不一，长宽各为0.7~5cm。外表面黑褐色或黄褐色，有光泽，宽端有数十条排列整齐的纵纹及数条横线纹。窄端光滑。内表面色较浅，中部有一条明显突起的弓形横向棱线，其下方有数条与棱线相平行的细纹。角质，半透明，坚韧而有弹性，不易折断。气微腥，味淡。

其他说明　市场炮山甲多有掺伪，应特别注意。体重者多有掺伪，或用其他角质类物品炮制后伪充。2020年6月5日，国家林业和草原局发布公告，将穿山甲属所有种由国家二级保护野生动物调整为国家一级保护野生动物。这标志着，当前在我国自然分布的中华穿山甲，以及据文献记载我国曾有分布的马来穿山甲和印度穿山甲将受到严格保护。

海　龙

本品为海龙科动物刁海龙 *Solenognathus hardwickii*（Gray）、拟海龙 *Syngnathoides biaculeatus*（Bloch）或尖海龙 *Syngnathus acus* Linnaeus 的干燥体。别

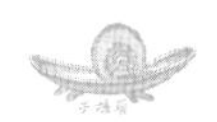

名刁海龙、拟海龙、海钻、小海龙。多于夏、秋二季捕捞，刁海龙、拟海龙除去皮膜，洗净，晒干。尖海龙直接洗净，晒干。主产于浙江、福建、山东。亦有进口。具有温肾壮阳，散结消肿功效。用于肾阳不足，阳痿遗精，癥瘕积聚，瘰疬痰核，跌仆损伤；外用治痈肿疔疮。

【商品规格】

目前分为广海龙大、中、小三种规格和福建产海龙、山东产小海龙。

【鉴别经验】

正品　刁海龙　全体呈长形而侧扁，全长 30~50cm。表面黄白色或灰褐色，头部前方有一管状长吻，口小，无牙，两眼圆而深陷，头与体轴呈钝角。躯干宽部 0.2~3cm，五棱形，尾部前方六棱形，后方渐细，四棱形，尾端卷曲。背棱两侧各有一列灰黑色斑点状色带。全体被以具花纹的骨环及细横纹，各骨环内有突起的粒状棘。胸鳍短宽，背鳍较长，有的不明显，无尾鳍。骨质坚硬。气微腥，味微咸。

拟海龙　体长扁平，躯干略呈四棱形，全长 20~22cm。表面灰黄色，头常与体轴成一直线。体轻。气微腥，味微咸。

尖海龙　体细长呈鞭状，全长 10~30cm，直径 0.4~0.5cm。头小，嘴长，眼大而圆。表面黄褐色，有的腹面可见育儿囊，有尾鳍。质轻而脆，容易折断。气腥，味淡、微咸。

混淆品　粗吻海龙　为海龙科动物粗吻海龙 *Trachyrhamphus serratus*（Temminck & Schlegel）的干燥体。呈细长方柱形。长 22~28cm，直径 0.5~0.8cm。头小，嘴短管状，形如鸟喙。眼大而圆，嘴长与眶后头相等。表面灰棕色，背部颜色较深，全体有 10 数个颜色较深的横斑。躯干有 7 条纵棱。全体骨环明显，尾长约为躯干的 2 倍。骨质坚硬。气微腥，味微咸。

长吻海龙　为海龙科动物长吻海龙 *Microphis boaja*（Bleeker）的干燥体。体长约 25cm，直径约 1.5cm，吻长约等于眶后头长的 2 倍。体及前尾段呈六棱形，后尾呈方形，棱嵴锐，每节突起多呈锯齿状，躯节 21~24 个，少于或等于尾节。鳃盖上突为直线状，背鳍位于躯末 2 节至尾前 8 节上。骨质坚硬。气微腥，味微咸。

海　马

本品为海龙科动物线纹海马 *Hippocampus kelloggi* Jordan et Snyder、刺海马 *Hippocampus histrix* Kaup、大海马 *Hippocampus kuda* Bleeker、三斑海马 *Hippocampus trimaculatus* Leach 或小海马（海蛆）*Hippocampus japonicas* Kaup 的干燥体。别名龙落子鱼。夏、秋二季捕捞，洗净晒干；或除去皮膜和内脏，晒

干。主产于我国广东、福建、浙江、山东。新加坡亦产。具有温肾壮阳，散结消肿功效。用于阳痿，遗尿，肾虚作喘，癥瘕积聚，跌仆损伤；外用治痈肿疔疮。

【商品规格】

通常分广海马大、中、小三种，刺海马，小海马（海蛆）等。

【鉴别经验】

正品　线纹海马　体呈扁长形而弯曲，体长30cm。头略似马头，有冠状突起，前方有一管状长吻，口小，无牙，两眼深陷。躯干部七棱形，尾部四棱形，渐细卷曲，体上有瓦楞形的节纹并具短棘。体轻，骨质坚硬。气微腥。

刺海马　体长15~20cm。黄白色，头部及体上环节间的棘细而尖。气微腥。

大海马　体长20~30cm，黑褐色，气微腥。

三斑海马　体侧背部第1、4、7节的短棘基部各有一黑斑。

小海马　体形小，长7~10cm。黑褐色，节纹及短棘均较细小、气微。

其他说明　海蛆系20世纪50年代烟台等地渔民捕鱼时拣出的副产品。在此之前历史上未有使用的习惯。

海　螵　蛸

本品为乌贼科动物无针乌贼 *Sepiella maindroni* de Rochebrune 或金乌贼 *Sepia esculenta* Hoyle 的干燥内壳。别名乌贼骨。收集乌贼鱼的骨状内壳，洗净，干燥。主产于山东、江苏、辽宁、福建、浙江等沿海地区。具有收敛止血，涩精止带，制酸止痛，收湿敛疮功效。用于吐血，呕血，崩漏，便血，衄血，创伤出血；肾气不固之遗精滑精，赤白带下；胃痛嘈杂，嗳气泛酸；湿疹溃疡。

【商品规格】

以色白、洁净者为佳。

【鉴别经验】

正品　无针乌贼　呈扁长椭圆形，中间厚，边缘薄，长9~14cm，宽2.5~3.5cm，厚约1.3cm。背面有瓷白色脊状隆起，两侧略显微红色，有不甚明显的细小疣点。腹面白色，自尾端到中部有细密波状横层纹。角质缘半透明，尾部较宽平，无骨针。体轻，质松，易折断，断面粉质，显疏松层纹。气微腥，味微咸。

金乌贼　长13~23cm，宽约至6.5cm。背面疣点明显，略呈层状排列。腹面的细密波状横层纹占全体大部分，中间有纵向浅槽。尾部角质缘渐宽，向腹面翘起，末端有1骨针，多已断落。

其他说明　非正品有白斑乌贼、虎斑乌贼、目乌贼，应注意鉴别。

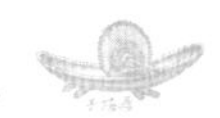

海　狗　肾

本品为海狮科动物海狗 *Callorhinus ursinus*（L.）的雄性生殖器。别名腽肭脐。春季沿海冰块开裂时，捕捉雄性海狗，割取生殖器（阴茎和睾丸），置阴凉处风干。主产于我国辽宁。加拿大、夏威夷群岛等地亦产。具有暖肾壮阳，益精补髓功效。用于虚损劳伤，阳痿精衰，腰膝痿弱。

【商品规格】

以形粗长、质油润、有光泽者为佳。

【鉴别经验】

正品　呈类长条形，全长 18~25cm，宽 1~1.5cm，有不规则的棱脊和纵沟，顶面有一线状凹槽，稍向上弯曲，先端稍膨大，呈扁长椭圆形，具鞘状包皮，龟头部有黑色暗斑，中部和后部具膨大的关节状物，末端连有囊状物（睾丸）。外表面棕黄色至棕色，略呈半透明状，杂有黑色暗斑，睾丸呈扁长圆形囊状，长 5~7cm，棕黄色或黄棕色。

其他说明　市场常见海豹肾等混淆品，应注意鉴别。

桑　螵　蛸

本品为螳螂科昆虫大刀螂 *Tenodera sinensis* Saussure、小刀螂 *Statilia maculata*（Thunberg）或巨斧螳螂 *Hierodula patellifera*（Serville）的干燥卵鞘。以上三种分别习称“团螵蛸”“长螵蛸”及“黑螵蛸”。深秋至次春采集，除去杂质，蒸至虫卵死后，干燥。主产于山东、河北、河南、广西、云南等地。具有固精缩尿，补肾助阳功效。用于遗精，滑精，遗尿，尿频，小便白浊。

【商品规格】

以体轻、色黄、无树枝者为佳。

【鉴别经验】

团螵蛸　略呈圆柱形或半圆形，由多层膜状薄片叠成，长 2.5~4cm，宽 2~3cm。表面浅黄褐色，上面带状隆起不明显，底面平坦或有凹沟。体轻，质松而韧，横断面可见外层为海绵状，内层为许多放射状排列的小室，室内各有一细小椭圆形卵，深棕色，有光泽，气微腥，味淡或微咸。

长螵蛸　略呈长条形，一端较细，长 2.5~5cm，宽 1~1.5cm。表面灰黄色，上面带状隆起明显，带的两侧各有一条暗棕色浅沟及斜向纹理，质硬而脆。

黑螵蛸　略呈平行四边形，长 2~4cm，宽 1.5~2cm。表面灰褐色，上面带状隆起明显，两侧有斜向纹理，近尾端微向上翘，质硬而韧。

蛇　　蜕

本品为游蛇科动物黑眉锦蛇 *Elaphe taeniura* Cope、锦蛇 *Elaphe carinata*

(Guenther)或乌梢蛇 *Zaocys dhumnades*(Cantor)等蜕下的干燥表皮膜。别名龙子衣、蛇符、蛇壳、龙退、龙衣、长虫皮等。春末夏初或冬初采集，除去泥沙，干燥。主产于江苏、浙江、江西、湖南等地。具有祛风，定惊，退翳，解毒功效。用于小儿惊风，抽搐痉挛，翳障，喉痹，疔肿，皮肤瘙痒。

【商品规格】

以皮膜完整、具光泽者为佳。

【鉴别经验】

正品　呈圆筒形，多压扁或皱缩，完整者形似蛇，长可达 1m 以上。背部银灰色或淡灰棕色，有光泽，鳞迹菱形或椭圆形，衔接处呈白色，略抽皱或凹下，腹部乳白色或略显黄色，鳞迹长方形，呈覆瓦状排列。体轻，质微韧，手握之有润滑感和弹性，轻轻搓揉沙沙作响。气微腥，味淡或微咸。

鹿　角

本品为鹿科动物梅花鹿 *Cervus nippon* Temminck 或马鹿 *Cervus elaphus* Linnaeus 已骨化的角，或锯茸后来年春季脱落的角基。别名斑龙角。多于春季拾取，除去泥沙，风干。主产于东北、山东、新疆等地，多有养殖。具有温肾阳，强筋骨，行血消肿功效。用于肾阳不足，阳痿遗精，腰脊冷痛，阴疽疮疡，乳痈初起，瘀血肿痛。

【商品规格】

马鹿角以粗壮、坚实、无枯朽者为佳；花鹿角以质坚、全体有骨钉、具光泽者为佳。

【鉴别经验】

正品　梅花鹿角　呈分枝状，通常 3~4 个分枝，全长 30~60cm，直径 2.5~5cm，主枝稍向后弯曲，侧枝多向两侧伸展，枝端渐细。角柄长 2~3cm，眉叉与珍珠盘相距较近，第二叉与眉叉相距较远。主枝略方圆，末端常分成二叉或不分叉，表面黄棕色或灰棕色，枝端灰白色，枝端以下具明显骨钉，骨钉断续排成纵棱，习称“苦瓜棱”。顶端灰白色或灰黄色，有光泽，枝硬，断面骨密质白色，习称“丝瓜瓢”。中心部骨质松，灰色，并有细蜂窝状。

马鹿角　呈分枝状，通常分成 4~6 叉，全长 50~120cm。主枝弯曲，直径 3~6cm，角柄长 2.5~3.5cm，基部具盘状突起，习称“珍珠盘”，周边常有稀疏细小的孔洞，侧枝多向一侧伸展，第一枝习称“眉叉”，与珍珠盘相距较近，与主干几成直角或钝角伸出。第二枝靠近门叉处伸出，习称“坐地分枝”。第三叉距第二叉较远，表面灰褐色或灰黄色，有光泽，中下部常具疣状突起，并有长短不等的断续纵棱，习称“苦瓜棱”。角尖平滑，质硬，断面外圈骨质白色淡褐色，中

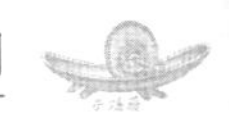

部多呈灰褐色或青灰色，具蜂窝状孔，无臭，味微咸。

其他说明　混淆品较多，特别是切成段或片，则不易鉴别，应特别注意。

鹿　茸

本品为鹿科动物梅花鹿 *Cervus nippon* Temminck 或马鹿 *Cervus elaphus* Linnaeus 雄鹿的未骨化密生茸毛的幼角。别名茸角。夏、秋二季锯取鹿茸，经加工后，阴干或烘干。主产于我国东北、新疆、内蒙古、四川等地，饲养者全国大部分地区有产。朝鲜、日本亦产。具有壮肾阳，益精血，强筋骨，调冲任，托疮毒功效。用于肾阳不足，精血亏虚，阳痿滑精，宫冷不孕，羸瘦，神疲，畏寒，眩晕，耳鸣，耳聋，腰脊冷痛，筋骨痿软，崩漏带下，阴疽不敛。

【商品规格】

历史上规格较多，分砍茸、锯茸、野生和饲养，花茸有磨脐、茄包、鞍子、二杠、三岔等，马鹿茸分一～四等。

目前规格分梅花鹿茸二杠锯茸一～四等，三岔一～四等，初生茸、再生茸统货。马鹿茸一～五等，锯血茸一～三等。

梅花茸二杠锯茸规格标准：

一等　干货。体呈圆柱形，具有八字分叉1个，门桩，短粗嫩状，顶头钝圆。皮毛红棕或棕黄色。锯口黄白色，有蜂窝状细孔，无骨化圈。不拧嘴，不抽沟，无破皮、悬皮、乌皮，不存折，不臭，无虫蛀。每支重85g以上。

二等　干货。体呈圆柱形，具有八字分叉1个，大挺、门桩相称，短粗嫩状，顶头钝圆。皮毛红棕或棕黄色。锯口黄白色，有蜂窝状细孔，无骨化圈。不拧嘴、不抽沟，无破皮、悬皮、乌皮，存折不超过1处，虎口以下稍显棱纹。不臭、无虫蛀。每支重65g以上。

三等　干货。体呈圆柱形，具有八字分叉1个，大挺、门桩相称，枝杆较瘦。皮毛红棕或棕黄色。锯口黄白色，有蜂窝状细孔，无骨化圈。不拧嘴，不抽沟，兼有悬皮、乌皮，破皮不露茸，存折不超过2处，虎口以下有棱纹。不臭、无虫蛀。每支重45g以上。

四等　干货。体呈圆柱形，具八字分叉1个。不拧嘴，不臭、无虫蛀。兼有独挺、怪角。不符合一、二、三等者，均属此类。

三岔锯茸规格标准：

一等　干货。体呈圆柱形，具分叉2个。挺圆茸质松嫩，嘴头饱满。皮毛红棕色或棕黄色。不乌皮（黑皮茸除外），不抽沟，不拧嘴，不破皮、悬皮，不存折、不怪角。下部稍有纵棱筋，骨豆不超过茸长的30%。不臭、无虫蛀。每支重250g以上。

二等　干货。体呈圆柱形，具分叉2个。挺圆，茸质松嫩，嘴头饱满。皮毛红棕或棕黄色。不乌皮（黑皮茸除外），不抽沟、不拧嘴，不破皮、悬皮，存折不超过1处，不怪角。突起纵棱筋长不超过2cm，骨豆不超过茸长的40%。不臭、无虫蛀、每支重200g以上。

三等　干货。体呈圆柱形，具分叉2个。条杆稍瘦，茸质嫩。不拧嘴，稍有破皮不露茸，不悬皮，存折不超过1处，不怪角。纵棱筋、骨豆较多。不臭、无虫蛀、每支重150g以上。

四等　干货。体畸形或怪角，顶端不窜尖，皮毛红乌暗。不臭、无虫蛀。凡不符合一、二、三等者，均属此类。

初生茸规格标准：

统货　干货。体呈圆柱形，圆头质嫩，锯口有蜂窝状细孔，不骨化、不臭，不虫蛀。

再生茸规格标准：

统货　干货。体呈圆柱形，兼有独挺，圆头质嫩。锯口有蜂窝状细孔，不骨化、不臭、不虫蛀。

马鹿茸锯茸规格标准：

一等　干货。体呈枝杈类圆柱形。皮毛灰黑色或灰黄色。枝干粗壮，嘴头饱满。皮毛灰黑或灰黄色。质嫩的三岔、莲花、人字茸均可列为此等。无骨豆，不拧嘴，不偏头，不破皮，不骨折，不臭、不虫蛀，自然生长不走样者。每支重275~450g。

二等　干货。体呈枝杈类圆柱形。皮毛灰黑色或灰黄色。质嫩的四岔茸、不足275g重的三岔、人字茸均可列为此等。四岔茸嘴头不超过13cm，骨豆不超过主干长度的50%。破皮长度不超过3.3cm，不拧嘴，不发头，不臭、不虫蛀。

三等　干货。体呈枝杈类圆柱形。皮毛灰黑色或灰黄色。皮毛灰黑或灰黄色。嫩五岔和三岔老茸均可列为此等。骨豆不超过主干长度的60%，破皮长度不超过4cm。不窜尖、不臭、不虫蛀。

四等　干货。体呈枝杈类圆柱形或畸形，皮毛灰黑色或灰黄色。老五岔、老毛杠和嫩再生茸均可列为此等。破皮长度不超过4cm。不臭、不虫蛀。

五等　干货。体呈枝杈类圆柱形或畸形，皮毛灰黑或灰黄色。茸皮不全的老五岔、老毛杠、老再生茸均可列为此等。不臭、不虫蛀。

锯血茸规格标准：

一等　干货。不臭，无虫蛀，不骨化，茸内充分含血，分布均匀。枝端肥嫩

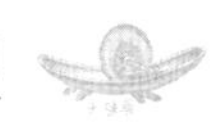

的莲花、三岔茸均可列为此等。不偏头，不抽沟，不破皮，不畸形。主枝及嘴头无折伤，茸头饱满，不空、不瘪。每支重不低于0.5kg。

二等　干货。不臭，无虫蛀，不骨化，茸内充分含血，分布均匀。不足一等的莲花、三岔茸用肥嫩的四岔、人字茸均可列为此等。不破皮、不畸形，茸头不空、不瘪。每支重0.3kg以上。

三等　干货。不臭，无虫蛀，不骨化，茸内充分含血。不足一等的莲花，三岔茸、四岔茸及肥嫩的畸形茸均可列为此等。每支重不低于0.25kg。

【鉴别经验】

正品　花鹿茸个　体呈圆柱形，具“八”字分叉一个，习称二杠。主枝习称“大挺”，长16~20cm，锯口直径4~5cm，离锯口约2cm处分出侧枝，习称“门桩”，长9~15cm，直径较大挺略细。皮毛红棕或棕黄色。锯口黄白色，外围无骨质，中部有蜂窝状细孔，体轻，气微腥，味微咸。具二个分叉者，习称“三岔”，大挺长22~35cm，直径一般较二杠细，略呈弓形，微扁，枝端略尖。下部多有纵棱筋及“骨豆”。皮毛红棕色或棕色，茸毛较稀而粗。以个大肥壮，分叉对称，角竖直，不向后斜，外形美观，顶尖饱满，皮色红棕，毛细而柔软，表面不起筋，敲之体松如朽木声，质嫩者为佳。枝杈不对称，外形不美观，毛粗，表面起筋，有“骨豆”，质老者为次。

初生茸　为幼鹿初生的鹿茸。呈圆柱形，习称“打鼓锤”，圆头质稍嫩，皮毛灰黄色，茸毛长而粗糙，锯口外围多已骨化，锯口中部少有蜂窝状细孔，体重，多骨化，敲之珰珰作响，无腥气。

再生茸　又称二茬茸。与头茬茸相似，但较细瘦，挺长而不圆或下粗上细，顶端质较嫩，下部有纵棱筋和“骨豆”。皮灰黄色，茸毛较头茬茸粗糙，且常夹有少量长而粗的毛，但较初生茸短而细，锯口多已骨化，锯断面少有蜂窝状细孔，再生茸中多兼有独挺。

花茸片　多呈圆形片，偶有斜片，大小不等，未燎毛者边缘有细密的茸毛，红棕色或黄棕色，皮断面红棕色，角质，对光观察呈透明状，气微腥，水浸不脱色。

马鹿茸个　体呈枝杈类圆柱形，分枝较多，侧枝一个者习称“单门”，二个者习称“莲花”，三个者称“三岔”，四个者习称“四岔”，五个者称“五岔”，以产地分“东马茸”和“西马茸”。

东马茸个　“单门”大挺长25~27cm，直径约3cm。外表灰黑色，茸毛灰褐色或灰黄色。锯口面外皮较厚，灰黑色，中部有致密的蜂窝状小孔，质嫩。“莲花”大挺长可达33cm，下部有棱筋，锯口面蜂窝状小孔稍大。三岔皮毛灰黑色或灰黄色，质稍老。四岔茸毛粗而稀，大挺下部具棱筋及“骨豆”，分枝顶端多无毛，习称"捻头"。五岔多为老茸，"骨豆"已超过主干长度的50%以上。

西马茸个　大挺多不圆，顶端圆扁不一，长30~100cm。表面有棱，多抽缩干瘪，分枝较长且弯曲，茸毛粗长，灰色或灰黑色，锯口色较深，常见骨质，有的气腥臭，味咸。

马茸片　呈圆形或扁圆形，粗细不等，未燎毛者边缘有灰黑色茸毛，切面皮层较厚，灰黑色，角质状，不透明，气腥臭。

混淆品　驼茸个（堪达罕）　为鹿科动物驼鹿 *Alces alces* Linnaeus 未骨化的角。角基向侧方伸出一小段，然后分成眉枝和主干。眉枝有时又分二小枝，主干呈广阔的掌状，上有3~6个弯形的小尖，表面茸毛粗而长，棕黄色，基部多已骨化。气微。整枝驼茸的形状与花鹿茸有明显的区别，故多以驼茸的尖部切片伪充梅花鹿茸片。

驼茸片　呈圆形片状，厚约0.2cm，边缘茸毛较花茸的茸毛粗而长，棕黄色，切面观茸皮厚，黑色，角质样，不透明，中部呈密致的网状，为斜形网孔。

人造假鹿茸个　呈圆柱形，具八字分叉，但"门桩"与"大挺"相距较近，不对称，"大挺"长约15cm，"门桩"约8cm，两者直径近相等，锯口直径约5cm，涂有血色，中部无密致的网状细孔。"大挺""门桩"顶端均呈圆柱形，不自然，表面茸毛极细密，灰色，隐约可见缝制的痕迹。质重，气微。

伪造鹿茸片　呈圆形或扁椭圆形片。圆形片较小，直径约1~1.5cm。扁椭圆形片直径1~2cm，长4~5cm，边缘多无茸毛，小圆形片有皮层与网孔连接，断面皮层黑色，角质状，不透明。直观似有皮层，但用放大镜观察皮层有稀疏网眼，明显不是天然皮层。茸片多染成血色，用水浸泡，水即染成红色，呈现混浊，取出茸片干燥，染色已脱掉，呈褐色。气腥。

其他说明　过去尚有以多种鹿的幼角作鹿茸使用的情况，如驼鹿、西北小鹿、麋鹿等，但多以饮片混充。近年市场上发现大量伪品，有人工伪造的整枝二杠和来源不详的鹿茸片，应注意区别。精制鹿茸片为人工制作，与天然鹿茸片不同，较易于区分。

鹿　筋

本品为鹿科动物梅花鹿 *Cervus nippon* Temminck 或马鹿 *Cervus elaphus* Linnaeus 的干燥肢筋。无别名。杀鹿后，取四肢，抽出鹿筋，保留蹄部，洗净，鲜用或阴干。产地同鹿茸。具有补肾阳，壮筋骨功效。用于肾虚足膝无力，腰痛，劳损绝伤，转筋。

【商品规格】

本品不分等级，均为统货。

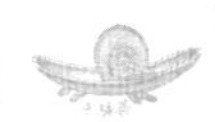

【鉴别经验】

正品　呈细长条形，表面黄色或棕黄色，有光泽，半透明，长40~65cm，直径1.5~2cm，上端带肉质，下部见半圆形，稍狭长的黑色蹄甲2个，足平滑向两边叉开，蹄甲处略带皮毛或偶有无皮者，也有带4个小块蹄骨者，有棕黄色或淡棕色短毛，质坚韧。气微腥，味淡。

混淆品　历史上伪品少见，但近年来以羊肢筋充鹿筋者时有发现，应注意区别。

羊筋　为牛科动物山羊 *Naemorhedus goral* Hardwicke 或绵羊 *Ovis aries* Linnaeus 的干燥肢筋。呈细长条状，每足筋3~5支，灰褐色或灰白色，无光泽或略带光泽，微透明或不透明，长30~40cm，直径0.3~0.6cm。近上部有剥离时未去净的骨质块，上端带肉质，下端有光滑的蹄甲2个，由黑色渐向尖端处变成浅棕色，尖端处为灰褐色或灰白色，蹄甲基本平行向下，蹄甲处带皮，具黄白色、灰白色或浅黄棕色短毛，有蹄骨4块。气微膻，味淡。

鹿　尾

本品为鹿科动物梅花鹿 *Cervus nippon* Temminck 或马鹿 *Cervus elaphus* Linnaeus 的干燥尾。无别名。将鹿尾由尾椎骨处割下，挂阴凉处阴干，称带毛鹿尾。将割下的带毛鹿尾入水中浸润，取出，除去根部残肉、油脂，剪去毛茸及老皮，再用海浮石擦光，用线穿挂通风处，阴干，即为不带毛鹿尾。主产于东北、山东、新疆等地。具有暖腰膝，益肾精功效。用于腰痛，阳痿。

【商品规格】

本品不分等级，均为统货。

【鉴别经验】

正品　略呈长椭圆形，先端钝圆，基部稍宽，割断面不规则。带毛者其棕黄色的毛中夹杂白毛，长10~15cm，不带毛者较短，外表面呈紫红色或紫黑色，平滑面有光泽，常带有少数皱沟。质坚，气微腥。

羚　羊　角

本品为牛科动物赛加羚羊 *Saiga tatarica* Linnaeus 的角。别名高鼻羚羊。仅雄性有角。猎取后锯取其角，晒干。主产于西伯利亚。我国新疆、甘肃、青海等地亦产，商品已少见。澳大利亚、蒙古亦产少量。具有平肝息风，清肝明目，散血解毒功效。用于肝风内动，惊痫抽搐，妊娠子痫，高热惊厥，癫痫发狂，头痛眩晕，目赤翳障，温毒发斑，痈肿疮毒。

【商品规格】

历史上分大枝、小枝羚羊两类，分一～五等。

一等　质嫩,光洁如玉,“血丝”“通天眼”可见,无裂纹。

二等　质稍老,较粗糙,无光泽,“血斑”“血丝”“通天眼”可见,有裂纹。

三等　质稍老,粗糙,无光泽,裂纹较多。

四等　质老,无光泽,有灰白色斑痕,基部有青茬,裂纹较多。

五等　质老,无光泽,不透明,骨化基部有青茬,瓣裂,深裂纹。

【鉴别经验】

正品　整支羚羊角　长圆锥形,略呈弓形弯曲,长10~30cm。基部直径2~4cm。表面黄白色半透明状,嫩者可见血红色的丝纹,习称“血丝”。通体光润如玉,无裂纹。除角尖端部分外,有10~16个隆起的环脊,间距约2cm,用手握之,四指正好嵌入凹处,习称“握之合把”。基部断面圆形,里面有骨质角髓,通称羚羊塞,与外面的角质角鞘的结合处,从横截面观呈锯齿状。对光透视可见角塞的下半部,占全角的1/2或1/3,上半部中央有一条隐约可见的孔隙直达角尖,习称“通天眼”。质坚实而沉重。无臭,无味。

羚羊角片　呈长条形菲薄片,色洁白透明状,有绢丝样的光泽,有的呈波浪形自然褶。质坚韧,不易拉断,用手握紧可使成团,松手后可自然撑开(具弹性),沸水浸烫有清香气。

推广用品　鹅喉羚羊　为牛科动物鹅喉羚羊 *Gazella subgutturosa* Guldenstaedt 的角。呈长圆锥形侧扁,弯曲度较大,角尖显著向内弯转,长20~45cm,基部直径3~4cm,表面灰棕色或灰黑色,有较明显的纵向丝纹。自基部向上有10~25个波状斜向环脊,脊间距较疏,约2cm,脊较平缓,手握之舒适感,但不合把。先端无环脊,平滑而微有光泽。基部断面呈椭圆形,中央角塞类白色或淡棕黄色,骨质。角鞘黑色或黑棕色,角质。质坚硬。气微,味淡。

黄羊角　为牛科动物黄羊 *Procapra gutturosa* Pallas 的角。呈长圆锥形而侧扁,较粗短,略向后弯曲,长20~30cm,基部长径3~3.5cm,短径2.5cm。表面灰黑色,较粗糙,不透明。自基部向上有10个密集的斜向环脊,先端平滑无环脊。基部断面呈椭圆形,中央角塞污白色或蜡黄色,骨质。角鞘黑色,角质。两者的结合处微显齿状。质坚硬。气微、味淡。

混淆品　绵羊角　为牛科动物绵羊 *Ovis aries* Linnaeus 的角。呈弓形弯曲的扁圆形,长20~30cm,基部直径5~7cm。表面粗糙黄白色,不光润,不透明,无血丝。曲节较密,且不成环状。基部骨塞扁圆形,边缘不呈锯齿状,无通天眼特征,有腥气,味淡。

藏羚羊角　为牛科动物藏羚羊 *Pantholops hodgsoni* Abel 的角。长而侧扁,几直上伸,弯度很小,近角尖处稍向前内弯。长50~70cm,基部直径

4~5cm。表面黑色，较平滑而有光泽，可见微细的纵裂纹及浅色纹理。自基部向上有横向等距的环脊，在前方较明显突出，基部亦具白色骨质角塞。质沉重，无臭，无味。

山羊角　为牛科动物山羊 *Naemorhedus goral* Hardwicke 的角。呈扁平面扭曲的长锥形，向后弯曲，一面较平或略向后内凹，一面凸起，长 15~30cm，基部长径 3~5cm。表面棕色、棕黑色、淡棕色或黄棕色。自基部向上有 7~15 个较密集的波状环脊，脊间距约 0.5cm，先端无环脊，具纵纹或纵裂纹。基部切面类三角形，角塞中空，污白色或黄色，骨质。角鞘黑色、棕黄色或类白色，角质。质坚硬。气微。

其他说明　20 世纪 60 年代曾进口小枝羚羊，称短枝羚羊。历史上常以山羊角、藏羚羊角以及其他羊角充羚羊角。以假乱真者多以角尖部为多，通天眼是人工做的，羚羊花的伪品最多，现已少见。

斑　蝥

本品为芫青科昆虫南方大斑蝥 *Mylabris phalerata* Pallas 或黄黑小斑蝥 *Mylabris cichorii* Linnaeus 的干燥体。别名斑猫、龙尾、斑毛、放屁虫、花壳虫等。夏、秋二季捕捉，闷死或烫死，晒干。主产于四川等地。具有破血逐瘀，散结消癥，攻毒蚀疮功效。用于癥瘕，经闭，顽癣，瘰疬，赘疣，痈疽不溃，恶疮死肌。

【商品规格】

以个大、完整、色鲜明者为佳。

【鉴别经验】

正品　南方大斑蝥　呈长圆形，长 1.5~2.5cm，宽 0.5~1cm。头及口器向下垂，有较大的复眼及触角各 1 对，触角多已脱落。背部具革质鞘翅 1 对，黑色，有 3 条黄色或棕黄色的横纹；鞘翅下面有棕褐色薄膜状透明的内翅 2 片。胸腹部乌黑色，胸部有足 3 对。有特殊的臭气。黄黑小斑蝥体型较小，长 1~1.5cm。

猴　枣

本品为猴科动物猕猴 *Macaca mulatta* Zimmermann 胃肠内脏的结石。别名中枣、猴丹、猴子枣。主产于印度、马来群岛等地。多由中国香港进口。具有清热镇惊，豁痰定喘，解毒消肿功效。用于痰热喘嗽，小儿惊痫，瘰疬痰核。

【商品规格】

新加坡产的称域枣，黑色有光泽者为上品。印度加尔各答产的颗粒大小不匀，一般个小者表面有光泽，质脆较好，青灰色者质坚较差。

【鉴别经验】

正品　呈圆形、扁圆形，大小不一，质松脆，击之易碎。色青灰、黑褐色或暗棕色，有光泽，折断面可见明显的层纹，且紧密而不脱落。中央有果核、柴梗、石子等，系猴枣形成的核心。气微，味微苦涩，嚼之有沙砾感。

伪品　伪品猴枣　系用水泥或桐油石灰加工而成。其大小与猴枣相似，但表面不光滑，不自然，质坚实，中心常有空洞，断面无层纹。

羊枣　为牛科动物山羊 *Capra hircus* Linnaeus 胃中的草结。别名羊胲子、羊哀、百草丹。《本草纲目》称为羊胲子，谓"羊腹内草结积块也，主治翻胃"。赵学敏在《本草纲目拾遗》中有较详细的描述，谓"形圆如弹、不等，产羊腹在胃中，唯山羊有之，胡羊不能成也"。山东产羊枣呈类圆形，直径约 3cm，外表暗褐色，光滑，微带光泽，体轻质脆，断面表层薄，无层纹，结石样，空心大，中央具棕褐色纤维状毛绒。气膻，味淡。

紫　贝　齿

本品为宝贝科动物阿纹绶贝 *Mauritia arabica*（L.）的贝壳。别名文贝、紫贝。5—7 月间捕取，除去肉，洗净，晒干。主产于海南、福建、台湾等地。具有明目，潜阳功效。用于目赤肿痛，目翳，头胀眩晕。

【商品规格】

以壳厚、有光泽者为佳。

【鉴别经验】

正品　呈长卵圆形，长 4.5cm，宽约 2.7cm，高 2~3cm。背部圆形，腹部略向内收缩，两侧边缘稍厚，壳面淡褐色，被有纵横交错连续的棕色条纹和星点状圆斑。背部有灰蓝色或褐色带，两侧缘及基部有紫褐色斑点，壳口狭长，壳口两唇周缘微红色，各有齿 23~26 枚，黑红褐色，壳内蓝紫色。气微，味淡。

紫　河　车

本品为健康人的干燥胎盘。别名胞衣、人胞、混沌皮、仙人皮、混沌衣、混元丹、佛袈裟、胎衣。收集新鲜胎盘，除去羊膜和脐带，反复冲洗，洗净血液，蒸或沸水中略煮后，干燥。具有温肾补精，益气养血功效。用于虚劳羸瘦，阳痿遗精，不孕少乳，久咳虚喘，骨蒸劳嗽，面色萎黄，食少气短。

【商品规格】

以完整、色黄、血管内无残血者为佳。

【鉴别经验】

正品　呈圆形或碟状椭圆形，直径 9~15cm，厚薄不一。黄白色或黄棕色，一面凹凸不平，有不规则沟纹。另一端较平滑，常附有残留的脐带，其四周有

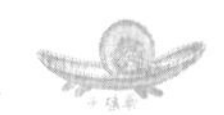

细血管，质硬脆，有腥气。

其他说明　市场掺伪胎盘较多，个体特别沉重，每1kg只有十几个，不掺伪者20多个，应注意鉴别。

蛤　壳

本品为帘蛤科动物文蛤 *Meretrix meretrix* Linnaeus 或青蛤 *Cyclina sinensis* Gmelin 的贝壳。别名海蛤壳。夏、秋二季捕捞，去肉，洗净，晒干。主产于山东、河北、辽宁、浙江等沿海地区。具有清热化痰，软坚散结，制酸止痛功效。外用收湿敛疮。用于痰火咳嗽，胸胁疼痛，痰中带血，瘰疬瘿瘤，胃痛吞酸；外用治湿疹，烫伤。

【商品规格】

以光滑、色黄白、紫口者为佳。

【鉴别经验】

正品　文蛤　扇形或类圆形，背缘略呈三角形，腹缘呈圆弧形，长3~10cm，高2~8cm。壳顶突出，位于背面，稍靠前方。壳外面光滑，黄褐色，同心生长纹清晰，通常在背部有锯齿状或波纹状褐色花纹。壳内面白色，边缘无齿纹，前后壳缘有时略带紫色，铰合部较宽，右壳有主齿3个及前侧齿2个。左壳有主齿3个及前侧齿1个。质坚硬，断面有层纹，无臭，味淡。

青蛤　类圆形，壳顶突出，位于背侧近中部。壳外面淡黄色或棕红色，同心生长纹凸出壳面略呈环肋状。壳内面白色或淡红色，边缘常带紫色并有整齐的小齿纹，铰合部左右两壳均具主齿3个，无侧齿。

蛤　蚧

本品为壁虎科蛤蚧 *Gekko gecko* Linnaeus 除去内脏的干燥全体。别名蛤蟹、仙蟾。全年均可捕捉，除去内脏，洗净，用竹片撑开，使全体扁平顺直，低温干燥。主产于我国广西、广东、云南、贵州。越南、泰国、印度尼西亚、柬埔寨亦产。具有补肺益肾，纳气定喘，助阳益精功效。用于肺肾不足，虚喘气促，劳嗽咳血，阳痿，遗精。

【商品规格】

历史上以大小尺寸分等。

现分特大、大、中、小、等外及断尾6个规格。

【鉴别经验】

正品　呈扁片状，全体被银灰色的鳞片，头及躯干部长9~15cm，头部约占躯干的1/3，躯干部用竹片支撑，宽7~11cm。头稍扁略呈三角形，两眼凹陷或窟窿，两颌缘密生细齿，背面散有灰白色或褐黑色粗大疣鳞，刮之易脱落。脊椎骨及两肋微显隆起,4足均见5趾。趾间仅具蹼迹,足趾底具瓣状吸盘,尾细而坚实,微见环节,颜色与背部相同,可见7个银灰色环带。气腥,味微咸。

混淆品　小蛤蚧　为壁虎科动物壁虎 *Gekko chinensis* Gray 除去内脏的干燥体。形似小蛤蚧,呈扁片状。体内多无竹片支撑,常将脊椎骨与肋骨连同肋膜剔离于体缘,可见肋骨13~18对,头颈部与躯干部长7~9cm,尾长5~8cm,腹背宽5~6cm。头较扁,呈长椭圆形,吻鳞切鼻孔。全体密被灰棕色细鳞,背部鳞片间散布有较大的黑褐色与灰白色疣鳞,腹鳞类圆形,覆瓦状排列。4足均具5趾,趾底有吸盘,尾细长,有数个深浅相间的环带。

西藏蛤蚧　为鬣蜥科动物喜山鬣蜥 *Agama himalayana*(Steindachnet)除去内脏的干燥体。呈扁片状,长34~36cm,全体灰绿色,微带黄色。残存鳞片为黄白色或棕黄色。头较小,略扁,两眼微显窟窿。头顶、躯干背面及四肢鳞较大,背鳞覆瓦状排列。尾及4肢背面具棱。4足似鸟足,爪较长,无蹼及吸盘,尾粗扁,尾长超过体长。

其他说明　历史上早有以与蛤蚧相似之动物充蛤蚧者,如用无蹼壁虎等伪充,应注意区别。

紫草茸

本品为胶蚧科昆虫紫胶虫 *Laccifer lacca* Kerr 在树枝上所分泌的树脂状胶质。别名赤胶、紫矿、紫梗、紫胶、虫胶。7—8月间采收,将有胶的枝条剪下取胶,置阴凉通风处干燥。主产于云南、四川、广东等地。具有清热,凉血,解毒功效。用于麻疹,斑疹透发不畅,疮疡肿毒,湿疹。

【商品规格】

以块大、色紫、有光泽者为佳。

【鉴别经验】

正品　呈槽状或半圆柱状,长3~7cm,宽0.5~2cm。表面红棕色或紫褐色,凹凸不平,有皱纹和小虫眼孔隙,附着于树枝处呈凹沟状,边缘钝圆。质硬而脆,断面半透明,具光泽,有平行排列的长圆形或圆形虫窝,由多室构成,室内常见白色粉末或紫黑色的虫尸。气微,味微涩。

水牛角

本品为牛科动物水牛 *Bubalus bubalis* Linnaeus 的角。是中药犀角的代用品。全年均可采收,取角后,水煮,除去角塞,干燥。主产于云南、广西、广东、四川、湖南、湖北等地。具有清热凉血,解毒,定惊功效。用于温病高热,神昏谵语,发斑发疹,吐血衄血,惊风,癫狂。

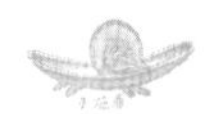

【商品规格】

以角端尖锐、色黑褐、质坚硬者为佳。

【鉴别经验】

正品　形状弯曲呈弧形，根部方形或略成三角形，中空。一侧表面有多数平行的凹纹，断面纹细而不显，气腥。

蜈　蚣

本品为蜈蚣科动物少棘巨蜈蚣 *Scolopendra subspinipes mutilans* L.Koch 的干燥体。别名蝍蛆、吴公、百脚、百足虫、千足虫。春、夏二季捕捉，用竹片插入头尾，绷直，干燥。主产于浙江、江苏、湖北。具有息风镇痉，通络止痛，攻毒散结功效。用于肝风内动，痉挛抽搐，小儿惊风，中风口㖞，半身不遂，破伤风，风湿顽痹，偏正头痛，疮疡，瘰疬，蛇虫咬伤。

【商品规格】

一等　长度≥14cm。

二等　长度 12~14cm。

三等　长度 9~12cm。

【鉴别经验】

正品　本品呈扁平长条形，长 9~15cm，宽 0.5~1cm。由头部和躯干部组成，全体 22 个环节。头部暗红色或红褐色，略有光泽，有头板覆盖，头板近圆形，前端稍突出，两侧贴有颚肢一对，前端两侧有触角一对。躯干部第一背板与头板同色，其余 20 个背板为棕绿色或墨绿色，具光泽，自第四背板至第二十背板上常有两条纵沟线。腹部淡黄色或棕黄色，皱缩；自第二节起，每节两侧有步足一对；步足黄色或红褐色，偶有黄白色，呈弯钩形，最末一对步足尾状，故又称尾足，易脱落。质脆，断面有裂隙。气微腥，有特殊刺鼻的臭气，味辛、微咸。

蜂　房

本品为胡蜂科昆虫果马蜂 *Polistes olivaceous*（DeGeer）、日本长脚胡蜂 *Polistes japonicas* Saussure 或异腹胡蜂 *Parapolybia varia* Fabricius 的巢。别名露蜂房、马蜂窝、野蜂房、蜂巢。秋、冬二季采收，晒干，或略蒸，除去死蜂死蛹，晒干。主产于山东、河北。具有攻毒杀虫，祛风止痛功效。用于疮疡肿毒，乳痈，瘰疬，皮肤顽癣，鹅掌风，牙痛，风湿痹痛。

【商品规格】

以体轻、略有弹性者为佳。

【鉴别经验】

正品　本品呈圆盘状或不规则的扁块状，有的似莲房状，大小不一。表面灰白色或灰褐色。腹面有多数整齐的六角形房孔，孔径 3~4mm 或 6~8mm；背面有 1 个或数个黑色短柄。体轻，质韧，略有弹性。气微，味辛淡。

其他说明　质酥脆或坚硬者不可供药用。

蜂　胶

本品为蜜蜂科昆虫意大利蜂 *Apis mellifera* L. 工蜂采集的植物树脂与其上颚腺、蜡腺等分泌物混合形成的具有黏性的固体胶状物。无别名。多于夏、秋季自蜂箱中收集，除去杂质。主产于山东、河南、河北。具有补虚弱，化浊脂，消饥渴功效；外用解毒消肿，收敛生肌。用于体虚早衰，高脂血症，消渴；外用治皮肤皲裂，烧烫伤。

【商品规格】

本品不分等级，均为统货。

【鉴别经验】

正品　为团块状或不规则碎块，多数呈棕黄色、棕褐色或灰褐色，具光泽。20℃以下质脆，30℃以上逐渐变软，发黏性。气芳香，味苦，有辛辣感。

蜂　蜜

本品为蜜蜂科昆虫中华蜜蜂 *Apis cerana* Fabricius 或意大利蜂 *Apis mellifera* Linnaeus 所酿的蜜。别名石蜜、石饴、白蜜、蜜、蜜糖等。春至秋季采收，滤过。主产于山东、河南、河北。具有补中，润燥，止痛，解毒功效。外用生肌敛疮。用于脘腹虚痛，肺燥干咳，肠燥便秘，解乌头类药毒；外用治疮疡不敛，水火烫伤。

【商品规格】

本品不分等级，均为统货。

【鉴别经验】

正品　为半透明、带光泽、浓稠的液体，白色至淡黄色或橘黄色至黄褐色，放久或遇冷渐有白色颗粒状结晶析出。气芳香，味极甜。

蜂　蜡

本品为蜜蜂科昆虫中华蜜蜂 *Apis cerana* Fabricius 或意大利蜂 *Apis mellifera* Linnaeus 分泌的蜡。别名蜜蜡、蜡、黄蜡、白蜡、黄占。将蜂巢置水中加热，滤过，冷凝取蜡或再精制而成。主产于山东、河南、河北。具有解毒，敛疮，生肌，止痛功效。外用于溃疡不敛，臁疮糜烂，外伤破溃，烧烫伤。

【商品规格】

本品不分等级，均为统货。

【鉴别经验】

为不规则团块，大小不一。呈黄色、浅黄棕色或黄白色，不透明或微透明，

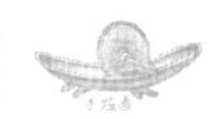

表面光滑。体较轻，蜡质，断面沙砾状，用手搓捏能软化。有蜂蜜样香气，味微甘。

蝉　蜕

本品为蝉科昆虫黑蚱 *Cryptotympana pustulata* Fabricius 的若虫羽化时脱落的皮壳。别名蝉壳、伏壳、枯蝉、知了皮、蝉衣、蝉脱等。夏、秋二季收集，除去泥沙，晒干。主产于山东、河北等地。具有疏散风热，利咽，透疹，明目退翳，解痉功效。用于风热感冒，咽痛音哑，麻疹不透，风疹瘙痒，目赤翳障，惊风抽搐，破伤风。

【商品规格】

以体轻、完整、色黄亮者为佳。

【鉴别经验】

正品　本品略呈椭圆形而弯曲，长约 3.5cm，宽约 2cm。表面黄棕色，半透明，有光泽。头部有丝状触角 1 对，多已断落，复眼突出。额部先端突出，口吻发达，上唇宽短，下唇伸长成管状。胸部背面呈十字形裂开，裂口向内卷曲，脊背两旁具小翅 2 对。腹面有足 3 对，被黄棕色细毛。腹部钝圆，共 9 节。体轻，中空，易碎。气微，味淡。

蕲　蛇

本品为蝰科动物五步蛇 *Agkistrodon acutus*（Guenther）的干燥体。别名五步蛇、百步蛇、白花蛇、棋盘蛇。多于夏、秋二季捕捉，剖开蛇腹，除去内脏，洗净，用竹片撑开腹部，盘成圆盘状，干燥后拆除竹片。主产于浙江、湖南、福建、广西、广东等地。具有祛风，通络，止痉功效。用于风湿顽痹，麻木拘挛，中风口眼㖞斜，半身不遂，抽搐痉挛，破伤风，麻风，疥癣。

【商品规格】

以头尾齐全、腹内洁白、条大者为佳。

本品不分等级，均为统货。

【鉴别经验】

正品　蛇卷呈圆盘状，15~35cm，体长可达 1.5m。头在中间稍向上，呈三角形而扁平，吻端向上，习称“翘鼻头”。背部两侧各有黑褐色或浅棕色组成的“V”形斑纹 15~25 个，其“V”形的两上端在背脊中线相接，习称“方胜纹”。有的左右不相接，呈交错排列。腹部撑开或不撑开，灰白色，其两侧有两行近圆形的黑褐色斑点，习称“念珠斑”。腹内壁黄白色，尾部骤细，尾尖一枚鳞片侧扁而尖，呈角质刺状，习称“佛指甲”。气腥，味微咸。

混淆品　近年发现用其他蛇假冒蕲蛇，亦有将其他蛇去皮，将蛇肉趁鲜贴在蕲蛇皮下,干燥后增加蕲蛇的重量,应注意区别。

烙铁头　为蝰科动物烙铁头 *Trimeresurus mucrosquamatus* 的干燥体。别名龟壳花蛇。呈圆盘状,体长约 1m。头长,呈三角形,不具蕲蛇"翘鼻头"的特征,躯干部背面棕褐色,有多数斑点。气腥。

山烙铁头　为蝰科动物山烙铁头 *Trimeresurus monticola* Guenther 的干燥体。别名山蕲蛇。呈圆盘状,体长可达 1m。头较短,不具"翘鼻头"的特征,背部有两行略呈方形的黑褐色斑块,左右交错排列,有时相连呈城垛状纹。腹浅褐色,散有深褐色斑点。气腥。

蝮蛇　为蝰科动物蝮蛇 *Agkistrodon halys*(Palla)的干燥体。呈圆盘状,体长 0.8m,约为蕲蛇的一半。头略呈三角形,不具"翘鼻头"的特征,躯干背面有方形及椭圆形的黑褐色斑纹,斑纹之间为褐灰色的窄横纹。腹面黑褐色,具有散在黑点。气腥。

伪品　掺伪蕲蛇　性状与蕲蛇相同,唯蛇腹内壁肉厚,体重有明显差异。用水浸透可将附贴的蛇肉分离。

燕　窝

本品为雨燕科动物金丝燕 *Colloealia esculenta* L. 及同属多种金丝燕用唾液并带少量羽毛凝结筑成的窝巢。别名燕菜、燕根、燕蔬菜。2、4、8 月间采收。金丝燕在每年 4 月产卵,产卵前必营筑新巢,此时其喉部黏液非常发达,所筑之巢为黏液凝固而成,色白洁净,称为"白燕";这时如被采去,金丝燕立即第二次筑巢,往往带一些绒羽,颜色较暗,称为"毛燕";有时也可见有血迹,称为"血燕"。主产于马来西亚、印度尼西亚、泰国和缅甸以及我国福建、广东沿海地区。具有养阴润燥,益气补中功效。用于久病虚损,肺痨咳嗽,痰喘,咯血,吐血,久痢久疟,噎膈反胃,体弱遗精,小便频数。

【商品规格】

历史上分官燕,又称向燕,品质佳,多为金丝燕第一、二次所筑之巢,毛少。毛燕质较次,色灰黑,夹有燕毛较多。

目前规格分白燕一～三等。白燕丝系加工物,非正品。

【鉴别经验】

正品　完整者呈半圆球形或元宝状,中间凹陷成窝。长 6~10cm,宽约 3~5cm。由半透明丝状物互相交错,构成丝瓜络状。不完整者呈碎片状,粘或镶有微小的羽毛碎屑,质白光洁,硬而脆,易断。浸泡时柔软膨胀力强,3g 干品约能吸水膨胀 50g 左右。气味清香,咀嚼时感爽口,且有鲷鱼味。

伪品　猪皮伪制品　为猪科动物猪 *Sus scrofa domestica* Brisson 的皮精制

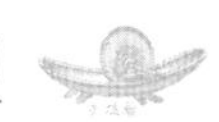

加工而成。呈半圆球形，底部平坦，直径 3~5cm，由黄白色透明角质状物构成蜂窝状。不完整的呈颗粒状，质脆易断，可见其中裹有较短的黑色或白色略透明似针状的毛。浸泡柔软长大，嚼之感爽口，微有皮肚气味。

真伪燕窝烧灼鉴别见表 2。

表 2　真伪燕窝烧灼鉴别要点

鉴别要点	正品燕窝	猪皮伪制品
燃烧	轻微崩裂，溶化，有气泡	崩裂冒火星，噼啪作响
烟臭	无烟，无臭	黑烟，焦臭
灰烬	白色，质轻，量少，溶于盐酸	黑色，瘤结状，量多，不溶于盐酸

其他说明　历史上早有伪造者。由中国香港进口者系用硬塑料盒包装并印有金字商标，应注意区别。

蟾　　酥

本品为蟾蜍科动物中华大蟾蜍 *Bufo bufo gargarizans* Cantor 或黑眶蟾蜍 *Bufo melanostictus* Schrieider 的干燥分泌物。别名癞蛤蟆浆、东酥、片酥。多于夏、秋二季捕捉蟾蜍，洗净，挤取耳后腺和皮肤腺的白色浆液，加工，干燥。主产于山东、江苏、天津、浙江、四川、湖北、东北等地。具有解毒，止痛，开窍醒神功效。用于痈疽疔疮，咽喉肿痛，中暑神昏，痧胀腹痛吐泻。

【商品规格】

历史上分东酥、片酥。山东莒南、临沂所产为东酥，多为饼酥，销全国并经上海出口。江苏产为片酥。现在规格分一~三等。

【鉴别经验】

正品　东酥　又名饼酥，多呈圆形饼状，边缘较薄，中央较厚常凸起，底部平或少凹入，直径 6~10cm，厚 2~2.5cm。全体呈棕褐色，角质状有光泽。气微腥，味初甜后有持久的麻辣感，嗅之有催涕感。

片酥　又名盆酥，呈薄片状，质脆易碎，断面红棕色，半透明，每片约 15g 左右，气味同饼酥。蟾酥断面沾水即成乳白色隆起。取小块置杯内水中浸泡，片刻团块即膨胀变大，溶出乳白色棉团状物，浮于水面，振荡有泡沫，如有掺伪物（如细石粉）等则沉于底部。

伪品　蟾酥历史上就有掺伪，目前更为严重。掺伪物多为黑龟肉、虾仁、豆粉、蛋清、细石粉等。饼酥中心常有掺伪夹馅，掰开可明显看出，应注意区别。

掺伪蟾酥　形状与正品相似。性状因掺伪物不同而异。饼酥常在中心夹馅，掰开能明显看出，中心粗糙，多呈黑色，并与外层明显不同，滴水于中心断面，显乳白色甚淡，或不显乳白色隆起。片酥一般质硬，片厚，不透明，断面光泽差，滴水显乳白色甚淡，用舌舔之其麻辣味及刺舌感微弱，有的有沙砾感。

鳖　甲

本品为鳖科动物鳖 *Trionyx sinensis* Wiegmann 的背甲。别名上甲、鳖壳、甲鱼壳、团鱼壳等。全年均可捕捉，以秋、冬二季为多，捕捉后杀死，置沸水中烫至背甲上的硬皮能剥落时，取出，剥取背甲，除去残肉，晒干。主产于湖北、江苏、山东等多地，多为养殖品。具有滋阴潜阳，退热除蒸，软坚散结功效。用于阴虚发热，骨蒸劳热，阴虚阳亢，头晕目眩，虚风内动，手足瘈疭，经闭，癥瘕，久疟疟母。

【商品规格】

以块大、无残肉者为佳。

【鉴别经验】

正品　本品呈椭圆形或卵圆形，背面隆起，长 10~15cm，宽 9~14cm。外表面黑褐色或墨绿色，略有光泽，具细网状皱纹及灰黄色或灰白色斑点，中间有一条纵棱，两侧各有左右对称的横凹纹 8 条，外皮脱落后，可见锯齿状嵌接缝。内表面类白色，中部有突起的脊椎骨，颈骨向内卷曲，两侧各有肋骨 8 条，伸出边缘，质坚硬。气微腥，味淡。

麝　香

本品为鹿科动物林麝 *Moschus berezovskii* Flerov、马麝 *Moschus sifanicus* Przewalski 或原麝 *Moschus moschiferus* Linnaeus 成熟雄体香囊中的干燥分泌物。别名原麝香、香脐子、麝脐香、香肉、元寸、毛香等。野麝多在冬季至次春猎取，猎取后，割取香囊，阴干，习称“毛壳香囊”。剖开香囊，除去囊壳，习称“麝香仁”。家麝直接从其香囊中取出麝香仁，阴干或用干燥器密闭干燥。主产于四川、西藏、甘肃、青海、宁夏、内蒙古、新疆、陕西、云南、贵州、山西、河南、安徽以及东北等地。以青藏高原产量多、质量优。进口麝香多来自尼泊尔、不丹、俄罗斯和印度等国。具有开窍醒神，活血通经，消肿止痛功效。用于热病神昏，中风痰厥，气郁暴厥，中恶昏迷，经闭，癥瘕，难产死胎，胸痹心痛，心腹暴痛，跌仆伤痛，痹痛麻木，痈肿瘰疬，咽喉肿痛。

【商品规格】

历史上规格较多，如东京香产于四川、西藏，云南香产于云南，灌香产于松

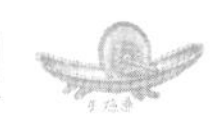

潘集散于都江堰，北路香产于内蒙古，中路香产于陕西等。

目前只分毛壳麝香统货，净麝香统货。不妥之标准已不再执行。

【鉴别经验】

正品　毛壳麝香　统货。干货，呈球形、扁圆形或类椭圆形，大小不一，开口面的皮革质，棕褐色略平，密生白色或灰棕色短毛，从两侧围绕中心排列，中间有一小囊孔，内囊皮膜质，无毛，棕褐色，半透明，内有饱满柔软的香仁和粉末状的细小颗粒，质油润，囊内有少许细柔毛及膜皮（银皮）。检查香仁用特制的槽针从囊孔插入，向不同的部位转动，抽出槽针，香仁应有冒槽现象，即香仁高出槽面。香仁油润，颗粒自然疏松，香气浓烈，不应有纤维等异物或异常气味。

净麝香　统货。干货，亦称麝香仁，为除去外壳的净麝香。呈颗粒状香仁和粉末，颗粒状者习称“当门子”，为不规则的圆球形或扁平状颗粒同豆粒大小，少有更大者，表面光滑油润，微有麻纹，黑褐色，断面深棕色，粉末呈棕黄、紫红或棕褐色，间有少量膜皮和细毛。香气浓郁而特异，味微苦、辛，略带咸味。纯香牙咬尝之香气浓烈且迅速穿入牙缝，将香舐至舌尖即慢慢溶化，且无残渣，满口香气浓厚而持久，无臊味。味微苦、微辣稍有刺感。掺假甚者香气淡，无穿牙缝感，香仁在舌尖部多不溶化，显有黏糊感，残渣多，口内香味淡弱且不持久。有的尚有血腥味、氨臭、异臭气味等。将当门子泡入开水中，真品不碎，伪品迅速分散。干麝香粉在水中多浮于水面，香气浓烈，静置 48 小时仍芳香，水溶液似糖浆样，色清而不混浊。水溶液如呈棕红色且混浊即系掺伪品。将香仁放入炽热的坩埚内或铁片上，应有崩跳爆裂响声并起泡，有强烈的香气，且少时留于室内。若烧时无爆烈声，不跳走，不起泡，无香气，有火焰，有火星即为伪品或掺伪品。从崩跳，起泡的多少，火焰火星出现的情况可以大致看出掺伪的多少。

湿麝香　现有人称“泥香”，即含水分多，状似泥而得名。历史上无此称谓。该品主要是未干燥的新鲜麝香或掺水过多所致。目前市售品中掺水麝香最为多见。该品多呈膏状，内中“当门子”湿，黑褐色，手搓粘指湿指，气淡弱，掺水多者常有氨臭气。

干燥香　历史称蛇头香，现有人称硬结香。本品多由于久贮不当水分散失所致。现市场也常有所见。原个香囊性状与正品同，仅表皮干瘪，抽皱囊内香有的凝结成块状，有的松散呈干燥粉末状，“当门子”干硬，不油润，手搓有顶手感。香气明显淡弱，口尝仍有清凉感，芳香。烧试同麝香。

伪品　掺伪人造个香　过去称牌子香，即以字号名称为印记，如杜盛兴药行等，现已不见。但此种“造技”仍留至今。即将原个麝香在边沿开一小口取出香仁掺伪后再装入囊内缝合即成，有的亦用其他皮缝制囊袋装入掺伪的香仁。呈圆形或扁圆形，表面有或无毛，多皱褶，有或无囊孔，隐约可见缝制的痕迹，内装香仁多异常饱满。香仁水分适度，有松散感，搓之不粘手，不顶手，弹性差，香气淡。烧试有火焰或火星出现。售者自称 7~8 成货，实则 3~5 成。市售品以此类为多。

伪麝香　系用麝皮或其他动物的皮缝制的囊袋，装入动植物的粉末缝制而成。呈圆形或扁圆形，大小不一，填充物饱满，重 20~50g。皮膜面以手按之硬而无弹性，四周多毛而粗，毛灰白色或灰棕色不等。内装物无麝香气味。

其他说明　由于麝香长期紧缺，造假情况十分严重。前些年麝香之多达到令人难以置信的地步。即使国内全部成年雄麝被杀光，也产不了如此之多麝香。掺伪均在 30%~80% 以上。由于麝香质量标准较低，掺伪较多，造成了不良影响。目前造假麝香的量大大减少，但掺伪者仍时有所见，且造技也相当高明，应注意检验。

十、矿物类

大青盐

本品为卤化物类石盐族湖盐结晶体，主含氯化钠。别名戎盐、胡盐、冰石、青盐、岩盐等。自盐湖中采挖后，除去杂质，干燥。主产于青海。具有清热，凉血，明目功效。用于尿血，吐血，齿舌出血，目赤肿痛，风眼烂弦，牙痛，大便秘结。

【商品规格】

以色暗白、结晶整齐、洁净明亮者为佳。

【鉴别经验】

正品　单晶体，为立方体形或多棱形结晶，集合体呈不规则形状块，纯净者无色透明，因含机械混入物而染成灰白色、黄色、红色或黑褐色，具玻璃样光泽。风化面有油脂光泽，硬度 2~2.5，相对密度 2.1~2.2，条痕白色。气微，味咸。烧之火焰为浓黄色。

云母石

本品为硅酸盐类的云母族矿石白云母的片状矿石。别名银精石、白云母。全年可采，采挖后去净泥土及杂质即可。主产于内蒙古、辽宁、吉林、山东、云南、山西、江苏、浙江、湖北、安徽等地。具有滋肾助阳，纳气坠痰，益精明目，止血敛疮功效。用于心悸失眠，咯血，吐血。

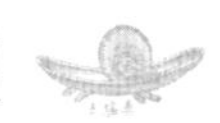

【商品规格】

以薄片状、无色透明者为佳。

【鉴别经验】

正品　白云母属单斜晶系矿石，为不规则片状，数层或数十层叠合在一起。大小不一，为无色、绿色、灰黄色或灰绿色，透明，能层层剥离成薄片，表面光滑，具珍珠样或玻璃样光泽。质韧而有弹性，可以折叠而不断。有土腥气，无味。

混淆品　**蝾螺掩厣**　为软体动物蝾螺科蝾螺 *Turbo cornutus* Solander 的掩厣。别名甲香。主产于广东等地。呈扁圆形，直径 1~4cm，一侧较厚，最厚处可达 1.3cm，另一侧边缘较薄，约 0.2cm。一面隆起淡白色、淡棕色或淡绿色，上面有颗粒状突起，且具有螺旋形的隆脊。另一面平坦，有螺旋纹，附有棕色薄膜状物。质坚硬而重，砸碎后断面类白色，不平坦。气微腥，味微咸。

其他说明　正品云母石白色者称银精石，带黄棕色的云母石称金精石。有的省区曾误用甲香为云母，现已纠正。

无 名 异

本品为氧化物类矿物金红石族软锰矿的矿石，主含二氧化锰。别名土子、干子、秃子、铁砂。采收后，除净杂石。主产于山东、四川、陕西、湖北等地。具有祛瘀止痛，消肿生肌功效。用于跌打损伤，金疮痈肿。

【商品规格】

以棕色、无杂质者为佳。

【鉴别经验】

正品　呈不规则的结核状、球状集合体，大小不一，直径 0.7~3cm。表面凹凸不平或有瘤状突起，棕色、灰棕色或黑棕色，常覆有黄棕色粉末，条痕黑色。体较轻，质脆，敲之呈层片状破碎，断面棕黑色，显半金属样光泽，手触之稍有滑腻感，可染成棕黄色。微有土腥气，味淡。

玄 精 石

本品为年久所结的小型片状硫酸盐类矿物石膏，主含水硫酸钙。别名太阴玄晶、太乙玄晶石、阴精石、玄英石、龟背玄晶石。全年均可采，去杂质。主产于内蒙古、四川、青海等地。具有清热滋阴功效。用于高热烦渴，阴虚头痛，目赤肿痛。

【商品规格】

以块整齐、青白色、片薄、中间有黑色者为佳。

【鉴别经验】

正品　呈椭圆状六边形，边薄中厚，即习称之龟背状，长 0.5~2.5cm，宽

0.5~1.5cm，厚 0.2~0.5cm。浅灰白色、浅黄色、浅褐色，有的浅灰色者中间带黑心，形似龟背，条痕白色，半透明，硬度 1.5~2，易碎，掰之可裂成长条状碎片，解理面显玻璃光泽，薄片，相对密度 2.30~2.37。微带土性气，味淡，久嚼之微咸。

玄 明 粉

本品为芒硝经加工风化干燥制得，主含硫酸钠。主产于山东、河北等地。具有泻下通便，润燥软坚，清火消肿功效。用于实热积滞，大便燥结，腹满胀痛；外用治咽喉肿痛，口舌生疮，牙龈肿痛，目赤，痈肿，丹毒。

【商品规格】

本品不分等级，均为统货。

【鉴别经验】

正品 为白色粉末，气微，味咸，有引湿性。

石 膏

本品为硫酸盐类矿物石膏族石膏，主含含水硫酸钙。别名细石、软石膏、寒水石、白虎、玉大石、冰石。全年均可采挖，除去杂石及泥沙。主产于湖北、安徽、河南、山东等地。具有清热泻火，除烦止渴功效。用于外感热病，高热烦渴，肺热喘咳，胃火亢盛，头痛，牙痛。

【商品规格】

大块 为纤维状的集合体，呈不规则块状。白色、灰白色或淡黄色，有的半透明。体重，质软。纵断面具绢丝样光泽。气微，味淡。

块粒 大粒：为均匀的块粒，长 1.2~4.2cm。中粒：为均匀的块粒，长 0.8~2.4cm。小粒：为均匀的块粒，长 0.3~1.2cm。

【鉴别经验】

正品 呈块状、板块状或纤维集合体，大小不一，白色、灰白色或淡黄色，条痕白色，体重，质软，手捻能碎，硬度 1.5~2，相对密度 2.3~2.37。纵断面具丝绢样光泽，并可见纤维状纹理，气微，味淡。

石 燕

本品为石燕科动物中华弓石燕 *Cyrtiopirifer Sinensis*（Graban）或弓石燕 *Cyrtiopirifer* sp. 化石。别名石燕子、大石燕、燕子石。采得后，洗净泥土。主产于湖南、广西、四川、山西等地。具有清热利湿，利尿消肿，清热解毒功效。用于淋证，目赤肿痛，咽喉肿痛等症。

【商品规格】

以状如蚶、色青黑、质坚硬、无杂石者为佳。

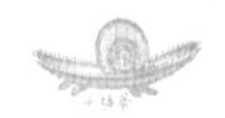

【鉴别经验】

正品　呈扁肾形，长2~3cm，宽1.5~4cm。表面青灰色至土棕色，两面中央隆起，具放射状纹理，其中一面隆起的中部有一纵沟。一端较细向上，另一端展开，细端向下弯曲似鸟喙状，在其下面有一条横沟通向两侧。质坚硬，不易破碎，砸碎后断面呈青灰色至棕色，较粗糙。气微，味淡。

石　蟹

本品为古生代节肢动物弓蟹科石蟹 *Telphusa* sp.，及其近缘动物的化石。别名蟹化石、大石蟹、灵石蟹、石螃蟹。全年均可采收，洗净，晒干。主产于四川、台湾等地。具有清热利湿，去翳明目，催生功效。用于目赤，目翳，时行热病，湿热淋浊，赤白带下，肠风痔瘘等症。

【商品规格】

以个大、完整、未附杂质者为佳。

【鉴别经验】

正品　全形似蟹，但多残缺不全，通常为扁椭圆形或因上留数只脚而呈不规则形，长3~5cm，宽3~13cm，厚约1.8cm。表面土棕色至深土棕色，光滑或有点状突起，腹面色较淡，表面多已破坏。蟹背上尚留有纹理，凹陷处及断处常填有泥土，有时可见节状的脚。质坚硬如石，不易破碎，互击之声如击瓷器，断面灰棕色，石质。气微，味微咸。

龙　齿

本品为古代哺乳动物如三趾马、犀类、牛类、鹿类、象类等的牙齿化石。别名龙之牙齿。全年均可采挖，除去泥土和杂质。主产于河南、河北、山西、内蒙古等地。具有镇惊安神，清热除烦功效。用于惊痫，癫狂，心悸怔忡，失眠多梦，身热心烦。

【商品规格】

以断面吸湿性强者为佳。

【鉴别经验】

正品　分犬齿和臼齿，犬齿圆钝形，先端较细或略弯曲，长约7cm，直径约3cm，近尖端处常中空。臼齿呈圆柱形或方柱形，一端较细长，约5cm，有深浅不同的沟棱，两者表面均成牙白色、青灰色、黑褐色或红白色，粗糙，有时微显珐琅质，其中青灰色者习称青龙齿，黄白色者习称白龙齿。质硬，断面粗糙，分两层，外层微显纤维状层纹，内面色较深，常具蓝青色或棕色条纹或斑点状。吸水性强，舔之吸舌，气微，味淡。

龙 骨

本品为古代哺乳动物如三趾马、犀类、鹿类、牛类、象类等等的骨骼化石或象类门齿的化石。前者习称“龙骨”，后者习称“五花龙骨”。挖出后除去泥土和杂质。五花龙骨质酥脆，出土后在空中极易破碎，常用毛边纸粘贴。主产于河南、河北、山西、陕西、山东、内蒙古等地。具有镇心安神，平肝潜阳，收涩固脱，止血，敛疮功效。用于心悸怔忡，失眠健忘，惊痫癫狂，头晕目眩，自汗盗汗，遗精遗尿，崩漏带下，久泻久痢，溃疡久不收口及湿疮。

【商品规格】

龙骨多分白龙骨(土龙骨)，五花龙骨(价高质优)。

五花龙骨 统货，呈圆柱形或不规则的块状。表面略光泽、牙白色，具有蓝、黄、黑、棕等色，分层，有花纹。体轻，质硬、酥脆，易层层剥落。断面粗糙，显指纹，吸湿性强，无臭味、杂质。

土龙骨 统货，呈不规则的节条、块状。表面白色、类白色或淡棕色不等。有纵裂隙或棕色斑点。体重，质坚硬，断面白色而粗糙，关节处有多数蜂窝状小孔，有吸湿力，无臭味、杂质。

青龙齿 统货，呈圆锥和方柱形，略弯曲，有纵沟棱。表面青灰色或棕绿色，有棕黄色条纹，具光泽釉质层。体重，质坚硬，断面粗糙，凹凸不平，有吸湿性，粘舌。间有碎块，无臭味、杂质。

白龙齿 统货，呈圆锥和方柱形，稍弯曲，呈不规则的块状，表面黄白色，有棕红色花斑。体重，质坚硬。断面粗糙，凹凸不平，有吸湿性，粘舌。间有碎裂块，无臭味、杂质。

【鉴别经验】

正品 五花龙骨 整支象牙化石长约50~60cm，表面淡黄白色，破碎后成不规则的块状，大小不一，断面多粗糙，质硬而脆，易片片掉落而散碎，吸湿性强，以舌舔之有吸力，粘舌，五色花纹明显，美观。气微，味淡。

白龙骨 为不规则块状，大小不一，白色、灰白色、黄白色，表面较光滑，有的具纹理及裂隙或棕色条纹和斑点。质硬，不易破碎，断面不平坦，白色或黄白色，手摸之有细腻感。气微，味淡，舌舔之有吸湿性。

其他说明 1978年济南长清崮山农民采挖到一支完整的象牙化石，当即将象牙交给济南药材站，但时间不长即破碎成块，断面显五花，美观，济南市药检所曾存有标本，此种五花龙骨市场少见。

白 矾

本品为硫酸盐类矿物明矾石族明矾石经加工提炼而成，主含含水硫酸铝

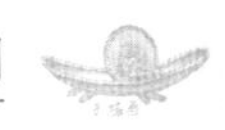

钾。别名石涅、矾石、羽涅、羽泽、理石、白君、明矾、雪矾、云母矾、生矾。全年均可采挖，将采得的原矿物打碎、溶解、过滤，滤液加热蒸发浓缩，放冷后析出的晶体即是。主产于安徽、山西、湖北、浙江等地。外用解毒杀虫，燥湿止痒。内服止血止痢，祛除风痰。内服用于久泻不止，便血，崩漏，癫痫发狂。枯矾具有收湿敛疮，止血化腐功效。用于湿疹湿疮，脱肛，痔疮，聤耳流脓，阴痒带下，鼻衄齿衄，鼻息肉。

【商品规格】

选货 无色透明或白色半透明，质地纯净。

统货 有的无色透明或白色半透明，有的淡黄白色。

【鉴别经验】

正品 呈不规则块状或粒状，大小不一，白色或淡黄白色，透明至半透明，表面略平滑或凹凸不平，具细密纵棱，有玻璃样光泽。质硬而脆，硬度2~2.5，相对密度1.75，气微，味酸、甘而极涩。用水溶化后无刺鼻气味，如有刺鼻氨水气味则为非正品硫酸铝铵。

白石英

本品为氧化物类矿物石英族石英（Quartz），主含二氧化硅。无别名。采后选纯白色的石英。主产于江西、广东、湖北、河北、山东等地。具有镇静安神，润肺止咳，降逆，利小便功效。用于惊悸，健忘，心神不安，虚寒喘咳，小便不利，水肿。

【商品规格】

统货 呈不规则块状或粗粒状，白色或乳白色，或微带黄色。杂质含量≤3%。

【鉴别经验】

正品 呈不规则的块状，多具棱角，大小不一，无色或乳白色。因含杂质量多少不等，常呈浅黄、浅红等色，条痕无色，具玻璃样光泽，透明至半透明。体重，质坚硬，硬度7，相对密度2.65，断口贝壳状或不平坦状，边缘具较锋利棱角。气微，味淡。

芒硝

本品为硫酸盐类矿物芒硝族芒硝，经加工精制而成的结晶体，主含含水硫酸钠。别名芒消、马牙消、英消、盆消。全年均可采集提炼，以秋、冬两季为好，因气温低，易结晶。取天然产之不纯芒硝，加水溶解，放置，使杂质沉淀，过滤，滤液加热浓缩，放冷后即析出结晶，取出晾干，如结晶不纯，可重复处理。主产于山东、河北等地。具有泻下通便，润燥软坚，清火消肿功效。用于实热积滞，腹满胀痛，大便燥结，肠痈肿痛；外用治乳痈，痔疮肿痛。

【商品规格】

本品不分等级，均为统货。

【鉴别经验】

正品　呈棱柱状长方形、不规则的块状及颗粒状，无色透明或白色透明，质脆易碎，断面呈玻璃样光泽。气微，味淡、苦、咸而有清凉感。

红　粉

本品为红氧化汞(HgO)。别名灵药、三白丹、三仙散、小升丹、三仙丹、升丹、红升、红升丹、红升药、升药。主产于湖南。具有拔毒，除脓，去腐，生肌功效。用于痈疽疔疮，梅毒下疳，一切恶疮，肉暗紫黑，腐肉不去，窦道瘘管，脓水淋漓，久不收口。

【商品规格】

本品不分等级，均为统货。

【鉴别经验】

正品　为橙红色片状或粉状结晶，片状的一面光滑略具光泽，另一面较粗糙。粉末橙色。质硬，性脆。遇光颜色逐渐变深。气微。

朱　砂

本品为硫化物类矿物辰砂族辰砂，主含硫化汞(HgS)。别名丹粟、丹砂、赤丹、汞沙、光明砂、辰砂。采挖后，选取纯净者，用磁铁吸净含铁的杂质，再用水淘去杂石和泥沙。主产于贵州、湖南。具有清心镇惊，安神，明目，解毒功效。用于心悸易惊，失眠多梦，癫痫发狂，小儿惊风，视物昏花，口疮，喉痹，疮疡肿毒。

【商品规格】

以色鲜红、有光泽、体重、无杂质者为佳。

本品不分等级，均为统货。

【鉴别经验】

正品　为颗粒状或块状集合体，呈颗粒状或块片状。鲜红色或暗红色，条痕红色至褐红色，具光泽。体重，质脆，片状者易破碎，粉末状者有闪烁的光泽。气微，味淡。

自　然　铜

本品为硫化物类矿物黄铁矿族黄铁矿，主含二硫化铁。别名石髓铅、方块铜。采挖后，捡净杂石及有黑锈者，选黄色明亮者入药。全年均可在矿区拣取，除去杂石。主产于山东等地。具有散瘀止痛，续筋接骨功效。用于跌打损

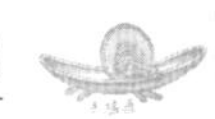

伤，筋骨折伤，瘀肿疼痛。

【商品规格】

以块整齐、色黄而光亮、断面有金属光泽者为佳。

【鉴别经验】

正品　呈立方体和五角十二面体，晶面上常具三组互相垂直的条纹，集合体呈颗粒状，大小不一，浅黄色具金属光泽，但表面常呈黄棕色或黄褐色，无金属样光泽，条痕黑色或褐黑色。硬度 6~6.5，相对密度 4.9~5.2，质坚硬或稍脆，断面参差状，有时呈贝壳状。气微，味淡。

阳　起　石

本品为硅酸盐类矿物角闪石族透闪石，主含含水硅酸钙。别名白石、羊起石、石生、阳石、起阳石。采挖后，除去杂质，洗净，干燥。主产于山东、河北等地。具有温肾壮阳功效。用于阳痿，腰膝酸软。

【商品规格】

以色白、有光泽、质松软者为佳。

【鉴别经验】

正品　为粉末或不规则的碎块状，呈扁条状或短柱状，浅灰白色、浅灰绿色、亮绿色或深绿色，有绢丝样光泽，体重，质较松脆，易捻碎，断面不整齐，纤维状更明显。气微，味淡。

花　蕊　石

本品为变质岩类岩石蛇纹大理岩，主含碳酸钙。又名蛇纹大理岩、花乳石、白云石。采挖后敲去杂石，选取有淡黄色或淡黄绿色彩晕的小块。主产于河南、河北、江苏、山东等地。具有化瘀止血功效。用于咯血，吐血，外伤出血，跌仆伤痛。

【商品规格】

以质坚硬、色白带“彩晕”者为佳。

【鉴别经验】

正品　呈不规则块状，灰白色，有淡黄色或黄绿色彩晕相间，表面不平坦，有棱角，对光照有闪星状光亮。体重，质坚硬，不易砸碎，断面不整齐。气微，味淡。

赤　石　脂

本品为硅酸盐类矿物多水高岭石族多水高岭石，主含四水硅酸铝。别名赤符、红高岭、赤石土、红土。挖出后捡去杂石泥土，选择红色滑腻如脂的块状体。主产于河南、江苏、陕西、山西、山东等地。具有涩肠，止血，生肌敛疮功效。用于久泻久痢，大便出血，崩漏带下；外用治疮疡久溃不敛，湿疮脓水浸淫。

【商品规格】

以色红、光滑油腻、易碎、吸水性强者为佳。

【鉴别经验】

正品　呈不规则块状集合体，粉红色、红色至紫红色，深浅不一或有红白相间的花纹，略具光泽，硬度1~2，断口不平坦，亦显深浅色层相间、似大理石样光泽。吸水性强，舌舔之有吸附性，具黏土气，味淡，嚼之无沙砾感。

金　精　石

本品为硅酸盐类矿物蛭石族蛭石，主含含水硅铝酸铁镁。别名金晶石。采收后除去泥沙杂石，挑选纯净的块片。主产于山东、河南、四川等地。具有安神，去翳明目功效。用于心悸，失眠；外用治角膜云翳。

【商品规格】

以块完整、色金黄色者为佳。

本品不分等级，均为统货。

【鉴别经验】

正品　为片状集合体，由多数薄层叠成不规则板状或扁块状，有的呈六边形板状，厚0.2~1.2cm，金黄色、褐黄色至暗棕色。表面光滑，具网状纹理，有玻璃样光泽而较弱，质柔软有韧性，用指甲刻划，可呈浅色痕迹，易切开，断面呈明显层状，可层层剥离成薄片，薄片光滑不透明，比重大于水。气微，味淡，火烧时可膨胀卷曲。

金　礞　石

本品为变质岩类蛭石片岩和水黑云母片岩。别名烂石、酥酥石。采收后，挑选棕黄色带有闪烁的金黄色或银白色光泽者。主产于山东、河北等地。具有坠痰下气，平肝镇惊功效。用于顽痰胶结，咳逆喘急，癫痫发狂，烦躁胸闷，惊风抽搐。

【商品规格】

以块整、色金黄者为佳。

本品不分等级，均为统货。

【鉴别经验】

正品　为不规则块状或碎片，棕黄色或黄褐色，带有金黄色或银白色光泽。质松脆，易碎，条痕土黄色，用手捻之成细粉，碎后如麦麸，金黄色，具滑腻感。气微，味淡。

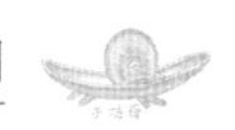

其他说明　有人将金精石误作金礞石，应注意鉴别。

炉 甘 石

本品为碳酸盐类矿物方解石族菱锌矿，主含碳酸锌（$ZnCO_3$）。别名甘石、卢甘石、羊肝石、浮水甘石、炉眼石、干石。采挖后洗净晒干，除去杂石。主产于广西、四川、云南等地。具有解毒明目退翳，收湿止痒敛疮功效。用于目赤肿痛，睑弦赤烂，翳膜遮睛，胬肉攀睛，溃疡不敛，脓水淋漓，湿疮瘙痒。

【商品规格】

以体轻、质松、色白者为佳。

一等　白色或淡粉红色，体轻质松，表面蜂窝状小孔多，氧化锌含量≥50%。

二等　灰白色、灰色至深灰色，质较粗，有少量颗粒物，表面蜂窝状小孔较少，氧化锌含量为40%~49%。

统货　不规则块状，表面粉性，无光泽，凹凸不平，有蜂窝状小孔。灰白色、灰色至深灰色，或淡粉红色。体轻，易碎。气微，味微涩。氧化锌含量≥40%。

【鉴别经验】

正品　为块状集合体，呈不规则的块状，灰白色或淡红色，表面粉性，无光泽，凹凸不平，多孔似蜂窝状。体轻，易碎。气微，味微涩。

钟 乳 石

本品为碳酸盐类矿物方解石族方解石，主含碳酸钙（$CaCO_3$）。别名石钟乳、滴乳石、虚中、钟乳。采挖后，除去杂石。主产于广西、四川等地。具有温肺，助阳，平喘，制酸，通乳功效。用于寒痰咳喘，阳虚冷喘，腰膝冷痛，胃痛反酸，乳汁不通。

【商品规格】

以色白或灰白、圆锥形、断面有亮光者为佳。

本品不分等级，均为统货。

【鉴别经验】

正品　钟乳石呈圆柱形或圆锥形，长5~15cm，直径2~7cm。表面凹凸不平，白色、灰白色或灰褐色。质坚硬，不易砸碎，断面较平整，洁白色或棕黄色，近中心处常有一圆孔，圆孔周围有多数浅黄色同心环层。气微，味微咸。

滴乳石呈管状或圆柱状，稍弯曲，中空，长3~9cm，直径1~2.5cm。表面平坦，乳白色或灰黄色，半透明。质硬而脆，易折断，断面具玻璃光泽，空洞较大，有的可见环形层纹。气微，味微咸。

青礞石

本品为变质岩类黑云母片岩或绿泥石化云母碳酸盐片岩。别名礞石。全年均可采收。主产于山东、河南、四川等地。具有坠痰下气,平肝镇惊功效。用于顽痰胶结,咳逆喘急,癫痫发狂,烦躁胸闷,惊风抽搐。

【商品规格】

以色青、块整齐、断面有星点者为佳。

本品不分等级,均为统货。

【鉴别经验】

正品 黑云母片岩为鳞片状或片状集合体,呈不规则扁块状,无棱角,褐黑色或绿黑色,具玻璃样光泽。质软,易碎,断面呈较明显的层片状。气微,味淡。

绿泥石化云母碳酸盐片岩为鳞片状或粒状集合体。呈灰色或绿灰色,夹有银色或淡黄色鳞片,具光泽。质松,易碎,粉末为灰绿色鳞片(绿泥石化云母片)和颗粒(主为碳酸盐),片状者具星点样闪光。遇稀盐酸产生气泡,加热后泡沸激烈。气微,味淡。

禹余粮

本品为氢氧化物类矿物纤褐铁矿,主含碱式氧化铁[FeO(OH)]。别名禹粮石、太乙禹粮、石中黄、白禹粮。全年均可采挖,除去杂石。主产于河南、江苏、山东等地。具有涩肠止泻,收敛止血功效。用于久泻久痢,大便出血,崩漏带下。

【商品规格】

以灰棕或红棕色相间、质硬但易击碎成粉、断面显层次、无杂石者为佳。

本品不分等级,均为统货。

【鉴别经验】

正品 呈不规则斜方块状集合体,表面不平坦,棕黄色、灰黄色、黄褐色或棕黑色,具半金属光泽。体重,质硬可砸碎,断面粗糙,呈色泽不均匀的层状或泥土状。具土腥气,味淡。

咸秋石

本品为食盐的加工品,主含氯化钠。别名秋石、盆秋石、盐秋石。用食盐与泉水煎熬而成。主产于江苏、安徽等地。具有滋阴涩精,清心降火功效。用于骨蒸劳热,虚劳咳嗽,遗精,赤白带下,暑热心烦,口疮,咽喉肿痛。

【商品规格】

本品不分等级,均为统货。

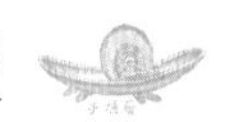

【鉴别经验】

正品　呈块状或盆块状结晶体，白色或淡黄色，有光泽，质硬而脆。气微，味咸。

轻　粉

本品为氯化亚汞(Hg_2Cl_2)。别名水银粉、汞粉、峭粉、腻粉、银粉、扫盆。主产于湖南。为粗制氯化亚汞结晶。主产于湖北、湖南、重庆、天津、河北、云南等地。外用具有杀虫，攻毒，敛疮功效；内服具有祛痰消积，逐水通便功效。外用治疥疮，顽癣，臁疮，梅毒，疮疡，湿疹；内服用于痰涎积滞，水肿膨胀，二便不利。

【商品规格】

以片大、色洁白、体轻、具银样光泽者为佳。

本品不分等级，均为统货。

【鉴别经验】

正品　为白色有光泽的鳞片状或雪花状结晶，或结晶性粉末，遇光颜色缓缓变暗。气微。

胆　矾

本品为胆矾的矿石，主含含水硫酸铜。别名石胆、毕石、君石、黑石、铜勒、棋石、立制石、石液、制石液、胆子矾、鸭嘴胆矾、翠胆矾、蓝矾。可在铜矿中挖得，选取蓝色透明的结晶。主产于云南、山西、江西、广东、陕西等地。具有催吐，祛腐，解毒功效。用于治疗风痰壅塞，喉痹，癫痫，牙疳，口疮，烂弦风眼，痔疮，肿毒。

【商品规格】

以块大、色深蓝、具光泽、无杂质者为佳。

本品不分等级，均为统货。

【鉴别经验】

正品　呈不规则致密块状，深蓝色或淡蓝色，半透明，有时因部分失水则变成浅绿色，条痕白色，具玻璃光泽，硬度2.5。质脆，易砸碎，碎块呈棱柱状。相对密度2.1~2.3，易溶于水，水溶液呈鲜艳蓝色。气微，味涩。

浮海石

本品为胞孔科动物脊突苔虫 *Costazia aculeata* Canu et Bassler 的干燥骨骼，主成分是碳酸钙。别名石花、海浮石。全年均可采，自海中捞出。主产于福建、山东、辽宁等地。具有清肺化痰，软坚散结功效。用于痰热咳嗽，瘿瘤，疮肿。

【商品规格】

本品不分等级，均为统货。

【鉴别经验】

正品　呈珊瑚样不规则碎块，略呈扁圆形或长圆形，直径 2~5cm。灰白色或灰黄色，一面多突起，作叉状分枝，中部交织如网状、叉状；小枝长 0.35cm，直径 0.2cm，先端钝圆形，多折断。质硬而脆，表面与断面均密具细孔，体轻，入水不沉。气微腥，味微咸。

浮　石

本品为火山喷发出的酸性喷出岩，主要成分为二氧化硅及三氧化二铝、二氧化钾等，也作海浮石用。别名水花、海石、水泡石。通常由海中捞出，晒干。主产于辽宁、山东、福建、广东等沿海地区。具有清肺火，化老痰，软坚，通淋功效。用于痰热喘嗽，老痰积块，瘿瘤，瘰疬，淋病，疝气，疮肿，目翳。

【商品规格】

以淡灰白色、松脆轻浮、均匀、干爽者为佳。

本品不分等级，均为统货。

【鉴别经验】

正品　呈卵圆球形或扁圆形团块，直径 2~7cm。白色、浅灰色略呈浅红色，表面粗糙不平，有无数大小不等的孔道，形成多孔性海绵状结构。体轻，质硬而脆，断面疏松，具小孔，投入水中浮水。气微，味淡。

硇　砂

本品为紫色石盐矿石，主含氯化铵。别名北庭砂、赤砂、黄砂、狄盐、气砂、透骨将军、戎硇、白硇砂、淡硇砂、岩硇砂。采收后，去掉杂质，或由人工合成。主产于青海、甘肃、新疆等地。具有消积软坚，破瘀散结功效。用于噎膈反胃，痰饮喉痹，癥瘕经闭；外用治目翳，息肉，赘疣，疔疮，瘰疬，痈肿，恶疮。

【商品规格】

本品不分等级，均为统货。

【鉴别经验】

正品　白硇砂呈不规则结晶块状、粒状，晶体表面白色或污白色，稍带有黄色，体轻，质坚而脆，易砸碎，断面洁白色，呈柱状纤维状或粒状，晶体有玻璃样光泽。气微，臭味辣而苦咸，有强烈的刺舌感。

紫硇砂呈不规则的结晶粒状或块状，表面暗紫色或紫红色，无光泽或稍有光泽。质坚而脆，易砸碎，新鲜断面紫红色，呈沙砾样结晶，闪烁发光。气臭，味咸、苦、辛，手摸之有凉感。

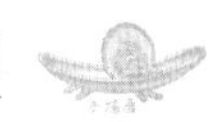

密　陀　僧

本品为铅矿石冶炼而成的粗制氧化铅，主含氧化铅。别名蜜佗僧、没多僧、陀僧、炉底、银池、淡银、金炉底、银炉底、金陀僧。主产于广东、湖南、湖北、福建等地。具有消肿杀虫，收敛防腐，坠痰镇惊功效。用于痔疮，肿毒，溃疡，湿疹，狐臭，创伤，久痢，惊痫。

【商品规格】

以色黄、质重、无杂质者为佳。

本品不分等级，均为统货。

【鉴别经验】

正品　呈不规则块状，人工制品依器皿底成层状。橙黄色或橙红色，镶嵌着具金属光泽样物，表面粗糙。体重，易砸碎，断面红褐色，呈明显层状，亦镶嵌有金属光泽样物。气微，味淡。粉末黄色或褐黄色。

蛇　含　石

本品为褐铁矿化的黄铁矿结核。主含含水三氧化二铁。别名蛇黄。采得后，除去杂质。主产于浙江、广东等地。具有镇惊，止痛功效。用于惊风，癫痫，骨节酸痛。

【商品规格】

本品不分等级，均为统货。

【鉴别经验】

正品　呈卵圆球形或不规则的长圆球形，直径1~3cm，表面黄褐色，粗糙凹凸不平，外被一层粉状物，手摸之易染成黄棕色。体重质硬，不易砸碎，断面黄白色，有金属光泽（为黄铁矿）。边缘呈暗棕色至黄棕色，最外为黄棕色的粉质（为褐铁矿）。气微，味淡。

琥　　珀

本品为古松科松属植物的树脂，埋藏地下经年久转化而成。别名育沛、虎珀、虎魄、江珠、琥魄、兽魄、顿牟、血琥珀、血珀、红琥珀、光珀。从地层挖出后，除去泥土杂石等。主产于云南、河南、广西等地。具有安神，散瘀，行水功效。用于惊风癫痫，瘀血腹痛，癥瘕疼痛，小便不利，血淋茎痛。

【商品规格】

以色红、质脆、断面光亮者为佳。

一等　呈块状，较完整。断面透明或半透明。最小的单个重量≥2g。

二等　碎块状或颗粒状。断面半透明或略透明。大小不一，颗粒状者较多，单个重量<2g。

【鉴别经验】

正品　呈不规则颗粒状或多角形块状，块状的表面呈红褐色近黑色，颗粒状的大小不一，表面淡黄色、血红色或深绿黄色，有光泽，近于透明。质硬而脆，断面平滑，呈玻璃样光泽。味淡，嚼之易碎，无沙石感。目前市场已少见。

煤　珀

本品为古代树科松属植物的树脂，埋藏地下并和煤伴生的化石样物质。别名黑琥珀。从煤层挖出后，除去泥土、煤屑等。主产于云南、河南、广西等地。具有安神，散瘀，行水功效。用于惊风癫痫，瘀血腹痛，癥瘕疼痛，小便不利，血淋茎痛。

【商品规格】

以色黄棕、断面有玻璃样光泽者为佳。

本品不分等级，均为统货。

【鉴别经验】

正品　多呈不规则的颗粒状或多角形状，少数呈滴乳状，大小不一，红褐色，以乌黑褐色居多，破碎呈颗粒状的表面淡黄色、血红色或黄棕色，略有光泽，近于透明。质硬，不易破碎，断面黄棕色，有玻璃样光泽。味淡，嚼之质硬，无沙石感。燃之冒黑烟。

硫　黄

本品为自然元素类矿物硫族自然硫。别名石硫黄、石流黄、流黄、石榴黄、昆仑黄、黄牙、黄英、烦硫、九灵黄童、山石住、黄硇砂、将军、白硫黄、天生黄、硫黄花、硫黄粉。采挖后，加热熔化，除去杂质；或用含硫矿物经加工制得。主产于湖南、安徽等地。具有补火助阳通便，解毒杀虫疗疮功效。用于阳痿足冷，虚喘冷哮，虚寒便秘；外用治疥癣，秃疮，阴疽恶疮。

【商品规格】

以色黄、光亮、质松脆者为佳。

本品不分等级，均为统货。

【鉴别经验】

正品　呈不规则块状，黄色或略呈绿黄色，表面不平坦，呈脂肪光泽，常有多数小孔，用手握住置于耳旁，可闻轻微的爆裂声。体轻，质松易碎，断面常呈针状。结晶体有特异的臭气，味淡。

紫 石 英

本品为氟化物类矿物萤石族萤石，主含氟化钙（CaF_2）。别名萤石、氟石。采挖后，除去杂石。主产于山东、河北、湖南等地。具有镇心安神，温肺，暖宫

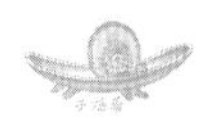

功效。用于失眠多梦，心悸易惊，肺虚咳喘，宫寒不孕。

【商品规格】

以色紫、透明者为佳。

选货　夹杂的不透明块状物（杂石）含量≤1%。

统货　夹杂的不透明块状物（杂石）含量≤3%。

【鉴别经验】

正品　呈不规则的块状或粒状集合体，具棱角，紫色或绿色，深浅不匀，条痕色白，半透明至透明，具玻璃样光泽，表面常有裂纹，质坚脆，易击碎，硬度4，相对密度3.18，断面不平齐或锋利如刀。气微，味淡。

鹅管石

本品为海产腔肠动物树珊瑚科栎珊瑚 *Balanophyllia* sp. 的石灰质骨骼或为矿物钟乳石细长尖端部分形如管者；前者为珊瑚鹅管石，后者为滴乳石或滴乳鹅管石，主要成分均为碳酸钙。别名滴乳石、钟乳鹅管石。栎珊瑚全年可采，除去杂石，洗净晒干；钟乳石全年可采，选择细如管状的滴乳石。主产于广东、广西等地者，全国多数地区使用；产于湖南、湖北等地者，在吉林、辽宁、甘肃、山东等省使用。具有温肺，壮阳，通乳功效。用于肺痨咳喘，胸闷，阳痿，腰膝无力，乳汁不通。

【商品规格】

以管细、质硬脆、色白、无杂质泥沙者为佳。

本品不分等级，均为统货。

【鉴别经验】

正品　珊瑚鹅管石呈圆管状，有的稍弯曲，一端较细而尖，状如鹅管，长3~5cm，直径0.4~0.7cm。乳白色或灰白色，表面具突起的节状环纹及多数纵直棱线；其间有细的横棱线，交互成小方格状。质硬而脆，易折断，断面有多数中隔自中心呈放射状排列。气微，味微咸。

滴乳鹅管石呈笔管状或圆柱状，中空，稍弯曲，长3~5cm，直径1~1.5cm，管壁厚约0.1cm。表面乳白色或灰黄色，多半透明，粗糙或稍光滑。质硬而脆，易折断，断面具玻璃样光泽，中心有较大空洞，有的可见环形层纹。气微，味微咸。

滑石

本品为硅酸盐类矿物滑石族滑石，主含含水硅酸镁［$Mg_3(Si_4O_{10})(OH)_2$］。别名曾石、液石、共石、脱石、番石、夕冷、脆石、留石、画石。全年均可采挖，除去泥沙及杂石。主产于山东、江西、江苏、陕西、河北等地。具有利尿通淋，清热解暑功效；外用具有祛湿敛疮功效。用于热淋，石淋，尿热涩痛，暑湿烦渴，湿热水泻；外用治湿疹，湿疮，痱子。

【商品规格】

以色白、滑润者为佳。

本品不分等级，均为统货。

【鉴别经验】

正品　呈不规则细密块状集合体，白色、黄白色或淡蓝灰色，条痕白色，表面具蜡样光泽，质细腻，硬度1，相对密度2.58~2.83，手摸之有滑润感，无吸湿性，放入水中不崩散。气微，味淡。

寒水石

本品为碳酸盐类矿物方解石或硫酸盐类矿物硬石膏族红石膏。前者习称南寒水石（北方多不用），主含碳酸钙；后者称北寒水石，主含含水硫酸钙。别名细石、软石膏、白鹿、玉大石（甘肃）、冰石（青海）。挖得后，去净泥土及杂质。主产于山东、山西、河北等地。具有清热降火，利窍，消肿功效。用于时行热病，积热烦渴，吐泻，水肿，尿闭，齿衄，丹毒，烫伤。

【商品规格】

以色白、透明、易碎者为佳。

本品不分等级，均为统货。

【鉴别经验】

正品　南寒水石呈斜方块状或斜方板状，大小不一，无色、白色或黄白色，透明、半透明或不透明，表面光滑，有玻璃样光泽。质坚硬，易砸碎，硬度3，相对密度2.6~2.9，碎片多为小斜方块体，断面平坦。气微，味淡。

北寒水石呈不规则扁平块状，粉红色，半透明，表面凹凸不平，常黏附灰色泥土。质软，硬度1.5~2，可用指甲刻划，相对密度2.3，敲击时易纵向断裂，断面有纤维状纹理，略带泥土气。味淡、稍咸，嚼之显粉性。

硼　砂

本品为四硼酸钠。别名大朋砂、蓬砂、鹏砂、月石、盆砂。8—11月采挖矿砂，经加工而成。主产于青海、新疆、甘肃等地。具有清热，消痰，解毒，防腐功效。用于咽喉肿痛，口舌生疮，目赤翳障，骨鲠，噎膈，咳嗽痰稠。

【商品规格】

以色青白、纯净、半透明、能溶于水者为佳。

硼砂块

一等　无色透明或白色半透明结晶。质地均匀。

二等　白色半透明结晶，带黄白色，或杂有黄褐色、棕色、灰色部分。

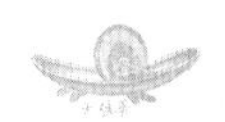

硼砂坠　统货。

硼砂粉　统货。

【鉴别经验】

正品　呈棱状、柱状、粒状或土块状组成的不规则块状晶体，白色，有时微带浅灰色、浅黄色等色，条痕白色，硬度2~2.5，相对密度1.69~1.72，断口贝壳状，易溶于水。气微，味甜、略咸。

磁　石

本品为氧化物类矿物尖晶石族磁铁矿，主含四氧化三铁（Fe_3O_4）。别名玄石、磁君、延年砂、续未石、处石、拾针、绿秋、伏石母、玄武石、帝流浆、席流浆、瓷石、吸铁石、吸针石、慈石、灵磁石、活磁石、雄磁石、摄石、铁石、戏铁石。采挖后，除去杂石，选有吸附性者。主产于山东、河北等地。具有镇惊安神，平肝潜阳，聪耳明目，纳气平喘功效。用于惊悸失眠，头晕目眩，视物昏花，耳鸣耳聋，肾虚气喘。

【商品规格】

以色灰黑、断面致密有光泽、能吸铁者为佳。

本品不分等级，均为统货。

【鉴别经验】

正品　呈不规则致密块状集合体，多具棱角，铁黑色或棕褐色，条痕黑色，具金属光泽。体重，质坚硬，硬度5.5~6.5，相对密度4.9~5.2，断面不整齐，具强磁性，能吸着碎铁末。有土腥气，味淡。

赭　石

本品为氧化物类矿物刚玉族赤铁矿。主含三氧化二铁（Fe_2O_3）。别名代赭石。全年均可采挖，除去杂石，选带丁多者。主产于山东、河北等地。具有平肝潜阳，重镇降逆，凉血止血功效。用于眩晕耳鸣，呕吐，噫气，呃逆，喘息，吐血，衄血，崩漏下血。

【商品规格】

以色棕红、断面显层叠状、有“钉头”者为佳。

本品不分等级，均为统货。

【鉴别经验】

正品　呈不规则的扁平块状，大小不一，表面密集排列钉头状似肾形的小突起，习称“钉头”；底面呈于表面小突起相应的凹窝。全体呈暗红色或红棕色，不透明，条痕樱红色，体重，质坚实，硬度5~6，相对密度5.0~5.3，难砸碎，断面显层叠状。气微，味淡。

十一、菌藻类

马　勃

本品为灰包科真菌脱皮马勃 *Lasiosphaera fenzlii* Reich、大马勃 *Calvatia gigantea*（Batsch ex Pers.）Lloyd. 或紫色马勃 *Calvatia lilacina*（Mont. et Berk.）Lloyd 的干燥子实体。别名灰菇、马屁包、牛屎菇、灰菌。夏、秋二季子实体成熟时及时采收，除去泥沙、干燥。主产于内蒙古、河北、甘肃、新疆、青海等地。具有清肺利咽，止血功效。用于风热郁肺咽痛，音哑，咳嗽；外用治鼻衄，创伤出血。

【商品规格】

以个大、皮薄、饱满、松泡、有弹性者为佳。

【鉴别经验】

正品　脱皮马勃　呈扁球形或类球形，无不孕基部，直径 15~20cm。包被灰棕色至黄褐色，纸质，常破碎呈块片状，或已全部脱落。孢体灰褐色或浅褐色，紧密，有弹性，用手撕之，内有灰褐色棉絮状的丝状物。触之则孢子呈尘土样飞扬，手捻有细腻感。气微，味淡。

大马勃　不孕基部小或无。残留的包被由黄棕色的膜状外包被和较厚的灰黄色的内包被所组成，光滑，质硬而脆，成块脱落。孢体浅青褐色，手捻有润滑感。

紫色马勃　呈陀螺形，或已压扁呈扁圆形，直径 5~12cm，不孕基部发达。包被薄，两层，紫褐色，粗皱，有圆形凹陷，外翻，上部常裂成小块或已部分脱落。孢体紫色。

混淆品　大口静灰球、栓皮马勃、小灰包，光硬皮马勃等。

冬虫夏草

本品为麦角菌科真菌冬虫夏草 *Cordyceps sinensis*（Berk.）Sacc. 寄生在蝙蝠蛾科昆虫幼虫上的子座及幼虫尸体的复合体。别名虫草、夏草冬虫。夏初子坐出土，孢子未发散时挖取，晒至六七成干，除去似纤维状的附着物及杂质，晒干或低温干燥。主产于四川、青海、云南、西藏、贵州等地。具有补肾益肺，止血化痰功效。用于肾虚精亏，阳痿遗精，腰膝酸痛，久咳虚喘，劳嗽咯血。

【商品规格】

历史上以大小分档，如大者为虫草王，挑出虫草王后余者为散虫草；小者捆成小把为把虫草。

现分为七等。

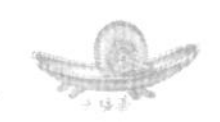

一等　每 1kg≤1 500 条，无断草、无穿条、无瘪草、无死草、无黑草。

二等　每 1kg 1 500~2 000 条，无断草、无穿条、无瘪草、无死草、无黑草。

三等　每 1kg 2 000~2 500 条，无断草、无穿条、无瘪草、无死草、无黑草。

四等　每 1kg 2 500~3 000 条，无断草、无穿条。

五等　每 1kg 3 000~3 500 条，无断草、无穿条。

六等　每 1kg 3 500~4 000 条，无断草、无穿条。

七等　每 1kg 4 000~4 500 条，无断草、无穿条。

【鉴别经验】

正品　由虫体及从虫头部长出的真菌子座相连而成。虫体似蚕，长 3~5cm，直径 0.3~0.8cm。表面深黄色至黄棕色，有环纹 20~30 个，近头部的环纹较细，头部深红色。足 8 对，中部 4 对较明显。质脆，易折断，断面略平坦，淡黄色。子座细长圆柱形，长 4~7cm，直径约 0.3cm，表面深棕色至棕褐色，有细小的纵皱纹，基部粗，中部细，上部略膨大。质坚韧，断面黄白色。气微腥，味微苦。

混淆品　亚香棒虫草　为麦角菌科真菌霍克斯虫草 *Cordyceps hawkesii* Gray. 在鳞翅目昆虫幼虫的子囊菌，由虫体和头部长出的子座组成。产于江西铜鼓和湖南、安徽、广西、福建等地。虫体长 3~5cm，直径 0.3~0.5cm，表面褐色或深褐色，被有黄绿色粉，头甲紫黑色有光泽，绝大多数无菌体子座，个别的有之也不规则。断面类白色，具黑色心。

伪品　历史上原植物只此一种，古籍中也未见伪品的记载。前些年出现了混淆品亚香棒虫草、凉山虫草以及机制虫草等伪品。近年来在虫草中发现有插入细铅条者，即将虫草掰断插入细铅条再使两端连接，以此增加重量，常不易被发现，应严加注意检查。有的单位进此掺假货后，很难挑拣，只好在 X 光照下挑选。此外尚发现有插入细竹棒者。

人造伪虫草　系用石膏粉、豆粉混合机制而成。形状似正品，虫体大小相同，顶端有子座，但色泽暗淡，体重质硬，口嚼有豆腥气味。

地蚕　为唇形科植物地蚕 *Stachys sieboldii* Miq. 的干燥肉质块根。别名土冬虫草、虫草。主产于广西。块根呈长纺锤形，微弯，两端尖，长 2~6cm，直径 0.3~0.6cm。表面黄白色或褐色，具有多数凹陷的横环纹及纵皱，断面白色。气微，味甘。

昆　布

本品为海带科植物海带 *Laminaria japonica* Aresch. 或翅藻科植物昆布（鹅掌菜）*Ecklonia kurome* Okam. 的干燥叶状体。别名纶布、海昆布。夏、秋二季采捞，晒干。主产于山东、浙江、福建等地。具有消痰软坚散结，利水消肿功效。用于瘿瘤，瘰疬，睾丸肿痛，痰饮水肿。

【商品规格】

以色黑褐、体厚者为佳。

【鉴别经验】

正品　海带　卷曲折叠成团状或缠结成把。全体呈黑褐色或绿褐色，表面附有白霜。用水浸软则膨胀成扁平长带状，长50~150cm，宽10~40cm，中部较厚，边缘较薄而呈波状。类革质，残存柄部扁圆柱状。气腥，味咸。

昆布　卷曲皱缩成不规则团状。全体呈黑色，较薄。用水浸软则膨胀呈扁平的叶状，长宽约为16~26cm，厚约1.6mm；两侧呈羽状深裂，裂片呈长舌状，边缘有小齿或全缘。质柔滑。

灵　芝

本品为多孔菌科真菌赤芝 *Ganoderma Lucidum*（Leyss. ex Fr.）Karst. 或紫芝 *Ganoderma sinense* Zhao，Xu et Zhang 的干燥子实体。别名三秀、菌芝、灵芝草、木灵芝、菌灵芝。全年采收，除去杂质，剪除附有朽木、泥沙或培养基质的下端菌柄，阴干或在40~50℃烘干。主产于东北、山东、河北等地，多为栽培品。具有补气安神，止咳平喘功效。用于心神不宁，失眠心悸，肺虚咳喘，虚劳短气，不思饮食。

【商品规格】

以颜色深、菌盖厚大者为佳。

本品不分等级，均为统货。

【鉴别经验】

正品　野生赤芝　菌盖完整，有丛生、叠生混入，盖面红褐色至棕褐色，稍有光泽。腹面浅褐色，木栓质，致密，菌盖直径≤10cm，菌盖厚度≤1.0cm。

野生紫芝　菌盖完整，有丛生、叠生混入，盖面紫黑色，有漆样光泽。腹面浅褐色，木栓质，致密，菌盖直径≤10cm，菌盖厚度≤1.0cm。

紫芝　皮壳紫黑色，有漆样光泽。菌内锈褐色，菌柄长17~23cm。

栽培品　子实体较粗壮，肥厚，直径12~22cm，厚约1.5~4cm。皮壳外常有大量粉尘样的黄褐色孢子。菌柄长度长短不一，气微香，味淡。

茯　苓

本品为多孔菌科真菌茯苓 *Poria cocos*（Schw）Wolf. 的干燥菌核。别名云苓、白茯苓、杜茯苓、伏灵、不死面。主产于云南、安徽、湖北、河南等地。以云南产为佳，多为个苓。以安徽、湖北产量大。此外四川、贵州等地亦产。通常

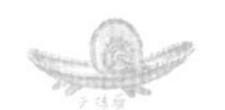

栽后8到10个月成熟，选晴天挖出后去沙泥，堆在室内盖稻草发汗，等水气干了，苓皮起皱后削去外皮，干燥。具有渗湿利水，健脾，宁心功效。用于水肿尿少，痰饮眩悸，脾虚食少，便溏泄泻，心神不安，惊悸失眠。

【商品规格】

历史上规格较多，如刨片、天字片、地字片、神方、茯神、个苓等。现分个苓一、二等，白苓片一、二等；白苓块、赤苓块、茯神块、骰方、白碎苓、赤碎苓等为统货。

个苓　一等　体坚实，皮细，断面白色，味淡。大小圆扁不分。

二等　体轻泡，皮粗，质松，断面白色至黄赤色，味淡，间有皮沙、水锈、破伤。

白苓片　一等　厚度1cm 7片，片面长款不得小于3cm。

二等　厚度1cm 5片，片面长款不得小于3cm。

【鉴别经验】

正品　个苓　呈不规则圆球形或块状，表面黑褐色或棕褐色。体坚实，皮细或有皱纹，断面白色或黄赤色。

白苓片　呈不规则的薄片状，厚约0.15~0.2cm，白色或灰白色。质细，易碎断。气无，味淡，嚼之较硬，有垫牙感。

白苓块　统货，呈扁平方块，白色或赤黄色，厚0.4~0.6cm，长宽4~5cm。

赤苓块　统货，呈扁平方块，厚薄、长宽同白苓块，色淡红或淡棕色。

茯神块　统货，呈扁平方块，色泽不分，每块含有松木心，厚0.4~0.6cm，长宽4~5cm。

统货　呈立方形块，白色，质坚实，长、宽、厚在1cm以内。

淀粉伪制品　性状、厚薄、大小与茯苓块相似。呈扁平方块，灰白色，表面粗糙，有时可见指纹印痕。切面有裂纹，切痕明显。气无，味淡，嚼之松散，无茯苓的粘牙感。

其他说明　近来发现用面粉等伪制的茯苓流入市场，应注意区别。

茯　苓　皮

本品为多孔菌类真菌茯苓 *Poria cocos*（Schw.）Wolf. 菌核的干燥外皮。别名苓皮。7—9月采挖，收集加工茯苓时削下的外皮，晒干。主产于安徽、湖北、四川、云南等地。具有利水消肿功效。用于水肿，小便不利。

【商品规格】

以体重坚实、外皮色棕褐、无裂隙、断面色白细腻、嚼之黏性强者为佳。

【鉴别经验】

正品　呈长条形或不规则块片，大小不一，外表面棕褐色至黑褐色，有疣状突起，内表面淡棕色并常带有白色或淡红色的皮下部分。质松软，略具弹性。气微，味淡，嚼之粘牙。

海　金　沙

本品为海金沙科植物海金沙 *Lygodium japonicum*（Thunb）Sw. 的干燥成熟孢子。别名竹园荽。秋季孢子未脱落时采割藤叶，晒干，搓揉或打下孢子，除去藤叶。主产于湖北、浙江。具有清利湿热，通淋止痛功效。用于热淋，石淋，血淋，膏淋，尿道涩痛。

【商品规格】

以无土杂者为佳。

本品不分等级，均为统货。

【鉴别经验】

正品　呈棕黄色或浅棕黄色细粉，颗粒状，体轻，手捻有光滑感，置手中易由指缝滑落。气微，味淡。

其他说明　由于货源紧缺，掺伪者时有所见，掺伪物常以细泥沙等物为多，应注意区别。鉴别方法如下：

火试鉴别：将海金沙置火中易燃烧，并有轻微爆鸣声及明亮的火焰，无残渣遗留。如有残渣即多掺有泥沙滑石粉等，残渣愈多质量愈次。

水试鉴别：置坩埚中炽灼至完全灰化，灰呈银灰色，撒于水面均漂浮，如有下沉物则掺有泥沙、滑石粉等杂质。

碘试验法：取海金沙少许，加碘试液呈蓝色者，说明掺有玉米面等淀粉类物质。

海　　藻

本品为马尾藻科植物海蒿子 *Sargassum pallidum*（Turn.）C.Ag. 或羊栖菜 *Sargassum fusiforme*（Harv.）Setch. 的干燥藻体。前者习称“大叶海藻”，后者习称“小叶海藻”。夏、秋二季采捞，除去杂质，洗净，晒干。主产于山东、河北、福建等地。具有消痰软坚散结，利水消肿功效。用于瘿瘤，瘰疬，睾丸肿痛，痰饮水肿。

【商品规格】

以色黑褐、白霜少者为佳。

【鉴别经验】

正品　海蒿子　皱缩卷曲，黑褐色，有的被白霜，长 30~60cm。主干呈圆柱状，具圆锥形突起，主枝自主干两侧生出，侧枝自主枝叶腋生出，具短小的刺状突起。初生叶披针形或倒卵形，长 5~7cm，宽约 1cm，全缘或具粗锯齿；次生

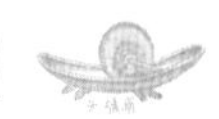

叶条形或披针形，叶腋间有着生条状叶的小枝。气囊黑褐色，球形或卵圆形，有的有柄，顶端钝圆，有的具细短尖。质脆，潮润时柔软；水浸后膨胀，肉质，黏滑。气腥，味微咸。

羊栖菜　较小，长15~40cm。分枝互生，无刺状突起。叶条形或细匙形，先端稍膨大，中空。气囊腋生，纺锤形或球形，囊柄较长。质较硬。

猪　苓

本品为多孔菌科真菌猪苓*Polyporus umbellatus*（Pers.）Fries的干燥菌核。春、秋二季采挖，除去泥沙，干燥。主产于陕西、四川以及东北等地。具有利水渗湿功效。用于小便不利，水肿，泄泻，淋浊，带下。

【商品规格】

一等　每1kg<160个。

二等　每1kg 160~340个。

三等　每1kg>340个。

【鉴别经验】

正品　多呈条形、类圆形或扁块状，有的有分枝，长5~25cm，直径0.2~6cm。表面黑色、灰黑色或棕黑色，皱缩或有瘤状突起。大小不等，形如猪屎。体轻，质硬，断面类白色或黄白色，略呈颗粒状。气微，味淡。

混淆品　鸡屎苓　呈条形，分枝多。长3~9cm。表面黑色、灰黑色或棕黑色，皱缩或有瘤状突起。形如鸡屎。体轻，质硬，断面类白色或黄白色，略呈颗粒状。气微，味淡。

雷　丸

本品为白蘑科真菌雷丸*Omphalia lapidescens* Schroet.的干燥菌核。别名雷矢、雷实、竹苓、白雷丸、竹铃芝、木连子、雷公丸、竹矢。秋季采收，洗净，晒干。主产于四川、云南、贵州、湖北、广西、陕西等地。具有杀虫消积功效。用于绦虫病，钩虫病，蛔虫病，虫积腹痛，小儿疳积。

【商品规格】

以个大、断面色白、粉状者为佳。

【鉴别经验】

正品　为类球形或不规则圆块，表面灰褐色或黑褐色，有略隆起的网状细纹。质坚实，不易破裂，断面不平坦，白色或浅灰黄色，似粉状或颗粒状，带有黄棕色大理石样纹理。无臭，味微苦，嚼之有颗粒感，微带黏性，久嚼无渣。断面色褐呈角质样者，不可供药用。

十二、加工类

儿　茶

本品为豆科植物儿茶 *Acacia catechu*(L.F.) Willd. 的皮枝、干的干燥煎膏。别名儿茶膏、孩儿茶、黑儿茶。冬季采收枝、干,除去外皮,砍成大块,加水煎煮,浓缩,干燥。主产于我国云南,亦有进口。具有活血止痛,止血生肌,收湿敛疮,清肺化痰功效。用于跌仆伤痛,外伤出血,吐血衄血,疮疡不敛,湿疹、湿疮,肺热咳嗽。

【商品规格】

本品不分等级,均为统货。

【鉴别经验】

正品　本品呈方形或不规则块状,大小不一。表面棕褐色或黑褐色,光滑而稍有光泽。质硬,易碎,断面不整齐,具光泽,有细孔,遇潮有黏性。气微,味涩、苦,略回甜。

人工牛黄

本品为牛胆粉、胆酸、猪去氧胆酸、牛磺酸、胆红素、胆固醇、微量元素等加工制成。具有清热解毒,化痰定惊功效。用于痰热谵狂,神昏不语,小儿急惊风,咽喉肿痛,口舌生疮,痈肿疔疮。

【商品规格】

本品不分等级,均为统货。

【鉴别经验】

正品　本品为黄色疏松粉末。味苦,微甘。

天然冰片

本品为樟科植物樟 *Cinnamomum camphora*(L.) Presl 的新鲜枝、叶经提取加工制成。别名右旋龙脑。主产于印度尼西亚,过去多由中国香港转口。具有开窍醒神,清热止痛功效。用于热病神昏、惊厥,中风痰厥,气郁暴厥,中恶昏迷,胸痹心痛,目赤,口疮,咽喉肿痛,耳道流脓。

【商品规格】

本品不分等级,均为统货。

【鉴别经验】

正品　呈半透明片状、颗粒状或块状结晶,直径 1mm,厚 0.1~0.2mm,类白色至淡灰褐色。能升华,手捻易成白色粉末并挥散。气清香特异,味清凉。

艾　片

本品为菊科植物艾纳香 *Blumea balsamifera*（L.）DC. 的鲜叶经水蒸气蒸馏、冷却所得的结晶。别名左旋龙脑。主产于广东、广西、贵州。具有开窍醒神，清热止痛功效。用于热病神昏、痉厥，中风痰厥，气郁暴厥，中恶昏迷，目赤，口疮，咽喉肿痛，耳道流脓。

【商品规格】

本品不分等级，均为统货。

【鉴别经验】

正品　与机制冰近似，唯颜色稍显清白，质稍硬，手捻不易碎，气味均较淡薄。

西　瓜　霜

本品为葫芦科植物西瓜 *Citrullus lanatus*（Thunb.）Matsumu et Nakai 的成熟新鲜果实与皮硝经加工制成。别名西瓜白霜、西瓜硝。具有清热泻火，消肿止痛功效。用于咽喉肿痛，喉痹，口疮。

【商品规格】

本品不分等级，均为统货。

【鉴别经验】

正品　本品为类白色至黄白色的结晶性粉末。气微、味咸。

血　余　炭

本品为人发制成的炭化物。别名血余、发髲、乱发。取头发除去杂质，碱水洗去油垢，洗净，晒干，焖煅成炭，放凉。全国各地均产。具有收敛止血，化瘀，利尿功效。用于吐血，咯血，衄血，血淋，尿血，便血，崩漏，外伤出血，小便不利。

【商品规格】

以体轻、色黑光亮者为佳。

本品不分等级，均为统货。

【鉴别经验】

正品　呈不规则块状，乌黑光亮，有多数细孔，体轻，质脆。用火烧之有焦发气，味苦。

冰片（合成龙脑）

本品为樟脑等原料加工合成的龙脑。别名冰片、合成龙脑。主产于上海、广东等地。具有开窍醒神，清热止痛功效。用于热病神昏、惊厥，中风痰厥，气郁暴厥，中恶昏迷，胸痹心痛，目赤，口疮，咽喉肿痛，耳道流脓。

【商品规格】

本品不分等级，均为统货。

【鉴别经验】

正品　呈透明或半透明片状结晶，大小不一，直径 0.6mm，厚 1.5~3.0mm，洁如白雪，状如梅花，表面有冰状裂纹。质松脆，手捻易成白色灰末，燃烧有黑烟。气香，味辛凉。

龟甲胶

本品为龟甲经水煎煮、浓缩制成的固体胶。别名龟胶、龟板胶。将龟甲漂泡洗净，分次水煎，滤过，合并滤液（或加入白矾细粉少许），静置，滤取胶液，浓缩（可加适量的黄酒、冰糖及豆油）至稠膏状，冷凝，切块，晾干，即得。主产于湖北、河南。具有滋阴，养血，止血功效。用于阴虚潮热，骨蒸盗汗，腰膝酸软，血虚萎黄，崩漏带下。

【商品规格】

以身干、色深褐、有光泽、经夏不软者为佳。

【鉴别经验】

正品　呈长方形或方形的扁块，深褐色。质硬而脆，断面光亮，对光照视时呈半透明状。气微腥，味淡。

阿胶

本品为马科动物驴 *Equus asinus* L. 的干燥皮或鲜皮经煎煮、浓缩制成的固体胶。别名驴皮胶。将驴皮浸泡去毛，切块洗净，分次水煎，滤过，合并滤液，浓缩（可分别加入适量的黄酒、冰糖及豆油）至稠膏状，冷凝，切块，晾干，即得。主产于山东、江苏、河北等地。具有滋血补阴，润燥，止血功效。用于血虚萎黄，眩晕心悸，肌痿无力，心烦不眠，虚风内动，肺燥咳嗽，劳嗽咯血，吐血尿血，便血崩漏，妊娠胎漏。

【商品规格】

本品不分等级，均为统货。

【鉴别经验】

正品　呈长方形块、方形块或丁状。棕色至黑褐色，有光泽。质硬而脆，断面光亮，碎片对光照视呈棕色半透明状。气微，味微甘。

谷芽

本品为禾本科植物粟 *Setaria italica*（L.）Beauv. 的成熟果实经发芽干燥的炮制加工品。别名粟芽、蘖米、谷蘖。将粟谷用水浸泡后，保持适宜的温、湿度，待须根长至约 6mm 时，晒干或低温干燥。主产于山东、河北。具有消食和

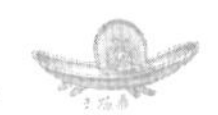

中，健脾开胃功效。用于食积不消，腹胀口臭，脾胃虚弱，不饥食少。炒谷芽偏于消食。用于不饥食少。焦谷芽具有善化积滞功效。用于积滞不消。

【商品规格】

以色黄、有幼芽、颗粒匀整者为佳。

本品不分等级，均为统货。

【鉴别经验】

正品　呈类圆球形，直径约2mm，顶端钝圆，基部略尖。外壳为革质的稃片，淡黄色，具点状皱纹，下端有初生的细须根，长约3~6mm，剥去稃片，内含淡黄色或黄白色颖果（小米）1粒。气微，味微甘。

青　黛

本品为爵床科植物马蓝 *Baphicacanthus cusia*（Nees）Bremek.、蓼科植物蓼蓝 *Polygonum tinctorium* Ait. 或十字花科植物菘蓝 *Isatis indigotica* Fort 的叶或茎叶，经加工而成的干燥粉或团块。别名靛、靛花。主产于福建、河北、云南、江苏、安徽等地，以建青黛为优。具有清热解毒，凉血消斑，泻火定惊功效。用于温毒发斑，血热吐衄，胸痛咳血，口疮，痄腮，喉痹，小儿惊痫。

【商品规格】

历史上分一、二等，亦常以厂名、牌名为规格。一般认为福建产青黛多，呈块状，体轻，多浮水面，质量最好，盒装500g或250g。

【鉴别经验】

正品　为深蓝色的粉末，体轻，易飞扬，或呈不规则多孔性团块，体轻，用手指轻轻一捻即成粉末。有特殊的靛蓝臭气。

混淆品　古今临床用青黛掺伪者甚多，粉末状质重者均有掺伪。亦有用青砖磨粉掺拌染料者充青黛，应注意检查。

掺伪青黛　多为粉末状，淡蓝色，质沉重，靛蓝臭气甚微，有石灰气。

其他说明　水试鉴别：将青黛置于有清水的杯内，上面浮水者为佳，下沉物愈多质量愈次。下沉物多为石灰粉末，细沙砾或细泥土。

火试鉴别：将青黛置炽热的坩埚内，有紫红色的烟雾发生，如无则纯属伪品。如紫红色烟雾少，烧后残渣多，说明掺伪多。正品烧后残渣少。掺伪品的残渣土黄色或灰土色，多而沉重。

鹿　角　胶

本品为鹿角经水煎煮、浓缩制成的固体胶。别名白胶、鹿胶。将鹿角锯段，漂泡洗净，分次水煎，滤过，合并滤液（或加入白矾细粉少量），静置，滤取胶液，浓缩（可加适量黄酒、冰糖和豆油）至稠膏状，冷凝，切块，晾干即得。主产于新疆、河南。具有温补肝肾，益精养血功效。用于肝肾不足所致的腰膝酸冷，阳痿遗精，虚劳羸瘦，崩漏下血，便血尿血，阴疽肿痛。

【商品规格】

本品不分等级，均为统货。

【鉴别经验】

正品　呈扁方形块。黄棕色或红棕色，半透明，有的上部有黄白色泡沫层。质脆，易碎，断面光亮。气微，味微甜。

鹿角霜

本品为鹿角去胶质角块。别名鹿角白霜。春、秋二季生产，将鹿角熬去胶质，取出角块，干燥。主产于新疆等地。具有温肾助阳，收敛止血功效。用于脾肾阳虚，白带过多，遗尿尿频，崩漏下血，疮疡不敛。

【商品规格】

色白、体轻、质酥者为佳。

本品不分等级，均为统货。

【鉴别经验】

正品　呈长圆柱形或不规则的块状，大小不一。表面灰白色，具粉性，常具纵棱，偶见灰色或灰棕色斑点，质轻，质酥，断面外层较致密，白色或灰白色；内层有蜂窝状小孔，灰褐色或灰黄色，有吸湿性。气微，味淡，嚼之有粘牙感。

稻芽

本品为禾本科植物稻 *Oryza sativa* L. 的成熟果实经发芽干燥的炮制加工品。别名蘖米、谷蘖、稻蘖。将稻谷用水浸泡后，保持适宜的温、湿度，待须根长至约 1cm 时，干燥。全国各地均产。具有消食和中，健脾开胃功效。用于食积不消，腹胀口臭，脾胃虚弱，不饥食少。

【商品规格】

以色黄、有幼芽、颗粒匀整者为佳。

本品不分等级，均为统货。

【鉴别经验】

正品　呈扁长椭圆形，两端略尖，长 7~9mm，直径约 3mm。外表黄色，有白色细茸毛，具 5 脉。一端有 2 枚对称的白色条形浆片，长 2~3mm，于一个浆片内侧伸出弯曲的须根 1~3 条，长 0.5~1.2cm。质硬，断面白色，粉性。气微，味淡。

附
录

附录1　经验鉴别常用名词术语解释

1. **钉角**　亦称"疙瘩钉"。按照植物解剖分析有以下三种情况：

未长成的支根痕呈瘤状突起，如川、草乌。

未发出的芽痕呈疙瘩状突起，如泽泻、姜黄。

皮孔呈疣状明显突起，如大血藤、白芷的表面。

2. **狮子盘头**　党参顶头部的茎痕及芽痕，呈疣状突起聚集在顶端，常用于道地药材纹党和东党参的鉴别。

3. **珍珠盘**　鹿角的基部周边，有骨钉呈圆盘状突起；银柴胡的根头部茎痕呈疣状突起，密聚于顶端呈圆盘状。

4. **砂眼**　亦称"棕眼"。根及根茎类药材表面的须根痕，如天南星、银柴胡的表面；其他药材表面凹陷的小孔，如自然铜的表面。

5. **筋脉点**　是古人对药材内部某些组织内部的认识，包括：药材横切断面的分泌组织，如防风的油管、白芷的分泌腔、生晒参的树脂道；维管束或大型木质部导管，如水菖蒲、牛膝的断面均可见到。

6. **星点**　指大黄横切面上的异型维管束，因为大黄的异型维管束排列不整齐，像众多星星一样散在，习称"星点"。

7. **朱砂点**　指像朱砂红色一样的点，包括：朱红色的油室、分泌腔或光亮的油点，如苍术、羌活、木香；麻黄断面含有色素的中央髓。

8. **金星点**　指石韦等一些蕨类植物被有金黄色孢子囊。

9. **涡纹**　指马宝的横断面，从中心向外有数层环纹，像以石击水而形成的水波。

10. **年轮**　又称生长轮，指植物生长期间，形成层的分裂活动受季节的影响，细胞间隙密度不一，呈现同心环层，从组织疏松到紧密处的一般为一年生轮，多用于一些较大的木本药材的鉴别，如苏木、毛冬青、萝芙木等。

11. **车轮纹**　在药材的横切面，维管束与射线相间放射状排列到周皮，或木质部与木射线放射状排列到形成层处，形成较大的放射花纹。常见的有大血藤、防己、青风藤等。

12. **菊花心**　用于一些直径较大的木质药材的鉴别。植物组织内部与车轮纹无大的差别。

13. **门桩**　指鹿茸的第一个分枝。

14. **独挺**　即未分岔的独角鹿茸，多为二年幼鹿的“初生茸”，又名“一棵葱”“打鼓锤”。

15. **拧嘴**　指鹿茸大挺的顶端，初分岔时，顶端嘴头，扭曲不正者。

16. **骨化圈**　鹿茸锯口的周围，靠皮层处，有骨质化的一圈。

17. **抽沟**　鹿茸大挺不饱满，抽缩成沟形者。

18. **乌皮**　梅花鹿茸的表皮棕黄色，因加工影响，部分皮变成乌黑色。

19. **存折**　鹿茸内部已折断，表皮未开裂，但有痕迹。

20. **窜尖**　鹿茸渐老时，大挺顶端，破皮窜出瘦小的角尖。

21. **莲花**　指马鹿的嫩锯茸，短二杠、大挺有小的分岔。

22. **老毛杠**　指三、四岔以上的老马鹿茸，快成鹿角者，但未脱去皮茸。

23. **骨豆**　指鹿茸逐渐变老硬的特征，多在鹿茸的下部表面生有一些明显的小疙瘩。

24. **起筋**　亦称棱筋、棱纹。指收割较晚的鹿茸，因已经开始骨化，中下部已有形成的纵行棱纹。

25. **通天眼**　又称透天眼。指羚羊角的内部中央有一扁三角形的细孔道直通角尖。

26. **血丝**　指嫩枝羚羊对光透视有血红色斑纹。

27. **齿轮纹**　指羚羊角的底部，羚羊塞与外部角质组织彼此成齿轮状嵌合。

28. **合把**　指羚羊角外部的环脊，用手握之，四指正好嵌入凹处，有适手感，习称“握之合把”。

29. **挂甲**　将牛黄沾水涂于指甲上，指甲即被染成黄色并经久不退。

30. **层纹**　指牛黄在胆囊内自然形成的层纹。

31. **乌金衣**　指牛黄的外表面带有一层黑色光亮的皮，习称“乌金衣”或

"乌金皮"。

32. 子眼清楚　指麝香仁，颗粒自然，疏松，色质油润。

33. 钻舌　口尝麝香时，味先苦辛，后甜，并有刺舌的感觉。

34. 银皮　又叫云皮，指麝香囊内中层皮膜呈银白色，并呈透明样。

35. 油皮　麝香囊的内膜呈棕红色，带油性。

36. 冒槽　指鉴别麝香囊时用特制的沟槽针插入麝囊，抽出后与沟相平的香仁会膨胀，高出沟槽。

37. 马头、蛇尾、瓦楞身　是对海马的外部形象描绘，马头指海马的头像马头，蛇尾指海马的尾巴弯曲像蛇尾，瓦楞身指海马体上有瓦楞形节纹。

38. 丝腺环　指僵蚕的横断面，原丝腺胶液凝结排成的四个环圈。

39. 胶口镜面　指僵蚕折断面胶块呈现出光亮的圆面。

40. 珠光　指某些贝壳类药材，如珍珠母、石决明等内表面有真珠般的光泽。

41. 宝光　多指一些角质状药材，角质呈蜜白色而细嫩，光泽润滑，明亮夺目。如质嫩、色泽好的羚羊角、天麻等。

42. 牛奶头　指覆盆子未成熟的聚合果，其形状像牛的乳头。

43. 鹦哥嘴　又叫鹦鹉嘴、红小辫。指天麻顶端有红棕色至深棕色鹦嘴状的芽或残留茎基。

44. 肚脐眼　指天麻末端有脐样疤痕。

45. 起镜面　指天麻折断时，断口处呈半透明角质面。

46. 蓑衣　指藜芦的干燥品，残留的棕色叶基维管束围在药材外面。

47. 金包头　指毛知母的顶端，残留有叶痕及茎痕，呈浅黄或棕黄色。

48. 五花之层　又叫五花纹。指五花龙骨等的内部，有红、黄、蓝、白、褐多色相间的层。

49. 虎皮斑　指炉贝母的外表面加工时留有未撞净的皮，呈斑点状残留。

50. 怀中抱月　松贝母外层鳞叶两瓣，大小悬殊，大瓣紧抱小瓣，未抱部分呈新月形。

51. 观音座莲　正品松贝因粒粒含有苞芽，被认为是最佳品。

52. 罗盘纹　指商陆的横切片边缘皱缩，木部隆起，形成数个突起的同心性环轮。

53. 蚯蚓头　某些根类药材根头部有明显密致的环纹，如防风等。

54. 糊头　又称油头，指川木香、越西木香、大理木香等的根头部，偶有呈黑色发黏的胶状物。

55. 马牙芦、竹节芦、元芦、灯心芦、雁脖芦 多指野山参的根茎,生长年久,形成不同形状,瘦长、紧密,芦碗整齐排列成环,边楞齐。形似马牙者称马牙芦;弯曲多节者谓竹节芦;年久芦碗消失,呈圆柱形,谓灯心芦或元芦;细长并弯曲的叫雁脖芦。

56. 枣核丁 又称下垂丁,指野山参的不定根短粗,形如枣核。

57. 铁线纹 指野山参的主根上部横纹紧密而深,坚结,明显清晰。

58. 落肩膀 人参芦以下,参体的上端粗,自下渐细。

59. 细结皮 指山参生长年限长,皮细密而硬,带有纹理,但不显粗糙。

60. 少数腿 指山参的支根仅1~2条,很少多条腿。

61. 皮条须、珍珠尾 山参须根清疏而长,质坚韧,嚼之如麻,不易碎,习称“皮条须”。须根上生有明显的小疙瘩,习称“珍珠尾”或“珍珠疙瘩”。

62. 横灵体 亦称短横灵体。指山参的主根短粗,观之较园参灵活。

63. 云锦花纹 又称云纹、锦状花纹。指某些药材内部的大量异型维管束,从横切面看,像花纹散在。如何首乌。

64. 方胜纹 指蕲蛇背部两侧“V”形斑纹17~25个,其“V”形的两上端在背中线上相接,形似方胜(方胜为一种首饰)。

65. 连珠斑 指蕲蛇的腹部,有黑色类圆形斑纹。

66. 玉带束腰 又称腰带。指山慈菇中间,有1~2条凹或凸起的环,以杜鹃兰慈菇最明显。

67. 过桥 又称过江枝。指黄连根茎的中间一段,细瘦光滑。

68. 钉头 指赭石佳者一面有圆形突起。

69. 八哥眼 胡黄连断面木部有4~10个类白色点状维管束排列成环,颇似八哥眼。

70. 疤痕 指果实或种子类药材的种脐、种阜或合点,如娑罗子上的种脐,巴豆顶端的深色合点。

71. 白眉 指白扁豆的一端有隆起的白种阜。

72. 板片状 从粗大树干剥下的树皮,干燥后呈板状或片状,如海桐皮、杜仲、黄柏等。

73. 斑纹 指果实或种子表面的花纹,如蓖麻子表面具大理石样斑纹。

74. 边墙 指乌龟的腹甲与背甲两侧由5块小板围绕相连,呈翼状。

75. 苞 指未开放的花,即花蕾,如丁香、辛夷、玫瑰花等。也称“苞头”。

76. 冰糖碴 指大块黄精的断面色黄透明。

77. 彩晕 指花蕊石表面呈类白色或黄白色,有黄白色和绿色花纹相夹

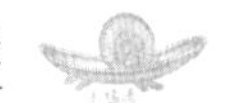

其间，对光观察有闪星状亮光。

78. **槽状**　指树皮类药材因内皮、外皮含水量不同，干燥后向内方卷曲，如秦皮等。

79. **柴性**　药材柴性大即认为质次，如新疆藁本。柴胡由于采收季节不当，断面多呈木纤维，亦常称“柴性”。

80. **长嘴**　指老鹳草（牻牛儿苗）有宿存花柱，长可达4cm，形似鹳喙。

81. **抽沟**　指药材表面的沟纹，如百部、党参、天麻等。

82. **抽沟洼垄**　指甘草表面有明显纵皱和沟道。

83. **刺**　指药材表面地刺状物，如蒺藜、苍耳子、刺猬皮等。

84. **粗皮**　主要指药材外表粗糙的老树皮，如未去净老皮的杜仲、黄柏等习称带“粗皮”。

85. **大挺**　花鹿茸具一个分枝者为“二杠”，其主枝习称“大挺”。

86. **单门**　指马鹿茸侧枝一个者。

87. **蒂痕**　指肉豆蔻的种脐。

88. **钉刺**　指海桐皮表面上的乳头状突起。

89. **茬口**　指药材折断后的断面。通过对药材的折断面的观察，如平坦与否，粗糙或细致，色泽花纹，边缘形状等，以鉴别真伪优劣。

90. **粉霜**　指药材表面附着的粉状物，如冬瓜皮、皂角等。

91. **粉性**　又称粉质、粉状。主要指含粉性多的药材，如花粉、山药、粉葛根等，常以粉性的多少来分优劣。

92. **凤头鹤颈**　产于浙江省於潜、天目山、昌化等地的白术，因形状有异和产地而习称于术。其体形瘦小弯曲，带有较长的地上茎，呈鹤颈状，根茎部位略似圆球形，呈凤头状，故称“凤头鹤颈”。

93. **凤尾**　川橘络丝细长而整齐似“凤尾”，习称凤尾橘络。耳环石斛因茎末梢细亦称“凤尾”。

94. **佛指甲**　指蕲蛇尾部末节呈扁三角形，角质，似尖指甲。

95. **双筒状**　又称如意形。某些树皮类药材产地加工时常卷成双筒状，习称“双筒状”或“双卷”，如双筒厚朴。

96. **高粱碴**　质优的大黄，碎后断面颗粒性，呈红棕色，习称“高粱碴”，亦称“槟榔碴”。

97. **鸡眼**　指黄精表面有地上茎脱落的痕迹，呈圆形凹陷。

98. **金井玉栏**　指药材的断面形成层成环，将木部及皮部分成内外两部分，如皮部呈黄白色，木部呈淡黄色，如人参、黄芪的断面。

99. 金钱环　指有的果实类药材果柄痕周围具环状纹理，如香圆。

100. 糠　冰冻变质发松的大黄、玄参，习称“糠”或“糠心”。有的亦把虚松的药材也称“糠”，如枯萝卜（仙人头），也称糠萝贝。

101. 连三朵　指款冬花的长圆棒形的头状花序，常2~3个花序连生在一起。

102. 连珠　指根与根茎的膨大部分排列如连珠者，如巴戟天。

103. 亮银星　指有的药材表面或内部常析出结晶，在光照下可见点状闪光，如牡丹皮、厚朴等。

104. 龙头　指耳环石斛一端茎部留下的短须根。

105. 龙头虎口　指蕲蛇头部呈三角形而扁平，鼻尖端向上口较大。

106. 毛茸　指果实种子类药材外皮具有毛，如毛绿七爪红、马钱子等。

107. 捻头　指老五岔马鹿茸分枝顶端多无毛。

108. 翘鼻头　指蕲蛇头呈三角形而扁平，其吻端向上。

109. 实心　指茎不中空，质坚实。

110. 丝瓜楞　指甘草表面的沟纹。

111. 缩皮凸肉　指山柰横切片，中央常鼓凸，边缘皱缩。

112. 糖性　指含糖药材，如桑椹子、枸杞、瓜蒌等。

113. 铁结白肉　指猪苓质地结实，皮黑、肉白。

114. 一包针　千年健有许多黄色针状纤维束，折断后针状纤维束多而明显，且参差外露。

115. 糟皮粉碴　赤芍外皮易脱落，断面白色，粉性大，习称“糟皮粉碴”，为道地赤芍的标志。

附录2　常见进口药材产地

丁香：桑给巴尔、马达加斯加、斯里兰卡、印度尼西亚。

儿茶：印度尼西亚、缅甸、马来西亚，多集散于新加坡。儿茶膏产于缅甸、泰国。

广角：桑给巴尔、索马里、乌干达。

马钱子：印度、缅甸、泰国、柬埔寨、斯里兰卡。

大腹皮：印度、越南、印度尼西亚、马来西亚、巴基斯坦、缅甸、泰国、菲律

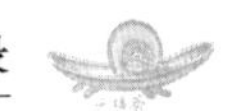

宾、柬埔寨。

千年健：印度、越南。

大风子：印度、泰国、越南、印度尼西亚爪哇等。

天竺黄：印度尼西亚、新加坡、泰国、马来西亚。

牛黄：澳大利亚、印度、加拿大、阿根廷、乌拉圭、智利、玻利维亚、埃塞俄比亚等。

石决明：印度尼西亚、澳大利亚、越南、菲律宾、日本、朝鲜、新西兰等。

龙涎香：太平洋和马来群岛的各个岛屿海边山岩。

血竭：印度尼西亚、马来西亚。

西红花：西班牙、意大利、德国、法国、希腊、奥地利、印度、伊朗、日本等。

西青果：马来西亚、印度、缅甸、新加坡。

西洋参：美国、加拿大。

肉豆蔻：印度尼西亚、斯里兰卡、新加坡等。

肉桂：越南、斯里兰卡。

冰片：印度尼西亚苏门答腊、加里曼丹等。

阿魏：伊朗、阿富汗、印度等。

乳香：印度、土耳其、埃及、利比亚、突尼斯。

没药：非洲东南部及埃塞俄比亚、印度等。

苏木：印度尼西亚苏门答腊等。

诃子：印度、斯里兰卡。

沉香：印度尼西亚、越南、柬埔寨等。

芦荟：库拉索芦荟主产于南美洲库拉索、阿律巴、博尔内岛，通称库拉索芦荟或老芦荟。好望角芦荟主产于南非，通称好望角芦荟，商品称新芦荟。

豆蔻：原豆蔻主产于泰国、柬埔寨、越南。印尼白蔻主产于印度尼西亚爪哇、苏门答腊等。

苏合香：原产土耳其、叙利亚、伊朗等国。我国广西有引种。

胖大海：泰国、越南、柬埔寨。

胡黄连：印度、印度尼西亚、尼泊尔、新加坡。

胡椒：印度、印度尼西亚、新加坡、泰国、越南。

砂仁：印度、越南。

降香：泰国、马来西亚、印度尼西亚。

高丽参：朝鲜、韩国。

海马：光海马产于马来西亚，刺海马产于菲律宾等。

泰国安息香：泰国、越南、老挝。

羚羊角：俄罗斯等国。

蛤蚧：印度、中南半岛、马来西亚、印度尼西亚、泰国、柬埔寨、越南。

番泻叶：印度、埃及、苏丹。

猴枣：印度、马来西亚、非洲等地。

燕窝：印度尼西亚爪哇、苏门答腊及马达加斯加、日本等。

藤黄：印度、越南、泰国。

檀香：印度孟买、澳大利亚悉尼、印度尼西亚等。

麝香：尼泊尔、不丹、印度、俄罗斯。

附录3　全国各省（自治区、直辖市）中药材主产地

北　京　市

五灵脂：房山区、昌平区。

天　津　市

蟾酥：蓟州区。

河　北　省

升麻：承德，张家口。

白芷：安国，定州。

北沙参：秦皇岛，安国。

远志：保定阜平县。

苍术：唐山等。

薏苡仁：安国。

知母：保定易县、涞源县，承德，张家口怀来县，安国。

板蓝根：安国。

秦艽：张家口。

柴胡：保定易县、涞源县。

黄芩：承德，保定，安国。

麻黄：张家口蔚县。

款冬花：张家口蔚县。

紫菀：安国。

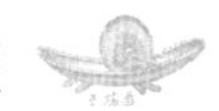

酸枣仁：邢台，张家口。

薄荷：安国。

藁本：张家口赤城县龙关镇、蔚县，承德。

蟾酥：遵化。

山 西 省

小茴香：太原清徐县。

天仙子：大同天镇县、浑源县。

五灵脂：省内均产，晋东南较多。

五花龙骨：长治沁县，运城垣曲县，吕梁兴县。

牛膝：运城绛县、闻喜县，高平。

天南星：阳泉盂县，大同灵丘县，晋中昔阳县，忻州五台县。

玉竹：晋城阳城县，长治平顺县，大同天镇县。

半夏：忻州代县、五台县，晋中太谷县，阳泉盂县，晋城陵川县。

甘遂：运城市盐湖区、闻喜县、稷山县、万荣县。

甘草：雁北等地。

款冬花：吕梁兴县、临县、岚县，祁州静乐县、代县。

龙骨：晋中寿阳县、太谷县，长治武乡县，吕梁交城县，太原阳曲县。

防风：临汾安泽县，长治沁源县、武乡县，晋中和顺县。

连翘：晋城阳城县，长治沁源县，运城垣曲县，临汾安泽县。

赤芍：吕梁汾阳县、交城县，临汾蒲县，太原阳曲县，大同天镇县、浑源县，祁州五台县。

佛手参：忻州五台县、繁峙县，大同天镇县。

远志：运城稷山县、万荣县、闻喜县。

苍术：大同浑源县，朔州应县，晋城阳城县，长治沁源县。

金莲花：忻州五台县，大同天镇县。

知母：河津，临汾吉县，长治武乡县，忻州神池县，大同广灵县、灵丘县，阳泉盂县。

威灵仙：晋城。

茜草：晋城，运城平陆县。

柴胡：晋中昔阳县、和顺县，汾阳，运城稷山县，大同灵丘县。

党参：长治平顺县、壶关县、黎城县、沁县，晋城陵川县、阳城县，忻州五台县，大同浑源县，吕梁交城县，晋中左权县。

桔梗：晋中和顺县、昔阳县，阳泉盂县，临汾安泽县，长治沁源县，忻州五台县,大同灵丘县。

秦艽:大同灵丘县、浑源县、阳高县,忻州五台县、五寨县。

菖蒲:晋城阳城县,运城绛县、垣曲县,临汾翼城县。

黄芩:省内各地均产。

黄芪:大同浑源县,朔州应县,忻州繁峙县、代县、五台县,介休,临汾安泽县,长治沁源县,吕梁兴县、神池县,晋城阳城县。

麻黄:朔州、大同周围各县均产。

藁本:大同灵丘县、浑源县,忻州繁峙县,长治沁源县。

内蒙古自治区

升麻:乌兰察布市集宁区、凉城县。

甘草:赤峰,鄂尔多斯杭锦旗,阿拉善盟。

龙胆草:呼伦贝尔。

肉苁蓉:阿拉善旗,巴彦淖尔。

地骨皮:巴彦淖尔。

防风:呼和浩特大青山一带。

赤芍:锡林郭勒盟多伦县,兴安盟突泉县。

刺猬皮:巴彦淖尔乌拉特前旗,乌兰浩特。

知母:赤峰敖汉旗,乌兰察布等。

枸杞:巴彦淖尔。

秦艽:东部地区产量较大。

黄芩:呼和浩特,赤峰,通辽。

黄芪:呼和浩特武川县,乌兰察布卓资县。

黄精:呼和浩特武川县,乌兰察布卓资县、察哈尔右翼中旗、凉城县,包头。

银柴胡:鄂尔多斯准格尔旗、达拉特旗。

麻黄:通辽,呼伦贝尔。

鹿茸:乌兰浩特,大青山地区。

款冬花:乌兰察布清水河县,呼和浩特和林格尔县。

锁阳:通辽,阿拉善盟,巴彦淖尔市临河区等。

藁本:呼伦贝尔,通辽。

辽　宁　省

人参:丹东宽甸,凤城,本溪桓仁满族自治县,抚顺清原满族自治县、新宾满族自治县。

三棱:海城,盖州。

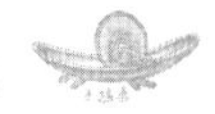

升麻:本溪,铁岭。

牛蒡子:抚顺清原,凤城,本溪桓仁满族自治县。

木通:丹东宽甸,本溪桓仁满族自治县,抚顺新宾满族自治县。

木贼:抚顺新宾满族自治县、清原满族自治县。

甘草:葫芦岛建昌县,朝阳。

龙胆草:海城,盖州。

平贝母:开原,本溪桓仁满族自治县。

石决明:大连市旅顺口区等沿海地区。

防风:锦州黑山县,凌海,兴城,朝阳建平县,凌源,葫芦岛建昌县、绥中县。

赤芍:沈阳康平县,阜新彰武县。

郁李仁:海城,盖州,鞍山岫岩满族自治县。

细辛:本溪,凤城。

草乌:盖州。

桔梗:海城,盖州,抚顺清原满族自治县。

党参:凤城,丹东宽甸。

柴胡:葫芦岛绥中县。

黄柏:盖州,鞍山岫岩满族自治县,海城。

鹿茸:铁岭西丰县,盖州,抚顺新宾满族自治县、清原满族自治县。

吉 林 省

人参:白山抚松县、靖宇县,通化,蛟河。

木通:敦化,通化,集安。

牛蒡子:桦甸,敦化,蛟河,延吉。

五味子:长春市双阳区,白山抚松县,桦甸。

升麻:吉林永吉县,桦甸。

甘草:白城通榆县,大安,松原市长岭县、乾安县。

平贝母:桦甸,白山抚松县,临江,通化。

龙胆草:吉林永吉县,桦甸。

防风:松原乾安县、长岭县,白城通榆县。

赤芍:吉林永吉县,敦化,延边州安图县,珲春,长春市九台区、双阳区。

细辛:敦化,延边州汪清县,珲春,四平市梨树县、伊通县,双辽,辽源东辽县。

哈士蟆:白山市浑江区、抚松县、靖宇县,桦甸,磐石,延吉,通化辉南县。

桔梗:桦甸、吉林永吉县,蛟河,磐石。

柴胡:辽源东辽县,长春市双阳区。

党参:白山市浑江区、靖宇县,集安,敦化,蛟河,通化。

黄芪:蛟河,通化。

黄芩:双辽,松原长岭县、乾安县、前郭县,白城通榆县。

麻黄:白城通榆县,松原长岭县。

鹿茸:白山市各养鹿场,辽源东丰县,通化辉南县。

熊胆:桦甸,蛟河,白山市浑江区、抚松县、靖宇县、长白县。

黑龙江省

人参:五常,尚志,牡丹江林口县,东宁,鸡西,虎林,密山,黑河逊克县,铁力,伊春市嘉荫县。

牛蒡子:五常,尚志,哈尔滨市阿城区,富锦。

五味子:虎林,铁力,尚志,五常。

贝母:尚志,五常,黑河逊克县,双鸭山饶河县。

龙胆草:哈尔滨福裕县,安达。

甘草:大庆,安达。

防风:安达,大庆肇州县。

赤芍:宁安,安达,绥化明水县,海伦,讷河,齐齐哈尔甘南县,佳木斯桦南县,哈尔滨依兰县。

知母:大庆,绥化明水县,虎林,密山,海林。

细辛:尚志,虎林,牡丹江林口县。

党参:五常,尚志。

柴胡:大庆,安达。

桔梗:大庆,安达。

麻黄:铁力,尚志,饶河,佳木斯桦南县。

黄芪:宁安,哈尔滨依兰县。

黄柏:虎林,密山。

鹿茸:各地养鹿场。

上海市

元胡:市郊。

白术:浦东新区。

玄参:市郊。

西红花:奉贤区、金山区。

地龙:崇明区、浦东新区。

泽泻:市郊。

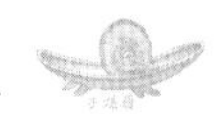

江　苏　省

三棱：南京，淮安盱眙县，溧阳。

土鳖虫：南通，淮安市淮阴区。

太子参：南京市江宁区、浦口区。

虻虫：昆山。

丝瓜络：南通，苏州。

玉竹：南通市海门区。

半夏：宿迁，镇江。

苍术：镇江，句容，南京市溧水区。

龟甲：常州，镇江，南通市海门区。

花蕊石：镇江。

明党参：溧阳，南京，镇江，句容。

板蓝根：南通，如皋。

珍珠母：苏州。

射干：南京市江宁区、浦口区。

香橼：苏州。

洋金花：苏州。

桔梗：无锡，南京。

夏枯草：南京。

薄荷：南通，苏州，太仓，常熟。

鳖甲：常州，镇江，南通市海门区。

蟾酥：镇江，泰兴，苏州，启东。

浙　江　省

千金子：杭州市上城区。

乌梢蛇：嘉兴嘉善县，温州文成县，丽水景宁。

乌药：金华，建德，温州。

元胡：东阳，金华磐安县，丽水缙云县，永康。

钩藤：温州永嘉县，金华，兰溪，丽水遂昌县。

片姜黄：温州，瑞安。

白芍：东阳，金华磐安县，丽水缙云县，永康，建德。

白芷：杭州市上城区，临海，乐清，台州市黄岩区。

白前：杭州市富阳区，兰溪，建德，金华。

玄参：杭州市上城区，金华磐安县，东阳，嘉兴崇德县。

白术：绍兴新昌县，嵊州，台州天台县，东阳，金华磐安县。
半夏：杭州市富阳区，瑞安，金华，衢州龙游县，东阳。
石菖蒲：金华浦江县，兰溪，温州，宁波市奉化区。
丝瓜络：慈溪，余姚，海宁，杭州。
百合：湖州市吴兴区，绍兴新昌县，诸暨，衢州市龙游县。
麦冬：杭州市上城区，慈溪。
吴茱萸：丽水缙云县，建德，杭州市临安区。
青木香：金华，建德。
明党参：宁波，金华，建德，杭州市临安区。
厚朴：龙泉，丽水庆元县、景宁、松阳县，杭州市临安区。
茯苓：临海，台州市黄岩区、天台县，绍兴新昌县等。
前胡：杭州市临安区、淳安县。
香附：金华，东阳，温州。
栀子：温州平阳县，温岭，诸暨，杭州市富阳区、淳安县，临海。
海金沙：温州永嘉县，丽水青田县，海宁，东阳等。
浙贝母：宁波。
温郁金：温州，瑞安。
蜈蚣：桐乡，海宁，嘉兴崇德县。
僵蚕：湖州市吴兴区、德清县，海宁，嘉兴崇德县，桐乡。
蕲蛇：丽水庆元县、松阳县、遂昌县，龙泉，温州。
薤白：慈溪，台州市黄岩区，金华，兰溪。

安　徽　省

土茯苓：芜湖，六安。
木瓜：宣城。
石斛：六安霍山县，宣城市宣州区。
白芍：亳州。
白术：黄山歙县，宁国。
白前：滁州，明光。
白薇：明光，宿州。
百部：安庆岳西县，六安。
龟板：芜湖，宣城，合肥。
牡丹皮：铜陵，芜湖南陵县。
青木香：安庆，芜湖。

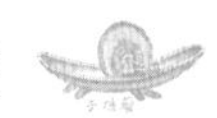

射干：六安，芜湖。
独活：宣城绩溪县、旌德县。
茯苓：安庆岳西县，六安。
桔梗：池州青阳县。
柴胡：蚌埠，安庆，芜湖。
菊花：滁州，亳州，黄山歙县。
紫菀：亳州。
鳖甲：芜湖，宣城，合肥长丰县、肥东县。

福　建　省

巴戟天：漳州平和县、南靖县。
乌梅：南平政和县，邵武，龙岩上杭县，三明建宁县，福州永泰县。
石决明：福州平潭县，漳州漳浦县。
陈皮：南平政和县，松溪县，龙岩。
薏米：南平浦城县。
佛手：福安，莆田，南平政和县，宁德。
狗脊：建瓯，福安。
青皮：漳州，福州，龙岩，漳州市芗城区。
青果：福州。
青黛：莆田仙游县，漳州龙海区。
厚朴：南平政和县、浦城县、松溪县，邵武，宁德。
使君子：泉州永春县，邵武，漳州漳浦县。
昆布：厦门、宁德等地临海乡村均产。
泽泻：南平市建阳区、浦城县、光泽县，武夷山。
姜黄：龙岩武平县。
海风藤：龙岩连城县、上杭县，宁德，漳州漳浦县。
海马：漳州市龙海区、诏安县、东山县。
海螵蛸：福州市晋安区、泉州惠安县、漳州漳浦县。
海藻：厦门市同安区。
莲子：三明建宁县，漳州市龙海区、长泰区。
穿山甲：龙岩上杭县，邵武。
桂圆肉：漳州市龙海区，泉州，南安。

江　西　省

乌蛇：抚州市临川区、金溪县，九江修水县，鹰潭市余江区。

车前子：吉安泰和县，吉安吉水县。

白花蛇：抚州市临川区、广昌县、南城县，丰城，九江武宁县。

陈皮：九江武宁县，丰城，抚州市临川区、金溪县、广昌县。

龟甲：抚州市临川区，丰城，九江都昌县。

鸡血藤：丰城。

泽泻：抚州广昌县。

厚朴：抚州乐安县、宜黄县，吉安遂川县，井冈山。

枳实：丰城，高安，鹰潭市余江区，贵溪，景德镇，九江武宁县，抚州市临川区、广昌县，抚州崇仁县。

枳壳：贵溪，鹰潭市余江区，吉安新干县，九江武宁县，抚州市临川区、广昌县、乐安县。

荆芥：吉安吉水县，新余。

香薷：萍乡，新余。

栀子：南昌市新建区，丰城，宜春万载县，吉安遂州县，上饶横峰县，贵溪，抚州市临川区、东乡区、金溪县、广昌县，宜春。

钩藤：抚州市临川区、金溪县。

蕲蛇：抚州市临川区、金溪县、宜黄县、资溪县，宜春铜鼓县，九江修水县，上饶婺源县、赣州兴国县。

薄荷：吉安，抚州市临川区，宜春万载县。

鳖甲：抚州市临川区，丰城，九江都昌县。

山 东 省

土元：济南市长清区、平阴县，临沂平邑县，济宁。

山楂：潍坊青州，济南市历城区、章丘区、平阴县，临沂费县，泰安。

水蛭：济宁微山县，泰安东平县。

太子参：临沂临沭县。

白芍：菏泽鄄城县，济宁。

北沙参：烟台市文登区、莱阳。

瓜蒌：济南市长清区、历城区、章丘区、平阴县，泰安肥城、宁阳县，淄博沂源县。

半夏：济南市章丘区、长清区，淄博沂源县，潍坊，临沂。

全蝎：济南市章丘区、历城区、平阴县，淄博沂源县，临沂平邑县、费县，泰安。

芡实：济宁微山县、泰安东平县。

阿胶：济南平阴县，聊城市定陶区、东阿县、阳谷县，滕州。

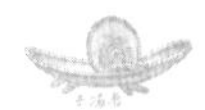

远志：济南市历城区、章丘区、长清区、平阴县，淄博沂源县，泰安，临沂平邑县。

牡丹皮：菏泽鄄城县，济宁，滕州。

杏仁：滕州，济南，烟台。

薏苡仁：济南市章丘区，济宁汶上县，滕州。

金银花：临沂平邑县、费县，枣庄市山亭区，济南平阴县。

昆布：烟台，青岛。

柏子仁：济南市长清区、历城区、章丘区、平阴县，枣庄，临沂平邑县，泰安，淄博沂源县。

桔梗：临沂平邑县，滕州，济宁，泰安，济南市历城区。

黄芪：烟台，潍坊，滕州。

槐米：济南。

寒水石：潍坊地区。

蒺藜：全省各地。

磁石：济南市历城区、章丘区，泰安，烟台，临沂。

蝉蜕：聊城，菏泽鄄城县，肥城，德州平原区，禹城。

蔓荆子：烟台地区。

酸枣仁：济南市历城区、章丘区、莱芜区、平阴县，淄博沂源县，泰安，临沂平邑县、费县。

赭石：济南市历城区、长清区、章丘区，临沂，潍坊。

蟾酥：临沂、日照。

河　南　省

山药：焦作武陟县、博爱县，孟州。

山茱萸：南阳，洛阳嵩县，济源，巩义。

山五味子：平顶山鲁山县，信阳商城县、新县，南阳西峡县、内乡县。

天花粉：商丘，安阳，洛阳。

天南星：禹州，长葛。

水防风：新乡辉县，阳泉盂县，登封。

生地：焦作温县、博爱县、武陟县，孟州。

白及：灵宝，洛阳栾川县。

红花：焦作温县，沁阳。

全蝎：禹州，周口鹿邑县，南阳，洛阳，许昌，新乡，安阳。

何首乌：洛阳嵩县，三门峡卢氏县。

补骨脂：商丘，新乡，焦作博爱县，沁阳，信阳。

怀牛膝：焦作武陟县、博爱县、温县，沁阳，孟州。

连翘：灵宝，洛阳汝阳县、嵩县，沁阳，新乡辉县。

刺猬皮：濮阳。

金银花：新密，禹州。

禹白附：禹州，长葛。

茯苓：周口商水县，新密，信阳固始县。

射干：信阳，南阳。

菊花：焦作武陟县、温县。

款冬花：洛宁，洛阳嵩县。

琥珀：洛阳南阳县，南阳西峡县。

湖　北　省

九香虫：恩施州。

土茯苓：孝感。

大黄：恩施州，利川。

天麻：恩施州，利川。

木瓜：宜昌长阳，恩施州鹤峰县。

白术：恩施州来凤县、咸丰县。

白及：恩施州鹤峰县、建始县。

石膏：应城，孝感。

半夏：襄阳，荆州江陵县。

何首乌：恩施州建始县。

杜仲：恩施州，利川。

龟甲：荆门，枝江，宜昌，天门，荆州公安县。

厚朴：利川，恩施州巴东县、咸丰县、建始县。

独活：恩施州巴东县，宜昌长阳。

射干：孝感，黄冈，广济，浠水。

茯苓：罗田，英山，麻城，恩施州建始县，利川。

黄精：黄冈，孝感。

黄连：恩施州来凤县、建始县。

续断：恩施州巴东县，宜昌长阳县。

密蒙花：宜昌，襄阳。

蜈蚣：随州随县，荆门钟祥。

鳖甲：荆州，宜昌，天门，京山，仙桃。

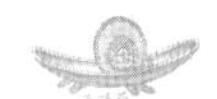

湖　南　省

土茯苓：邵阳，郴州。

木瓜：张家界桑植县，常德石门县。

乌药：邵阳。

白及：张家界桑植县。

白术：岳阳平江县，衡阳。

白降丹：湘潭。

红升丹：湘潭。

朱砂：湘西凤凰县。

龟板：常德汉寿县、安乡县。

陈皮：各地皆产。

金果榄：常德，邵阳。

栀子：衡阳衡山县、衡南县，益阳桃江县，岳阳平江县、华容县。

信石：衡阳衡山县，永州市零陵区，邵阳。

枳壳：邵东，邵阳洞口县，沅江，益阳桃江县，湘西泸溪县。

枳实：沅江，湘西泸溪县、花垣县。

轻粉：湘潭。

前胡：邵东，益阳安化县。

吴茱萸：常德，怀化，洪江。

黄精：益阳安化县，怀化沅陵县、洪江。

银珠：湘潭。

黄药子：湘潭，邵阳。

雄黄：张家界慈利县、桑植县，常德石门县、澧县、津市。

蜈蚣：常德汉寿县、石门县、安乡县、澧县。

湘莲子：岳阳华容县、湘阴县，沅江，益阳，洪江。

蕲蛇：怀化沅陵县、洪江，永州双牌县。

鳖甲：常德汉寿县、安乡县。

广　东　省

广防己：肇庆市高要区，清远，韶关仁化县。

广藿香：湛江徐闻县、吴川、化州，茂名市电白区、信宜，肇庆市高要区，清远，广州市番禺区。

广陈皮：江门市新会区、开平，清远，广州市番禺区。

土茯苓：肇庆高要区，云浮郁南县、罗定，清远阳山县。

山柰：揭阳揭西县。

巴戟天：韶关翁源县，揭阳，潮州市潮安区，恩平，茂名电白区，肇庆市高要区，清远，阳春。

天竺黄：清远连山县，肇庆怀集县。

白花蛇：汕头，揭阳，普宁，汕头市潮阳区。

白花蛇舌草：韶关仁化县，鹤山，潮州。

石决明：惠州市惠阳区、惠东县，汕尾海丰县、陆丰，湛江徐闻县。

冰片：广州。

地龙：佛山，潮州潮安区，鹤山，恩平，茂名高州。

肉桂：肇庆市高要区、德庆县，罗定。

沉香：茂名，鹤山，湛江徐闻县、化州。

何首乌：连州，清远连山县。

佛手：肇庆市高要区。

青黛：汕头市潮阳区，潮州市潮安区，揭阳惠来县。

砂仁：阳春，罗定，信宜。

草豆蔻：湛江徐闻县、遂溪县，雷州，阳江。

桂圆肉：揭阳揭西县，化州。

橘红：化州，茂名市电白区、高州。

高良姜：湛江徐闻县、吴川，雷州，茂名。

莪术：鹤山。

益智：恩平，阳春，茂名市电白区、信谊。

海龙：汕头市潮阳区，揭阳惠来县，阳江。

海马：汕头市潮阳区，揭阳惠来县，珠海市香洲区，陆丰碣石镇。

海螵蛸：揭阳惠来县，汕头南澳县，韶关仁化县。

海浮石：阳江，茂名市电白区、吴川。

排香草：潮州。

黄精：连州，清远连山县。

紫贝齿：湛江徐闻县，雷州，茂名市电白区。

槟榔：茂名市电白区。

广西壮族自治区

八角茴香：贵港平南县，桂平，百色德保县，来宾金秀县，梧州苍梧县。

三七：百色市田阳区，靖西，梧州。

千年建：崇左宁明县、龙州县，梧州苍梧县。

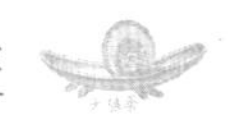

山豆根：百色市田阳区、凌云县、乐业县，崇左龙州县、大新县。

山柰：桂平，靖西。

广防己：梧州苍梧县，岑溪，崇左宁明县，北海合浦县。

天花粉：贵港平南县，梧州蒙山县。

天冬：百色，河池罗城县。

巴戟天：钦州浦北县，梧州苍梧县，防城港上思，北海合浦县。

石斛：崇左天等，南宁宾阳县，桂林永福县，来宾忻城县。

白花蛇：百色田东县，河池都安县，崇左龙州县。

红芽大戟：来宾石龙镇，南宁市邕宁区，崇左宁明县，防城港上思。

红豆蔻：南宁宾阳县、横县。

肉桂：防城港市防城区，钦州灵山县，贵港平南县，桂平，玉林容县，来宾金秀县，梧州。

地枫：南宁，来宾忻城县。

地龙：南宁横县，来宾武宣县，玉林陆川县。

吴茱萸：百色市右江区，崇左市左江区。

灵香草：来宾金秀县。

何首乌：河池南丹县，靖西，贵港平南县。

郁金：南宁宾阳县，南宁横县，玉林陆川县，贵港平南县。

炉甘石：柳州融安县，桂林。

砂仁：东兴，崇左龙州县，宁明县。

茯苓：柳州鹿寨县，梧州，贺州。

草果：百色那坡县，靖西。

桂圆肉：来宾武宣县，贵港平南县，玉林博白县，钦州。

鸦胆子：北海合浦县。

莪术：玉林陆川县，贵港平南县，南宁市邕宁区、横县、宾阳县，崇左大新县，防城港上思。

蛤蚧：百色德保县，南宁宾阳县，崇左抚绥县、龙州县、大新县。

穿山甲：河池罗城县，桂林永福县，梧州，玉林陆川县，钦州。

高良姜：玉林陆川县、博白县。

琥珀：贵港平南县。

海　南　省

山柰：海口市琼山区。

大腹皮：屯昌，万宁，琼海，舟山定海区。

巴戟天：定安，屯昌，琼海，乐东。

白胡椒：文昌，万宁，琼海。

石决明：文昌，琼海，万宁，澄迈。

沉香：屯昌，万宁，琼海，文昌。

相思子：文昌，琼海，澄迈，万宁。

草豆蔻：万宁，琼海，三亚市崖州区，文昌，屯昌。

砂仁：文昌，海口市琼山区。

鸦胆子：澄迈，临高，三亚。

降香：屯昌，万宁，三亚。

益智：屯昌，澄迈，陵水，保亭，琼中。

海马：儋州，海口市琼山区，文昌，万宁。

高良姜：文昌，万宁，定安，澄迈。

槟榔：万宁，屯昌，定安，琼海，保亭。

藿香：万宁，屯昌。

重　庆　市

巴豆：重庆各地均产。

陈皮：开州区、江津区、合川区、綦江区、涪陵区、长寿区。

麦冬：万州区。

牡丹皮：垫江县。

九香虫：万州区、江津区、合川区。

川楝子：万州区、涪陵区。

党参：开州区、丰都县、涪陵区、奉节县、云阳县。

木瓜：江津区、綦江区、丰都县、铜梁区、涪陵区。

佛手：江津区、綦江区。

厚朴：江津区、石柱县。

白芍：合川区、大足区、巫溪县。

川续断：涪陵区。

大黄：南川区。

乌梅：綦江区。

白芷：铜梁区。

吴茱萸：酉阳县。

四　川　省

九香虫：都江堰，乐山，眉山市彭山区、洪雅县，绵阳三台县，江油，遂宁，

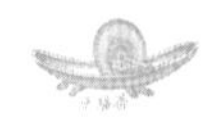

雅安。

川牛膝：西昌，乐山，雅安天全县、汉源县、宝兴县，峨眉山，眉山洪雅县，凉山州越西县。

川楝子：成都市温江区，绵阳，乐山，内江，西昌，宜宾，南充，雅安。

川乌：涪江东岸(原彰明县)。

川芎：都江堰，崇州。

川贝母：阿坝州松潘县、马尔康、金川县、小金县。

川木香：阿坝州松潘县、理县、茂县，雅安宝兴县、富林镇，广元青川县，绵阳平武县。

大黄：阿坝州松潘县，雅安，甘孜州，凉山州。

干姜：乐山犍为县，宜宾。

牡丹皮：都江堰，阿坝州茂县。

乌梅：绵阳市安州区，成都大邑县，都江堰，崇州。

巴豆：宜宾，乐山，绵阳。

木瓜：什邡，彭州，绵阳，雅安，峨嵋山。

白芍：德阳中江县，达州渠县，广安，成都金堂县，德阳。

甘松：阿坝州。

半夏：资阳安岳县，南充，遂宁。

白芷：遂宁，达州渠县，崇州。

冬虫夏草：甘孜州巴塘县、理塘县，阿坝州理县、马尔康。

虫白蜡：乐山，峨嵋山，宜宾、成都。

杜仲：巴中，达州，广元。

佛手：泸州合江县，宜宾，达州，万源，雅安。

陈皮：成都金堂县，南充。

吴茱萸：广元，阿坝州理县。

附子：涪江东岸(旧彰明县)。

麦冬：绵阳。

泽泻：都江堰，绵阳。

郁金：崇州。

羌活：阿坝州松潘县、九寨沟县，都江堰，雅安，绵阳平武县。

党参：阿坝州九寨沟县。

黄柏：乐山马边县，峨眉山，宜宾屏山县，巴中通江县。

麝香：阿坝州松潘县、理县、马尔康，都江堰。

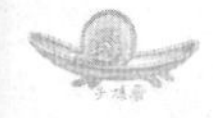

贵州省

山慈菇：毕节，黔南州。

五倍子：黔东南州施秉县、剑河县。

天门冬：遵义湄潭县，赤水，黔西南州望谟县，黔西。

水银：铜仁。

白及：兴义，都匀，凯里。

半夏：黔东南州黎平县、岑巩县。

朱砂：铜仁，黔西南州册亨县。

杜仲：遵义湄潭县，铜仁江口县、石阡县，黔东南州黎平县。

吴茱萸：黔东南州黄平县、岑巩县，黔南州瓮安县，铜仁思南县、石阡县、玉屏县，遵义务川县、湄潭县。

坚龙胆：黔南州龙里县、贵定县，黔东南州黎平县。

钩藤：黔东南州黎平县、从江县，铜仁江口县。

穿山甲：安顺紫云县、镇宁县，贵阳开阳县，黔西南州安龙县，黔东南州黎平县，铜仁江口县。

黄精：毕节，遵义，安顺。

黄柏：遵义，黔东南州黎平县、岑巩县，铜仁江口县。

银耳：黔东南州黄平县，遵义湄潭县，黔西，贵阳开阳县，黔南州瓮安县。

雄黄：六盘水郎岱镇，铜仁思南县、印江县。

熊胆：铜仁江口县、石阡县。

麝香：安顺紫云县，黔东南州施秉县，遵义。

云南省

儿茶：西双版纳州。

三七：文山州文山、西畴县、砚山县，红河州屏边县，昭通。

木瓜：临沧凤庆县、云县。

木香：昆明禄劝县，昭通彝良县、镇雄县，迪庆州中甸县，丽江玉龙县，曲靖等。

天麻：昭通镇雄县、大关县，丽江。

贝母：迪庆州德钦县、维西县，大理，丽江。

天冬：大理州巍山县、宾川县。

云连：迪庆州德钦县、维西县，腾冲，红河州蒙白、屏边县、金平县。

当归：丽江，怒江州兰坪县，大理州鹤庆县、剑川县、云龙县，迪庆州德钦县、维西县。

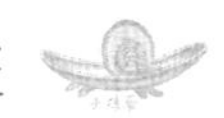

红大戟：弥勒，个旧，文山。

防风：大理州宾川县、怒江州贡山县。

苏木：景洪、西双版纳州勐海县。

诃子：临沧凤庆县、云县，保山龙陵县，德宏州。

佛手：玉溪易门县、大理州宾川县。

鸡血藤：昆明。

砂仁：临沧镇康县、耿马县，红河州金平县，文山，景洪，普洱孟连县、江城县。

草豆蔻：临沧耿马县，西双版纳州，文山州，红河州。

草果：文山州西畴县、麻栗坡县、马关县，红河州屏边县。

荜茇：德宏州盈江县、瑞丽、潞西。

茯苓：红河州临安镇、石屏县，昆明禄劝县，昭通，丽江。

猪苓：丽江，大理州云龙县，怒江州。

黄草：普洱孟连县、澜沧县，临沧镇康县，腾冲，文山州富宁县，红河州绿春县。

鹿茸：红河州绿春县，迪庆州。

琥珀：腾冲，普洱孟连县、澜沧县。

麝香：迪庆州维西县、德钦县，丽江永胜县，弥勒，怒江州贡山县。

西藏自治区

大黄：昌都，那曲，山南。

贝母：那曲，山南，昌都。

牛黄：那曲，昌都。

冬虫夏草：那曲，昌都。

羌活：昌都，山南。

鹿茸：昌都。

羚羊角：那曲，昌都。

熊胆：昌都，林芝。

麝香：那曲，昌都。

陕　西　省

九节菖蒲：商洛洛南县、丹凤县，宝鸡陇县，西安市长安区，华阴。

山茱萸：商洛丹凤县、山阳县。

小茴香：咸阳旬邑县。

牛黄：商洛丹凤县。

天麻：汉中城固县、宁强县、勉县。

乌头：汉中城固县、勉县。

甘草：延安，榆林定边县。

甘遂：渭南，咸阳三原县，韩城。

白附子：宝鸡凤县，汉中镇巴县、西乡县，安康平利县。

汉防己：汉中镇巴县、西乡县、佛坪县、南郑区、洋县。

龙骨：宝鸡千阳县、陇县，榆林府谷县、子洲县，神木，延安吴起县、志丹县、延川县。

附子：汉中城固县、勉县，宝鸡岐山县。

杜仲：商洛柞水县、丹凤县、山阳县。

沙苑子：渭南大荔县、兴平、鄠州。

远志：韩城，渭南大荔县，华阴。

茜草：渭南，延安，榆林。

秦艽：渭南大荔县，韩城，延安宜川县。

党参：宝鸡凤县，汉中，安康平利县，商洛市商州区。

铁脚威灵仙：商洛市商州区、洛南县、商南县，朔州山阴县，旬阳。

密蒙花：安康紫阳县，汉中宁强县、城固县。

猪苓：秦岭山区。

款冬花：宝鸡市凤翔区，玉林米脂县。

银柴胡：榆林绥德县，神木。

锁阳：榆林。

酸枣仁：延安黄陵县，铜川，延安宜川县。

麝香：秦岭一带。

甘　肃　省

大黄：武威，定西岷县，甘南州临潭县，临夏州，陇南礼县、文县、宕昌县。

小茴香：庆阳，天水，张掖临泽县、肃南县，武威民勤县、古浪县。

贝母：定西岷县，陇南市武都区、文县，甘南州玛曲县，临夏州积石山县。

牛蒡子：陇南产者质佳。尚有定西，平凉，武威古浪县，临夏州。

甘草：平凉，庆阳，陇南礼县，武威民勤县、天祝县。

当归：定西岷县，陇南市武都区、宕昌县，甘南州临潭县、卓尼县。

肉苁蓉：酒泉金塔县，玉门，张掖高台县。

远志：定西渭源县、陇西县、临洮县，平凉泾川县、崇信县、庄浪县，庆阳镇原县。

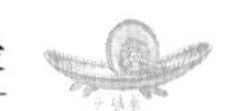

苦杏仁：庆阳，定西，平凉，华亭，张掖临泽县、高台县。

羌活：定西岷县，临夏州，陇南武都区、宕昌县、文县，张掖，武威天祝县、古浪县。

枸杞：张掖，武威民勤县。

党参：陇南市武都区、文县、宕昌县，定西岷县，甘南州临潭县。

秦艽：武川，定西渭源县，甘南州夏河县、碌曲县、码曲县。

鹿茸：各养鹿场。

黄芪：定西渭源县、陇西县、岷县，甘南州临潭县，陇南市武都区，天水，临夏州积石山县、和政县。

麻黄：天水，定西，平凉，酒泉，庆阳。

款冬花：平凉灵台县、崇信县，甘南州临潭县，天水。

锁阳：武威民勤县主产。此外，产地尚有张掖高台县、临泽县、南县，酒泉金塔县，玉门。

熊胆：天水，陇南徽县，张掖肃南县。

麝香：甘南州临潭县、卓尼县的质量较好。尚有临夏州积石山县、和政县，甘南州洮州县，陇南，武威天祝县，张掖肃南县。

青　海　省

大黄：同仁，海南州同德县、贵德县，海东市乐都区、互助县、化隆县、循化县、民和县。

贝母：玉树州，海南州，海东。

甘草：海南州。

冬虫夏草：玉树州，果洛州，海南州，海东市乐都区。

肉苁蓉：海西州。

羌活：玉树州，海南州，果洛州。

秦艽：海南州，海东州。

猪苓：海东市乐都区、互助县、民和县。

鹿茸：海北州，玉树州，果洛州，海南州，海西州。

硼砂：柴达木盆地及阿拉善西山盐湖。

熊胆：海西州，海北州。

麝香：玉树州，海北州，海东市乐都区、互助县。

宁夏回族自治区

甘草：石嘴山平罗县，中卫，灵武，吴忠盐池县、同心县。

肉苁蓉：吴忠盐池县。

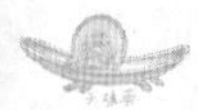

羌活：固原泾源县。

枸杞：中卫中宁县，灵武，银川市西夏区。

秦艽：固原泾源县、隆德县、西吉县。

银柴胡：银川，吴忠。

黄芪：固原泾源县、隆德县、西吉县。

锁阳：石嘴山平罗县。

新疆维吾尔自治区

贝母：伊犁绥定县、霍城县，博乐，乌鲁木齐，石河子。

牛蒡子：乌鲁木齐，石河子。

甘草：石河子，哈密，吐鲁番托克逊县，阿克苏，喀什莎车县。

红花：石河子，哈密，和田洛甫县，阿克苏沙雅县，库车，吐鲁番鄯善县。

肉苁蓉：和田地区洛甫县，石河子，哈密巴里坤县，阿克苏阿瓦提县。

阿魏：阿勒泰，塔什干。

秦艽：乌鲁木齐，昌吉州木垒县、奇台县，博乐，博尔塔拉州温泉县、精河县。

麻黄：乌鲁木齐，石河子，哈密巴里坤县。

鹿茸：乌鲁木齐，石河子，哈密巴里坤县、伊吾县。

羚羊角：伊犁。

雪莲花：石河子，哈密巴里坤县，阿克苏温宿县。

锁阳：石河子，哈密巴里坤县，阿克苏，乌什，库车，沙雅，喀什。

台　湾　省

大枫子、木瓜、石决明、胡椒、高良姜、通草、姜黄、海马、穿山甲、槟榔、樟脑。